ÉCRITURE ET ORTHOPHONIE

La collection EXPLORATION se propose d'être un carrefour entre les chercheurs et les praticiens de l'éducation des différents pays francophones. Elle désire rendre accessibles des contributions à la réflexion philosophique et à la mémoire historique, des instruments scientifiques pour analyser les grands enjeux éducatifs de la fin du XXe siècle ainsi que des travaux faisant état de réalisations sur le terrain.

EXPLORATION

RECHERCHES EN SCIENCES DE L'ÉDUCATION

Collection de la Société Suisse
pour la Recherche en Education,
publiée sous la direction de
Bernard Schneuwly et Daniel Hameline

ÉCRITURE ET ORTHOPHONIE

Monique Frumholz

PETER LANG

Die Deutsche Bibliothek – CIP-Einheitsaufnahme

Frumholz, Monique:
Écriture et orthophonie / Monique Frumholz. – Bern ; Berlin ;
Frankfurt/M. ; New York ; Paris ; Wien : Lang, 1997
(Exploration : Recherches en sciences de l'éducation)
ISBN 3-906754-96-0

Graphisme: Gilbert Ummel – Neuchâtel (Suisse)

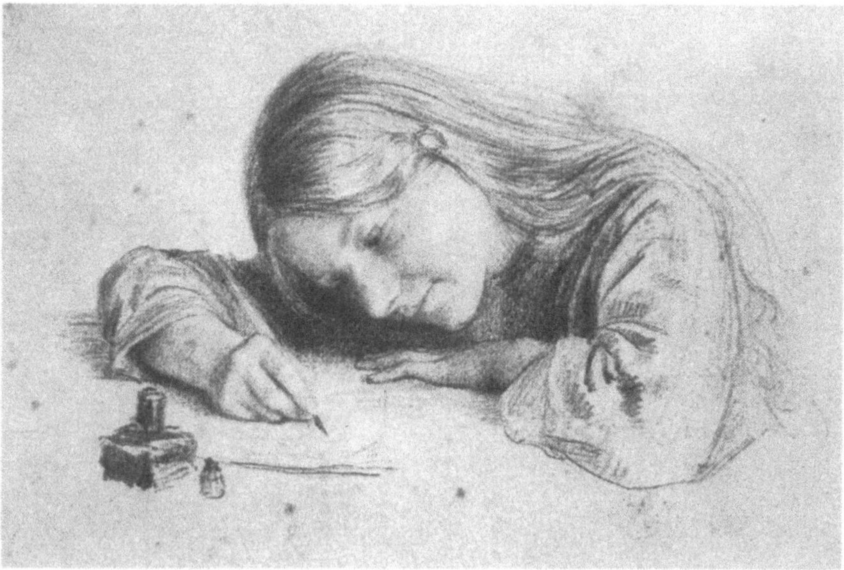

Page d'écriture E. Friant. 1916

TABLE DES MATIÈRES

AVANT-PROPOS

Les relations qu'entretiennent l'orthophonie et l'écriture, tout particulièrement dans le système scolaire français, ne peuvent laisser indifférent quiconque travaille dans le champ de la linguistique et de la didactique du français. L'ouvrage de Monique Frumholz, orthophoniste de formation, constitue, de ce point de vue, une remise en question radicale du domaine d'autant plus intéressante qu'elle s'ancre dans une pratique professionnelle de terrain qui n'exclut ni un regard historique sur les dérives qui ont amené l'orthophonie à s'intéresser au langage écrit et à médicaliser les problèmes que rencontre l'enfant dans son accession à la culture de l'écrit, ni un souci de la preuve étayée par une documentation et des références étendues.

Ce travail se situe dans le prolongement de recherches antérieures consacrées déjà à une critique des tests utilisés par les orthophonistes pour évaluer le niveau de compréhension en lecture des enfants taxés de dyslexiques.

On appréciera ici, dans l'approche de ce qui est souvent abusivement nommé la dyslexie / dysorthographie, l'analyse critique du cadre conceptuel implicite de l'orthophonie à partir des discours de l'institution et de ses effets sur la formation, discours qui ont en commun de négliger totalement la spécificité de l'objet langagier qu'elle prétend traiter et d'entretenir des confusions dénoncées depuis longtemps entre langue et orthographe, entre grammaire et logique de la pensée, entre structure lexicale et structure de la réalité, entre langue écrite et langue littéraire.

La reconstruction du domaine à partir de nouveaux postulats n'est pas moins intéressante et notamment le changement de perspective qui substitue à la notion de rééducation celle d'apprentissage. Cette reconstruction est fondée sur une analyse approfondie de la spécificité de l'écrit et sur les éclairages que nous offre l'histoire des relations des linguistes, des ethnologues et des philosophes avec l'écriture, de Saussure à Derrida en passant par le Cercle de Prague, Bloomfield et Goody.

L'ouvrage de Monique Frumholz propose aux enseignants et aux chercheurs une réflexion indispensable qui invite à ne pas tomber dans le piège d'une démission de la didactique de la langue maternelle ou de la langue d'enseignement au profit d'une médicalisation systématique des problèmes rencontrés par les élèves dans leur difficile conquête de l'écrit.

Michel DABÈNE
Laboratoire LIDILEM
Université Stendhal - Grenoble

INTRODUCTION GÉNÉRALE

Lorsqu'un enfant, un adolescent ou un adulte présentent des difficultés d'acquisition du langage écrit, il est amené en général à consulter un orthophoniste. Ce fait ne manque pas d'en étonner plus d'un et on peut le comprendre aisément si l'on se penche un court instant sur l'étymologie du terme "orthophonie". Du grec "*ortho*" qui signifie "droit" et "*phonos*" "voix", "son", l'orthophonie ne semble pas devoir être concernée par des problèmes se situant en dehors du champ de ce que l'on pourrait appeler l'oralité. L'histoire de la profession, comme je le montrerai dans le préambule, n'apporte pas davantage d'explication à l'entrée du langage écrit dans les compétences des orthophonistes. Le terme "orthophonie" est attaché dès sa création à la notion de pathologie de la parole.

Or, lorsque l'on consulte la nomenclature des actes professionnels définissant le champ d'action de cette spécialité, on trouve en bonne place les traitements des troubles du langage écrit, appelés dyslexie/dysorthographie.

Si l'on peut reconnaître assez facilement à certains troubles traités par les orthophonistes leur nature véritablement pathologique et comprendre qu'ils soient de leur ressort, d'autres résistent davantage à cette analyse. C'est tout particulièrement le cas de ces fameux troubles affectant le langage écrit et pour lesquels il est bien spécifié, par l'instance elle-même, qu'ils surviennent *en dehors de tout handicap qu'il soit moteur, sensoriel ou intellectuel et de tout trouble grave de la personnalité.*

Loin d'être un point de détail, cette question de la pertinence du traitement orthophonique dans le cadre du langage écrit me semble au contraire se trouver au cœur même de ce que pourrait être une réflexion sur cette profession et sur ce qui constitue ses assises théoriques. A ce titre donc, le concept de pathologie du langage écrit doit retenir l'attention de toute personne désireuse d'en savoir un peu plus long sur le fonctionnement de l'instance orthophonique et les liens qu'elle semble avoir tissé avec l'environnement socio-politique.

Ce que je postule ici, c'est qu'il y a très probablement, dans les discours de l'instance concernant la pathologie de l'écrit, des éléments qui permettent de comprendre et de cerner la ou les théorie(s) qui est (sont) à l'œuvre dans leur approche et qui a (ont) autorisé l'instance à s'approprier ce nouveau champ d'intervention.

L'objectif de cet ouvrage sera donc double, d'une part interroger les référents théoriques sous-jacents à l'orientation professionnelle actuelle et, d'autre part, les mettre en contraste avec ceux que l'on pourrait proposer pour développer une autre orientation professionnelle, celle de la thérapie du langage.

Dans la première partie de ce travail, je me propose:

— de cerner, à travers l'analyse des discours et des pratiques de l'instance portant sur la pathologie de l'écrit, le concept de dyslexie/dysorthographie et, à travers lui, la représentation que ces professionnels se font du langage écrit et des compétences scripturales,
— d'analyser les effets de ces discours et pratiques sur les étudiants en formation.

A l'issue de cette première partie, ayant mis en évidence les fondements sur lesquels repose la profession et montré en quoi les orthophonistes méconnaissent un certain nombre d'éléments théoriques nécessaires à l'élaboration d'une pratique professionnelle cohérente, je serai en mesure de proposer, dans une seconde partie, à la lumière des savoirs savants disponibles en sciences humaines et tout particulièrement en sciences du langage, une autre approche professionnelle redéfinissant le statut et le rôle de ces spécialistes que je nommerai désormais “thérapeutes du langage”. J'esquisserai pour finir les grandes lignes de ce que pourrait être la formation de ces professionnels.

PREMIÈRE PARTIE

CHAPITRE 1

UNE PROFESSION, L'ORTHOPHONIE

UN BREF HISTORIQUE

Le terme même d'orthophonie semble remonter à l'année 1829, au moment où le Docteur Colombat ouvrit à Paris l'institut orthophonique dont la vocation était de *traiter les vices de la parole.* (*Annuaire orthophonistes Lorraine - Champagne - Ardennes,* 1986, 2). En 1926, le Docteur Veau, chirurgien de l'Hôpital des Enfants Assistés (actuellement Saint-Vincent de Paul) s'adresse à S. Borel-Maisonny, titulaire d'une licence d'enseignement et qui avait suivi les cours de l'Abbé Rousselot en phonétique expérimentale, et lui demande de prendre en charge les enfants qu'il opère de division palatine. Les résultats sont tout à fait probants et S. Borel-Maisonny se voit rapidement confier d'autres cas. Elle étend son secteur d'intervention à l'articulation et à la parole d'autres enfants non atteints de division palatine et se tourne particulièrement vers la rééducation des enfants sourds. Quelques années plus tard, le service du Docteur Veau s'ouvre à la rééducation de l'ensemble des troubles de la parole. D'autres services sont ensuite créés en 1933 à l'hôpital Saint Michel (services dissous par l'Hôpital en 1962), et aussitôt après la guerre, sous l'impulsion du Professeur J. de Ajuriaguerra, le service d'H. Rouselle est en principe consacré essentiellement aux cas neurologiques et aux dyslexies.

Comme le dit A. Mucchielli-Bourcier (1979, 155), peu à peu S. Borel-Maisonny

> *entraînée presque malgré elle par sa clientèle de plus en plus vaste, [...] passe progressivement du traitement des troubles du langage oral à celui des troubles scolaires les plus variés, échec en lecture, en écriture, en orthographe, en calcul, inattention, instabilité.*

S. Borel-Maisonny conçoit cette évolution vers la réparation des échecs, notamment dans le langage écrit, comme étant la suite naturelle de l'effort entrepris précédemment au niveau du traitement des dysfonctionnements langagiers à l'oral. En effet, elle poursuit ses réflexions sur le langage et constate que la parole n'étant que le vecteur oral du langage, il importe de s'interroger sur l'origine des troubles qui l'affectent, c'est-à-dire sur les troubles touchant la "pensée-langage" (p. 2).

En 1947, la Sécurité Sociale, qui vient d'être créée, participe au remboursement des traitements du langage et en 1955, le Professeur Heuyer, titulaire de la chaire de neuropsychiatrie infantile à Paris, crée le premier enseignement officiel de l'orthophonie qui est dispensé à Lyon, Paris, Bordeaux et Marseille. En 1963, cent cinquante et une personnes sont titulaires de l'attestation d'étude d'orthophonie. Le nombre d'orthophonistes formés par an augmente rapidement, de deux cents dans les années 1960, il passe à 600 dans les années 70.

Parallèlement au travail mené par S. Borel-Maisonny, C. Chassagny (1927-1986), instituteur de formation, étudie l'apprentissage de la lecture chez les enfants et se penche plus particulièrement sur le cas des enfants inadaptés scolaires et sociaux. Fortement influencé par les théories freudiennes, il se forme à la psychanalyse et élabore une technique de rééducation adaptée aux enfants dyslexiques/dysorthographiques.

En 1958, il fonde l'Ecole de Formation des Rééducateurs de la Dyslexie, appelée depuis le 15 janvier 1959, Association d'Orthopédagogues Spécialisés dans la Rééducation des Enfants Dyslexiques (A.D.O.P.S.E.D) dont le siège est à Strasbourg.

Deux formations existent donc parallèlement jusqu'en 1964, celle mise en place à l'initiative de S. Borel-Maisonny et qui permet d'obtenir une attestation d'études d'orthophonie et celle mise en place par C. Chassagny qui donne à ceux qui l'ont suivie le titre de rééducateur en dyslexie. En 1964, la loi du 10 juillet bouscule cet état de fait et donne à l'orthophonie son statut légal, créant le diplôme d'Etat de capacité d'orthophoniste. Une seule formation se trouve ainsi agréée. Une commission de qualification est créée en 1965, chargée de délivrer les autorisations d'exercer l'orthophonie aux rééducateurs en dyslexie et en 1971, lors de la modification de la loi de 1964, tous les rééducateurs en dyslexie sont totalement intégrés à la profession d'orthophonie avec limitation d'exercice au langage écrit.

LA PROFESSION D'ORTHOPHONIE

L'orthophoniste bénéficie d'un statut qui se situe à la frontière de différentes compétences. Pas tout à fait médecin, pas tout à fait psychologue, il est défini dans le Journal Officiel (27 août 1983) comme

> *un praticien qui, sur prescription médicale, effectue des actes de rééducation constituant un traitement des anomalies de nature pathologique de la voix, de la parole et du langage oral et écrit.*

Comme auxiliaire médical, il ne peut travailler que sur prescription médicale. Considéré par la loi comme non habilité à poser un diagnostic, il doit cependant justifier le bien fondé de son intervention par la rédaction d'un bilan adressé au médecin conseil de la Caisse Primaire d'Assurance Maladie. Ce statut est revendiqué clairement par S. Borel-Maisonny (1982, 4) comme en témoigne cette citation:

> *Le texte de loi qui nous définit, fait que l'orthophoniste reçoit ses patients d'un médecin: c'est une sauvegarde qui doit absolument être conservée. J'ai toujours lutté de tout mon pouvoir pour que l'orthophoniste exerce sur ordonnance médicale. C'est au médecin d'assumer la double responsabilité de dire qu'il y a lieu de faire quelque chose et que ce quelque chose doit être fait par l'orthophoniste.*

Cette dépendance au corps médical, dont on peut dire qu'elle est pour le moins surprenante — dans la grande majorité des cas, les médecins ignorent la spécificité des interventions qu'ils sont amenés à prescrire; totalement sous-informés, ils ne peuvent donc être aptes à juger de leur bien-fondé — ne fait pourtant l'objet d'aucune contestation de la part des professionnels ou du corps social. Cottin et alii. (1988, 143) qui interviewent au cours de leur enquête différents orthophonistes et constatent que la totalité d'entre eux revendiquent ce statut d'auxiliaire médical, font ce commentaire: "On comprend que la relation au médecin généraliste soit pour l'orthophoniste à privilégier: il vient au premier rang de ceux qui adressent à l'orthophoniste des 'clients' potentiels et il est surtout celui qui prescrit le traitement orthophonique".

Les orthophonistes se définissent comme des thérapeutes qui, avec des techniques précises et des savoir-faire non moins précis, sont à même de traiter les dysfonctionnements du langage. Les actes qu'ils accomplissent "comportent exclusivement des activités fonctionnelles et relationnelles et excluent toutes médications ou corrections orthopédiques" (*Annuaire orthophonistes Lorraine - Champagne - Ardennes*. 1986, p. 5).

Pour la Fédération Nationale des Orthophonistes, ce praticien est:

— un thérapeute préoccupé au premier chef de la réhabilitation des patients qui lui sont confiés,
— un travailleur social, participant à une véritable insertion dans son milieu social, familial, scolaire, culturel et professionnel de l'enfant, de l'adolescent ou de l'adulte dont il s'occupe,
— *un professionnel responsable qui, par la* formation permanente, se tient *constamment au courant des progrès scientifiques*, théoriques et pratique (p. 2).

Leur rôle est, toujours aux yeux de cette instance syndicale majoritaire dans la profession, préventif et thérapeutique:

— par des entretiens, des bilans et des tests de dépistage, les orthophonistes tentent de prévenir le plus tôt possible tous les troubles de la voix, de la parole et du langage oral et écrit,
— par des rééducations, ils aident à l'établissement ou au rétablissement de la voix, de la parole et du langage oral et écrit des patients qui leur sont confiés par le médecin (p. 5).

Deux décrets (25 mars 1965 et 24 août 1983) précisent le champ d'activité de ces praticiens en fixant la liste des actes professionnels qu'ils sont habilités à réaliser. On trouve la première mouture de cette nomenclature dans le *Bulletin Officiel* 25/72 Titre IV sous la rubrique "Actes portant sur le cou", à l'article 2, intitulé "de la voix, du langage et de la parole". Cette nomenclature a fait, en juillet 1990, l'objet d'une modification portant sur la revalorisation de certains actes.

L'orthophoniste est amené à voir toute personne, adulte ou enfant qui présente l'un des troubles figurant dans la nomenclature.

LA FORMATION ACTUELLE

Les personnes qui souhaitent exercer l'orthophonie doivent être titulaires du certificat de capacité d'orthophoniste qui est délivré par les universités habilitées à cet effet (par arrêté du ministre chargé des Universités et du ministre chargé de la Santé), au bout de quatre années de formation. La formation se déroule dans 12 centres répartis sur le territoire et est dispensée dans la grande majorité dans les UFR médicales. Dans certains centres, la formation dépend d'une UFR de techniques de réadaptation.

Les candidats admis à s'inscrire au concours d'entrée en première année doivent être titulaires du baccalauréat ou d'une attestation de succès à un examen spécial d'entrée dans les universités ou d'un titre français admis en dispense du baccalauréat ou encore d'un titre étranger sanctionnant une formation d'un niveau au moins égal quant au contenu, à la durée des études et aux modalités de contrôle des aptitudes.

La possession du baccalauréat ne suffit pas pour s'inscrire en orthophonie. Les candidats sont soumis à un contrôle des aptitudes dont les modalités sont déterminées par les centres de formation. En général, il s'agit d'évaluer *les aptitudes sensorielles, motrices et psychiques* (problèmes visuels, auditifs, défaut de prononciation, troubles de la personnalité etc.), *les structures de la communication écrite* (maîtrise de l'orthographe, de la syntaxe, de la sémantique, les facultés de synthèse, d'abstraction, la capacité à concentrer l'information) et *les structures de la communication orale* (mise en situation orale pour tester les capacités d'articulation, d'écoute musicale, l'aptitude d'adaptation à l'interlocuteur etc.). A l'issue de ces épreuves, les candidats sont déclarés aptes ou non à suivre le cursus de formation.

L'organisation de la formation

La formation, qui se déroule depuis 1989 sur quatre ans, comprend des enseignements théoriques, des enseignements dirigés et des stages pratiques. Comme on peut le lire dans le Bulletin Officiel (1986, 1943), "la durée des enseignements théoriques et des enseignements dirigés est au minimum de 1579 heures. Celle des stages est au minimum de 1200 heures".

Les enseignements, organisés sous forme de modules, sont délivrés "dans la composante responsable de la préparation au certificat ou dans une ou plusieurs autres composantes ou dans un établissement public ou privé ayant passé une convention de coopération avec l'université dont la composante responsable fait partie". Un contrôle des connaissances (contrôle continu ou terminal) sanctionne le passage dans l'année supérieure. Les stages sont obligatoires, ils se déroulent dans les centres hospitaliers, dans les dispensaires, dans les centres de rééducation, chez le praticien exerçant en libéral et dans les établissements scolaires. Ces stages doivent être validés.

En dernière année les candidats doivent présenter un mémoire effectué sous la responsabilité d'un enseignant, directeur du travail. Le jury comporte au moins un orthophoniste maître de stage ou un enseignant associé ou un vacataire.

Le programme des études

Le programme de formation dans sa forme actuelle s'articule autour de trois pôles. J. M. Kremer et E. Lederlé (1990, 9) le présentent dans *L'orthophonie en France*. Le premier pôle s'intitule *acquisition de connaissances générales* et se divise en deux sous-rubriques, *notions de pathologies médicales indispensables*, d'une part, et, d'autre part, *notions de sciences fondamentales*. Le second pôle s'intitule*étude de chaque trouble* et se divise en trois sous-rubriques, *la description précise des troubles à traiter par les orthophonistes et les techniques de rééducation, les enseignements dirigés assurés par les praticiens particulièrement compétents dans le traitement de chaque trouble, les cours exposant la pathologie spécifique*. Le troisième pôle s'intitule *stage pratique*.

Dans le premier pôle sont répertoriées des notions générales ayant trait aux sciences du langage (60 heures), à la psychologie (60 heures), à l'organisation du temps scolaire (30 heures), à la pathologie et thérapeutique (141 heures), à la phonation (20 heures), à l'audition (20 heures) aux données fondamentales concernant le système nerveux (30 heures), aux sciences physiques (12 heures), à la déontologie et législation (10 heures), à l'épidémiologie.

Je ne détaillerai dans cette présentation que les rubriques sciences du langage et organisation du temps scolaire car ce sont elles qui m'intéressent particulièrement dans le cadre de ce travail. Ces deux rubriques se présentent sous forme de l'énumération de chapitres à traiter concernant les sciences du langage. Il s'agit en 60 heures — soit 14,12% de l'ensemble des heures proposées sur les quatre années — de présenter aux étudiants.

1. Les différentes théories du développement du langage.
2. Les grands courants de la linguistique contemporaine.
3. Les aspects de la phonétique et de la phonologie.
4. Les grandes lignes de la sémiotique contemporaine.
5. La pragmatique (théories de l'énonciation).
6. La psycholinguistique.
7. Le langage écrit (enseignement de haut niveau mais accessible. Choix de quelques cas de figure étudiés à fond) (*sic*).
8. Les théories de la communication (p. 1945).

Concernant les rubriques classées sous l'entrée *organisation du système scolaire*, 30 heures — soit 7,06% des l'ensemble des heures de cours prévues pour les quatre années — on trouve les points suivants.

1. L'école et l'enseignement préscolaire et scolaire en France et à l'étranger.
2. Problèmes d'accueil des enfants (crèches...).
3. Les méthodes d'apprentissage.
4. L'enseignement spécialisé.
5. Les méthodes d'apprentissage de la langue "maternelle" orale et écrite.
6. Le plurilinguisme.
7. Les méthodes d'enseignement des mathématiques.

Dans le second pôle consacré à la formation spécifique, 288 heures de cours sont consacrées à la théorie, 760 heures à des enseignements dirigés, et 106 heures à la pathologie spécifique de la spécialité.

L'ensemble de cet enseignement (soit 1154 heures) porte sur la pathologie du langage quelle que soit son origine. 300 heures réparties en cours et enseignements dirigés portent sur la rééducation des troubles du langage oral (retard de parole et de langage) et écrit (dyslexie/dysorthographie, dysgraphie, dyscalculie).

Quant au troisième pôle, il s'agit au minimum de 1200 heures de stages pratiques effectués sous la direction des professionnels. Ces stages se répartissent sur les quatre années, ils durent 17 semaines. Huit sont obligatoires.

1. Bilan, articulation, parole, langage oral, bégaiement.
2. Dyslexie/dysorthographie, dysgraphie, dyscalculie.
3. Aphasie, dysartrie neurologique.
4. Surdité, éducation précoce.
5. Pathologie vocale.
6. Psychiatrie.
7. Stomatologie.
8. Déficience mentale, trisomie, Infirmité Motrice Cérébrale.

Le premier pôle d'enseignement est généralement confié à des non-professionnels de l'orthophonie, des enseignants appartenant à une U.F.R des sciences du langage, des sciences de l'éducation ou encore à des professeurs de l'ex Ecole Normale et essentiellement à des médecins. 59,53% des cours portent sur l'enseignement des matières médicales contre 35,3% aux sciences humaines. Seules 60 heures (14,12%) sont consacrées aux sciences du langage, ce qui peut être surprenant, lorsque l'on sait que les orthophonistes se définissent comme spécialistes du langage et de la communication.

Le deuxième pôle intitulé "étude de chaque trouble" est confié exclusivement à des orthophonistes. Dans ce pôle 30,33% de l'enseignement seulement est consacré à l'étude des troubles du langage oral et écrit, troubles survenant en dehors de toutes lésions anatomiques décelables.

Sur l'ensemble de l'enseignement portant sur le langage pôle 1 et 2 réunis, 85,37% des interventions se placent du point de vue de la pathologie, la part consacrée au développement "normal" est donc très limitée.

Concernant plus précisément les matières portant sur les sciences humaines, sur l'ensemble de l'enseignement, seul 1/10 des interventions porte sur l'aspect "normal" du développement linguistique et psychologique de l'individu, les 9/10 restant portant sur la pathologie.

Ce qui frappe dans ce programme, c'est, d'une part, le peu de place impartie aux sciences du langage et plus particulièrement à une réflexion sur l'objet "écriture" — le lecteur aura par ailleurs noté l'imprécision de l'ensemble des points et en particulier celle du point n°7 qui, dans sa formulation, est particulièrement significatif de l'absence de toute réflexion sérieuse sur l'objet "langage écrit" — et, d'autre part, l'hyper-médicalisation de l'enseignement. Je montrerai au chapitre 4 de cette partie les effets d'un tel cursus dans la représentation que les étudiants se font des objets langagiers et plus particulièrement de l'écriture.

CHAPITRE 2

LE DISCOURS SUR LE LANGAGE ÉCRIT ET SA PATHOLOGIE

J'ai choisi pour parvenir à mieux cerner la spécificité de la profession d'orthophonie, d'analyser les discours qu'elle tient sur le langage écrit et sa pathologie. Dans cette première partie, je présenterai la position des orthophonistes à l'égard des troubles du langage écrit. La lecture de leurs textes devrait permettre de définir clairement la nature de cette pathologie, de voir en quoi elle relève d'un traitement para-médical et donc de mieux comprendre la présence de ces professionnels dans ce type de prise en charge.

LA DYSLEXIE/DYSORTHOGRAPHIE

Une définition

Les définitions de la dyslexie/dysorthographie insistent toutes sur les mêmes points et ce, malgré les diverses interprétations étiologiques que les auteurs peuvent en faire par ailleurs. Être dyslexique, c'est être incapable d'apprendre à lire et à écrire sans qu'il y ait de raisons apparentes qui puissent expliquer cet échec.

On parle de dyslexie, lorsque l'on est devant un individu présentant

> *une incapacité ou du moins une difficulté particulière d'acquisition de la langue écrite, ceci en dehors de tout déficit sensoriel ou intellectuel, de troubles du comportement ou de carence scolaire (Annuaire des orthophonistes Lorraine - Champagne - Ardennes,* 1986, 14).

Il sera question de dysorthographie, lorsque ce même trouble s'appliquera plus particulièrement à l'acquisition de l'orthographe.

La définition donnée de la dyslexie dans le *Précis d'orthophonie* (1975, 190) reprend différents points considérés comme fondamentaux.

> *On peut donc cliniquement définir la dyslexie comme une difficulté durable et spécifique d'apprentissage du langage écrit, rencontrée chez des enfants dépourvus de déficit sensoriel ou moteur, d'un niveau intellectuel global normal, normalement scolarisés depuis plus d'un an, sans mauvaises motivations affectives, caractérisée par des erreurs soit dans l'enchaînement des graphies, soit dans la transcription graphique des phonèmes. Sa fréquence est estimée de 5 à 10% des écoliers.*

Les différents auteurs, toutes tendances confondues, s'efforcent de trouver un certain nombre de signes d'appel permettant d'identifier, à tout coup, cette pathologie. Pour être diagnostiquée, la dyslexie doit répondre à certains critères minima, les uns négatifs, les autres positifs.

> *Pour pouvoir poser le diagnostic de dyslexie, il faut éliminer de prime abord les déficits sensoriels. Il faut exiger aussi, pour porter ce diagnostic, un niveau intellectuel normal, au moins aux tests de performance. D'autre part, il ne peut être question de porter ce même diagnostic avant six ans; il faudrait même attendre un temps de scolarité supérieur au temps que mettent habituellement les enfants pour apprendre à lire. On pourrait donc définir la dyslexie comme une difficulté d'apprentissage de la lecture chez des enfants qui ne présentent pas d'infirmité sensorielle ou motrice apparente et dont le niveau intellectuel ne saurait être incriminé* (p. 190).

A côté de ces critères négatifs, les auteurs font appel à des critères positifs. Dans l'ouvrage cité plus haut, il est question des "signes que l'on rencontre chez les dyslexiques et que l'on ne trouve pas chez les autres enfants" (p. 190). Ces signes sont:

> *ce que l'on appelle les "fautes symptomatiques" de la lecture et de l'écriture, anomalies du langage écrit. On peut décrire ces fautes comme étant des erreurs faites soit dans l'enchaînement des signes graphiques qui servent à transcrire le langage oral et réciproquement des sons aux phonèmes qui servent à décoder le langage écrit, soit comme des transcriptions écrites d'erreurs phonétiques* (p. 190).

Cependant la présence de ces fautes ne saurait, à elle seule, être le critère permettant de diagnostiquer une dyslexie, d'une part, parce que ces fautes[1] peuvent passer totalement inaperçues lors d'un examen rapide, ou n'apparaître qu'à la faveur de circonstances favorisantes (la fatigue, la lecture de mots inconnus, de logatomes, la transcription écrite) d'autre part, parce que l'on rencontre ces fautes chez la moitié des enfants en début d'apprentissage. Seule leur *persistance* doit donc attirer l'attention des thérapeutes.

Les auteurs, quel que soit le courant auquel ils appartiennent[2], sont tous unanimes dans les descriptions qu'ils proposent et présentent le même éventail des fautes caractéristiques des dyslexies/dysorthographies.

Ces fautes touchent l'enchaînement des signes graphiques servant à transcrire le langage oral et *réciproquement* des sons ou phonèmes qui servent à décoder le langage écrit. Il peut s'agir aussi de:

> *transcriptions écrites d'erreurs phonétiques. L'orthographe usuelle est ignorée, elle a une allure phonétique (mais d'une phonétique entachée de fautes). L'accès à l'analyse grammaticale est le plus souvent impossible. Les fautes du dyslexique correspondent surtout à l'aspect syntagmatique du langage écrit, qu'il s'agisse de confusions de graphies voisines formées des mêmes éléments disposés dans différents ordres ou de fautes de grammaire, en passant par les permutations de lettres ou de syllabes et au mauvais découpage des mots. Ultérieurement la dysorthographie, en persistant, change d'aspect et l'on constate de multiples difficultés: impossibilité à distinguer les homophones, inaptitudes globales manifestées par des fautes de syntaxe, erreurs sémantiques, incapacité à saisir la structure de la phrase entraînant de grossières erreurs de découpage etc.* (p. 191).

On retrouve, dans tous les manuels, les mêmes énumérations: confusions de formes d'ordre phonétique, confusions au sein de groupe de lettres, au sein de mots, inversions, fautes de structures, erreurs de relations sujet/verbe, féminin/masculin, singulier/pluriel, impossibilité de réaliser une phrase correcte, absence de relation correcte entre le mécanisme de l'analyse, de la conjugaison et la chose écrite, alors que les enfants connaissent les règles, etc. C'est encore cette même liste-répertoire qui figure dans le plan de cours paru en 1987 à la suite du colloque consacré à la réforme et à l'évolution des études en orthophonie, organisé conjointement par la Fédération Nationale des Orthophonistes et l'Union Nationale pour le Développement de la Recherche et de l'Information en Orthophonie et qui doit servir de référence à l'enseignement de la pathologie de l'écrit dans toutes les écoles d'orthophonie. On y trouve énumérées les manifestations cliniques de la dyslexie, la dysorthographie se caractérisant par les mêmes manifestations et s'accompagnant des mêmes troubles associés. Est évoqué également le mince bagage de mots maîtrisés. Ces mots ont en plus, pour l'enfant dyslexique/dysorthographique, une signification différente de celle qu'ils revêtent pour les autres, ce qui entraîne, d'après les auteurs, un manque de précision de sens dans ce qu'ils écrivent.

Le bilan proposé

Le lecteur a dû remarquer qu'il n'est jamais directement question de dysorthographie. Cette dernière est présentée dans tous les ouvrages comme une conséquence ou comme le corollaire de la dyslexie, elle-même due à des séquelles de retard de langage et de parole. Le bilan devra donc faire le point à ces différents niveaux et comprendra des épreuves visant l'évaluation du langage oral, de la lecture et de l'écriture.

Concernant le langage écrit à proprement parler, l'objectif du bilan est de mettre en évidence la présence de fautes — seuls signes cliniques décelables permettant de poser le diagnostic — qui seront ensuite consciencieusement "analysées" et répertoriées dans les catégories qui leur correspondent. De cette analyse découlera l'orientation rééducative.

Les auteurs du *Précis d'Orthophonie* proposent une étude pédagogique de la lecture et de l'orthographe. Le test qui passe pour le plus simple et le mieux étalonné aux yeux de ces auteurs est celui de "l'Alouette". Ce test[3] a été réalisé par P. Lefavrais en 1963. Pour P. Debray-Ritzen (1978, 93), c'est

> *en fait la meilleure et la seule façon de faire un diagnostic de dyslexie [que] de faire passer [ce] test de leximétrie, de mesure de la lecture.*

Il permet une étude systématique des manifestations de la maladie. La lecture sera jugée selon deux paramètres, le temps mis pour lire et le nombre de fautes commises. Grâce à lui, on peut donc fixer pour chaque tranche d'âge une aptitude lexique qui lui correspond. Tout enfant qui ne se situe pas dans la tranche d'âge qui est la sienne sera considéré comme en souffrance et devant bénéficier d'une rééducation. Le diagnostic de dyslexie est posé lorsque les données lexiques, c'est-à-dire les fautes commises par l'enfant en lecture à haute voix, (confusions dans les configurations spatiales, confusions de sons etc.) mettent en évidence un retard de 18 mois. A ce moment là, on pourra dire qu'il y a souffrance scolaire, donc dyslexie. C'est de cette constatation de l'existence de fautes que va découler le diagnostic de dysorthographie et la décision de prendre l'enfant en rééducation.

Concernant le versant écriture, il s'agira de faire faire des dictées de syllabes (logatomes) et une dictée correspondant à la classe dans laquelle se trouve l'enfant. Ensuite on demandera à l'enfant de produire un texte libre.

> *Lecture, dictée, texte libre constituent l'essentiel de l'examen pédagogique. Il peut éventuellement être utilement complété par l'épreuve de texte copié qui mettra en évidence les possibilités d'attention de l'enfant* (*Précis d'orthophonie,* p. 198).

Parallèlement à l'examen du langage écrit, un examen du langage oral est également recommandé. En effet, apprécier l'articulation de l'enfant, ses capacités de rétention en lui faisant répéter des mots difficiles et des logatomes est d'un grand intérêt aux yeux de tous les auteurs. On citera les batteries de M. Maistre, A. Girolami-Boulinier testant l'ensemble des pré-requis préalables à l'apprentissage de l'écrit: l'acquisition du schéma corporel, de la conscience phonétique, des termes désignant les positions spatiales et temporelles indispensables à la maîtrise des formes abstraites que sont les lettres, etc. Il ne faut pas non plus passer sous silence les tests de rythme où l'on essaie de voir si l'enfant est capable de reproduire une série de sons, compétence requise pour la lecture, (*sic*), ni les tests de latéralité servant à dépister d'éventuelles latéralités croisées — main droite, œil gauche — pouvant elles aussi expliquer des difficultés d'acquisition du langage écrit. Ces batteries, comme le dit F. Estienne (1982, 404):

> *s'efforcent de cerner les opérations mentales proprement scolaires auxquelles l'enfant se trouve confronté lors de l'apprentissage du langage écrit.*

On n'oubliera pas au cours de ce bilan de vérifier la richesse du vocabulaire et les possibilités d'expression de l'enfant en lui faisant décrire des images et reconstituer des histoires en images.

Les autres tests préconisés sont ceux utilisés en psychologie pour évaluer le niveau d'intelligence et la maîtrise spatiale (le W. I. S. C. la figure de Rey, le Bender, le Reversal).

C'est le résultat obtenu à ces différentes épreuves qui permettra à l'orthophoniste de détecter ou non la présence d'une pathologie de l'écrit, d'en déterminer le type et de prendre l'enfant en charge.

Les différentes étiologies et les options rééducatives qui en découlent

Si chez tous les auteurs le répertoire des fautes servant à poser le diagnostic de dyslexie/dysorthographie est le même, trois courants essentiels apparaissent, par contre, lorsqu'il s'agit de définir les causes incriminées dans le développement des troubles du langage écrit. Le premier courant est celui des neurologues qui attribuent à la dyslexie une origine constitutionnelle ou héréditaire. Je ne lui consacrerai que peu de ligne dans cet ouvrage dans la mesure où il n'est pas directement issu d'une réflexion menée par des orthophonistes. Je m'attarderai par contre beaucoup plus longuement sur les deux autres courants, le courant techniciste et le courant relationnel.

La dyslexie est d'origine constitutionnelle ou héréditaire

Cette théorie est défendue essentiellement par les neurologues. Pour certains d'entre eux, il s'agit d'un syndrome déterminé génétiquement et sur lequel les facteurs environnementaux n'ont aucune influence. Pour confirmer cette hypothèse ces médecins ont mené de nombreux travaux expérimentaux sur des familles et/ou sujets dyslexiques.

— Hallgreen par exemple, en 1950, a dénombré 89,7% d'antécédents familiaux dans une population de 160 dyslexiques appartenant à 116 familles suédoises et affirmé, à partir de cette étude, l'existence d'une dyslexie spécifique héréditaire avec mode de transmission monohybride autosomal dominant, parfaitement indépendante des facteurs de dominance latérale et d'environnement.
— P. Debray-Ritzen (1979), très connu pour ses prises de positions contre tout ce qui émane du courant psychanalytique, s'est également intéressé à ce problème. Il reprend les paroles du Professeur Drake Duane et affirme qu'il faut traquer cette inaptitude lexique comme une maladie infectieuse. Les dyslexiques présentent en fait un "dysfonctionnement cérébral minime", mieux connu sous le terme anglais de Minimal Brain Damage, [M.B.D].

La souffrance cérébrale ne conduit pas cependant de façon inéluctable à la dyslexie comme le montrent les recherches de Willems (1979) qui attirent l'attention des chercheurs sur la nature peu claire de cette dyslexie dont il semble impossible de préciser véritablement l'origine.

— Les auteurs du *Précis d'Orthophonie* (1975, 196) soulignent eux aussi le caractère constitutionnel et familial de l'inaptitude lexique, *"[d]es facteurs héréditaires et familiaux sont évidents en clinique"*, ils rappellent les travaux de Hallgreen et soulignent la fréquence plus grande des dyslexies chez les garçons, dans une même famille ainsi que les dyslexies concordantes dans le cas des jumeaux monozygotes, évoquant au passage les travaux de P. Debray-Ritzen tout en précisant qu'il n'a pas été possible de donner un caractère génétique précis à ce dysfonctionnement.

Les tenants du courant techniciste

Les tenants du courant techniciste attribuent les troubles à deux causes:

a) un déficit des fonctions instrumentales, troubles de discrimination auditive et visuelle ou fautes de perception auditive et visuelle en dehors de tout trouble de l'ouïe ou de la vue, les troubles d'orientation dans l'espace et le temps,
b) un déficit de la fonction de symbolisation. Cette conception est développée par S. Borel-Maisonny dès 1953. Elle est reprise par d'autres auteurs, émules de S. Borel-Maisonny et perdure à l'heure actuelle. (M. de Maistre, A. Girolami-Boulinier et la plus grande partie des orthophonistes praticiens).

L'importance accordée par les auteurs à cette hypothèse de l'existence de troubles instrumentaux est nette comme le prouvent les différents passages explicatifs consacrés dans les ouvrages de référence et dans l'enseignement à l'analyse des troubles et à leurs conséquences sur la non-acquisition de compétences en langage écrit. Pour apprendre à lire et à écrire, l'enfant doit être capable d'établir des rapports phonético-graphique et grapho-phonétique entre les deux systèmes, celui des sons et celui des lettres. Il doit être capable de reconnaître la succession des lettres dans les mots écrits et des sons dans les mots prononcés, puis la succession des mots dans les phrases à l'oral comme à l'écrit.

Ces compétences dans la discrimination des phénomènes linguistiques impliquent à leur tour la maîtrise d'un certain nombre de pré-requis fondamentaux. L'évidence suivante est posée: pour pouvoir discriminer correctement sons et lettres, il faut être bien orienté dans le temps et l'espace, avoir un bon schéma corporel et être bien latéralisé, de façon à être capable de passer d'une succession rythmée dans le temps en ce qui concerne les phonèmes de la langue parlée à un déroulement parallèle dans l'espace en ce qui concerne leur transcription en lettres. Les enfants qui sont mal latéralisés, qui sont mal orientés dans le temps et l'espace, auront donc forcément des difficultés pour discriminer correctement les sons et les lettres et, de ce fait, seront dyslexiques/dysorthographiques.

Une autre évidence est posée: il faut aussi avoir un bon langage oral pour pouvoir apprendre à lire et à écrire. Or, les sujets dyslexiques/dysorthographiques présentent ou ont présenté des lacunes voire des troubles à ce niveau qui peuvent expliquer leurs difficultés actuelles.

Par "lacunes dans le domaine linguistique", il faut entendre, selon S. Borel-Maisonny (1973, 9)

> *des lacunes qui vont d'un gros retard de langage caractérisé par l'établissement laborieux et souvent incorrect de la phrase parlée tant en ce qui concerne la forme des mots que leur agencement, à des formes plus difficilement décelables qui ne se manifestent que par le trouble des fonctions catégorielles.*

Dans ce dernier cas, le langage parlé est correct mais

> *le sujet reste incapable de discerner s'il manie des substantifs, des verbes ou des adjectifs et sur quel mot porte, au cours de la phrase, soit l'idée de*

> *pluralité, soit — dans les cas les plus sérieux — l'idée de genre, en dehors du substantif lui-même, comme si l'acquisition du langage avait été un fait purement oral sans substratum analytique.*

Cette idée, selon laquelle les performances linguistiques d'un individu seraient tributaires de ses capacités à analyser ses productions d'un point de vue métalinguistique est reprise par M. de Maistre (1968). En effet, lorsque M. de Maistre différencie deux types de dysorthographiques, ceux qui présentent des troubles de perception auditive et ceux qui présentent ce qu'elle appelle *un retard dans la compréhension du langage,* elle ne fait rien d'autre que de réaffirmer l'existence d'un dysfonctionnement du niveau symbolique rendant les sujets incapables d'opérer sur la langue.

M. de Maistre insiste bien, et à juste titre d'ailleurs, sur la différence qu'il y a à faire entre le mot qui désigne la chose et la chose désignée elle-même. Pour elle, c'est cette différence qui semble inaccessible aux dysorthographiques, qui, s'ils parviennent très bien à référer le mot aux expériences perceptivo-motrices qu'ils en ont, échouent lorsqu'il s'agit de le référer au système des symboles dont il fait partie. C'est l'accès à l'ordre du symbolisme qui est atteint. Pour M. de Maistre parvenir à écrire, c'est parvenir à faire ce changement de point de vue, parvenir à abstraire et c'est cette abstraction qui reste inaccessible aux dysorthographiques[4].

Pour M. de Maistre, tout découle donc de cette incapacité de l'enfant à gérer la symbolisation. C'est cette incapacité qui est à l'origine des troubles du langage oral et/ou écrit. C'est pour cette raison qu'un enfant qui présente ou a présenté un retard de langage oral sera *a priori* suspect d'être dyslexique/dysorthographique en puissance. En effet, cet enfant dont l'articulation est imprécise, qui différencie mal ou a mal différencié les sons, qui possède ou a possédé un vocabulaire restreint, peu riche, peu précis et qui construit mal ou a mal construit ses phrases, souffre précisément d'une perturbation de ses fonctions d'analyse.

Le retard de langage oral, quelle que soit la forme sous laquelle il se manifeste[5], est toujours le signe d'un dysfonctionnement des structures de la pensée et, à ce titre, il permet d'anticiper le diagnostic de dyslexie/dysorthographie. Si écrire signe toujours le bon fonctionnement de la pensée, la dysorthographie, elle, est le symptôme d'un dysfonctionnement des fonctions catégorielles présentées comme substratum universel de l'esprit humain. Les fautes, décelables ou non à l'oral, prouvent bien l'existence de cette perturbation des fonctions d'analyse. C'est parce que l'enfant n'arrive à faire ni de différenciation auditive des sons et de leur ordre de succession, ni de différenciation visuelle des signes graphiques, c'est parce qu'il ne parvient pas à comprendre le code symbolique d'un son pour un signe graphique, c'est enfin parce qu'il n'accède pas au métalangage grammatical qu'il échoue à l'écrit. Si l'enfant ne parvient pas à faire ces analyses, c'est bien parce qu'il est mal orienté dans le temps et dans l'espace, c'est donc bien que ses activités mentales sont atteintes. Cette position théorique[6] est très répandue dans le milieu orthophonique. Elle est toujours d'actualité en 1995. On la retrouve dans les ouvrages les plus récents et elle continue à être enseignée aux étudiants.

Pour les tenants de cette étiologie, la rééducation devra permettre à l'enfant de se structurer dans son schéma corporel, dans l'espace et le temps, d'atteindre un niveau satisfaisant en langage et un niveau suffisant d'abstraction. Comme l'enfant dyslexique ne parvient pas à faire un apprentissage normal du langage écrit, parce qu'il souffre de troubles affectant ses fonctions d'analyse, il conviendra de lui proposer une progression en deux temps:

— le premier ne s'attaquera pas directement à la lecture et à l'écriture[7] mais simplement à ces troubles qui sont à l'origine du dysfonctionnement de cette aptitude,
— le second sera consacré à la rééducation du langage écrit à proprement parler.

Mais dans chacune de ces étapes, on veillera toujours à améliorer les perceptions visuelles et auditives, la perception du temps et de l'espace, les capacités d'abstraction et de classification. Ce sont donc les troubles responsables des dysfonctionnements de l'apprentissage qu'il faudra soigner et éradiquer.

Tous les dysfonctionnements cités précédemment seront successivement pris en compte, travaillés isolément à partir d'un matériel non linguistique puis retravaillés avec un matériel linguistique oral d'abord et écrit ensuite. Sont successivement envisagés, au cours de la première étape, des exercices visant à renforcer les perceptions du temps, de l'espace et du rythme de façon à permettre à l'enfant de mieux se situer dans le temps et l'espace, exercices facilitant le travail ultérieur sur le langage écrit et notamment la compréhension et l'accès à l'encodage son/lettre. Puis des exercices de répétition de sons, de mots, de phrases permettront d'améliorer les capacités de la mémoire et de travailler à la bonne installation du langage oral[8]. Des exercices de classification de choses puis de mots seront proposés en vue d'un travail au niveau des capacités de symbolisation, nécessaires pour ces auteurs à l'acquisition du langage écrit. Lorsque l'enfant saura parfaitement s'orienter dans l'espace et le temps, lorsqu'il saura mémoriser et reproduire des structures rythmiques, lorsqu'il fera sans difficulté des classements, on pourra envisager d'aborder le travail de ces mêmes notions sur le langage écrit. Les compétences nouvellement acquises devront être, en effet, tout de suite réinvesties dans le travail rééducatif au niveau de l'écrit.

M. de Maistre (1977, 7) résume en cinq points les compétences nécessaires pour apprendre à lire et à écrire dans l'introduction de son manuel de lecture *Nounourse et ses amis.*

1. L'enfant doit comprendre le code de signalisation, son, signe visuel, c'est-à-dire que dans notre écriture, chaque lettre ou graphie symbolise un son ou un mouvement élémentaire du langage parlé: un phonème.
2. L'enfant doit différencier auditivement les phonèmes, sinon il ne pourra les associer à la graphie correspondante.
3. L'enfant doit différencier visuellement les graphies. Les lettres n'ont aucune ressemblance avec les sons qu'elles symbolisent, leurs tracés sont purement conventionnels. Pour différencier les lettres les unes des autres, l'enfant devra se référer à certains critères tels le haut, le bas, la droite, la gauche, le nombre, la dimension relative des éléments des graphies (exemple: b p d q n u m n).
4. La signification n'étant pas attribuée à un phonème seul, mais à une séquence de phonèmes émis dans un ordre de succession déterminée, l'enfant doit faire correspondre à l'ordre de succession des phonèmes dans le temps, l'ordre de succession des graphies écrites dans l'espace, en sachant que notre écriture est orientée de gauche à droite et que le décodage doit s'effectuer en respectant strictement cet ordre de succession. Sinon, on n'aura pas de signification du tout ou une signification différente, par exemple: pousse pour soupe, chine pour niche ou chien, etc.
5. Enfin comme lire ne consiste pas à effectuer un décodage mécanique mais à comprendre un message, l'enfant devra parvenir d'une part à

> l'évocation aisée de la réalité symbolisée par le texte lu et inversement, à l'évocation aisée des graphèmes nécessaires à l'écriture d'un message qu'il voudra lui-même transmettre.

L'auteur conclut cette présentation en ces termes.

> *L'ensemble pédagogique que nous présentons ici est conçu pour aider l'enfant à effectuer de façon rapide et sûre, en même temps qu'attrayante, ces opérations mentales.*

Toutes les méthodes de rééducation proposées par les technicistes s'inspirent de ces cinq points. Elles débutent toujours par une rééducation de la lecture. L'écriture n'intervient dans les séances que lorsque le montage son/lettre est solidement établi. Il s'agit d'abord d'apprendre à transcrire les sons en lettres. Comme c'est le cas pour l'apprentissage de la lecture, l'enfant réutilise les acquis sur la perception de l'espace-temps travaillés dans les séances précédentes et parvient facilement, grâce aux exercices effectués et à sa connaissance du système des lettres et des sons, à faire coïncider une succession de sons qui se déroule dans le temps et une succession de lettres qui s'étale dans l'espace.

Pour que l'enfant réussisse ensuite à bien séparer les mots les uns des autres, on passe par un travail d'analyse de l'oral, en s'appuyant sur des reproductions rythmiques et en veillant à ce qu'il segmente correctement les mots par syllabe. On reprend ainsi le travail de la discrimination auditive et visuelle et la maîtrise des relations espace-temps. L'étape suivante renvoie à un travail sur la symbolisation par le biais de manipulation sur le langage oral et écrit, ce qui permet d'aborder l'acquisition de l'orthographe et de la grammaire. A ce niveau beaucoup d'activités de classement sont proposées pour que l'enfant parvienne à différencier les noms des verbes et le sujet des compléments d'objet direct. Quant aux exercices écrits proposés aux enfants, ils sont assez classiques, il s'agit essentiellement de la dictée et de productions libres, dans lesquelles on corrige les fautes. Les enfants en fin de rééducation doivent connaître et savoir appliquer correctement toutes les règles d'orthographe et de grammaire.

Les tenants du courant relationnel

C. Chassagny, fondateur de ce courant, attribue les causes de la dyslexie/dysorthographie à un trouble profond de la personnalité, à un défaut d'investissement du Moi. Dès 1966, cet auteur met l'accent sur l'importance de la relation. Pour lui, les difficultés rencontrées par les enfants lors de l'acquisition du langage écrit sont le signe d'un problème relationnel plus large. La dyslexie/dysorthographie est, comme les autres troubles du langage, le symptôme d'un mal être.

Sans rejeter le fait que la dyslexie/dysorthographie puisse être un trouble instrumental lié à des troubles du langage oral, de l'articulation, de l'audition, de la vue, ou de la motricité C. Chassagny (1972, 18) évoque la possibilité que ces troubles soient, eux aussi, imputables à des problèmes psychologiques et propose trois autres hypothèses explicatives de la dyslexie/dysorthographie qu'il formule ainsi:

> *il est possible que la dyslexie soit le résultat des conflits de l'enfant par rapport aux adultes qu'elle peut être au contraire un moyen d'identification au père, qu'elle peut être plus profondément un immense retard de motricité accompagné de désirs régressifs.*

Il est bien évident que cette théorie explicative va amener les orthophonistes à se positionner de façon très différente dans la conduite de la rééducation. Au lieu de se focaliser uniquement sur le symptôme comme le font les tenants du courant techniciste, en tentant de le faire disparaître, les orthophonistes du courant relationnel pensent qu'il est nécessaire d'en comprendre le sens et donc de le respecter. Dans ce cadre, on rencontre deux options rééducatives: a) les professionnels tentent de tenir compte à la fois des troubles et de l'enfant qui en est porteur b) ils privilégient exclusivement la relation et assimilent plus ou moins leurs interventions à des traitements de type psychothérapique.

a) Tenir compte à la fois des problèmes relationnels et du symptôme. Dans un de ses ouvrages C. Chassagny (1972, 114) définit ce qu'il entend par "série" ou "technique des associations" de la façon suivante.

> *La série fait appel à l'expression orale et écrite; pendant la séance l'enfant est amené à écrire les mots et les expressions que le rééducateur dit. Ces mots et ces expressions représentent chacun un pas de la séance et occupent une ligne du cahier. Ils sont liés les uns aux autres par le sens, par la forme ou à la fois par le sens et la forme.*

C. Chassagny préconise cette approche car, ce qui importe à ses yeux, c'est de permettre à l'enfant d'utiliser un langage pour échanger. Pour lui la réussite de la rééducation sera tributaire de la capacité qu'auront rééducateur et rééduqué à se rencontrer à travers les mots qui figureront sur la liste de la série. Contrairement aux propositions rééducatives préconisant les dictées de lettres, de mots ou de phrases, l'approche rééducative de C. Chassagny (1972, 99) s'inscrit donc, au départ, dans une volonté d'échange, la dimension communicationnelle étant la base minimum sur laquelle peut s'inscrire le futur désir de progrès. Il n'est pas question d'apprentissage systématique des connaissances scolaires, pas question de règles de grammaire. L'approche ne part pas d'un programme préétabli reposant sur le décompte des lacunes recensées, mais d'un échange entre le rééducateur et l'enfant. Le premier temps de la rééducation est de permettre à l'enfant "par une forme de communication prédiscursive de recevoir des mots, des expressions non enfermés dans une loi trop stricte".

Le rééducateur doit avant toutes choses réconcilier l'enfant avec lui-même. Pour cela, il donne la parole à l'enfant de façon à ce que ce dernier puisse s'exprimer. Rééducateur et rééduqué disent et écrivent tour à tour le mot qu'ils ont choisi. Par l'association libre et le choix du thème, il est possible de donner aux séries une ampleur et une résonance affective qu'elles n'auraient pas s'il s'agissait de mots choisis pour leur proximité formelle, approche préconisée, on l'a vu, par les technicistes. C'est dans cet échange entre rééducateur et rééduqué que les mots et les expressions sont engagés. De cette façon ils deviennent "vivants", ils prennent leur signification car ils se trouvent investis au niveau affectif.

A travers les séries, l'orthophoniste permet à l'enfant, l'adolescent et /ou adulte de se dire. Il lui permet ainsi d'exprimer "l'intérieur pensé" en une réalité décodable pour tous. Il lui permet de s'habiter lui-même, d'être un "JE" en rapport aux autres. Le rôle du rééducateur n'est donc pas de corriger les fautes mais de supporter un contenu. C. Chassagny (1972, 103) dit que le rééducateur "préside à une distribution, à une alimentation en mots, il n'intervient pas au niveau de la pensée". Il ne doit cependant pas perdre de vue ce qui a amené l'enfant à consulter, il doit prendre en compte le symptôme. Tout en veillant à ce que la rééducation soit un lieu du dire et de l'écrire-plaisir, le rééducateur doit permettre à l'enfant d'acquérir la maîtrise de l'outil langage écrit. Aussi doit-il faire corriger toutes les fautes qui apparaissent au cours de la séance. Pour cela, il utilise le mécanisme d'autocorrection en proposant, après avoir barré le mot erroné, une liste de mots proches du mot mal écrit; ces mots sont autant d'intermédiaires proposés au scripteur pour rétablir la forme correcte du mot qu'il a écrit.

F. Estienne (1982) explique dans *Les troubles du langage. Diagnostic et rééducation* que l'originalité de son approche réside dans la combinaison d'une démarche à orientation psychothérapique et d'une démarche qui tient compte du symptôme et du langage, elle signale d'ailleurs à ce propos l'orientation de C. Chassagny au moment où il a opté pour la technique des séries dont il a été question plus haut, comme étant similaire à la sienne. Elle rejette par contre l'époque de la Pédagogie Relationnelle du Langage de Chassagny ainsi que celle des courants qui, comme la P.R.L, s'inscrivent dans une approche ne tenant pas compte du tout du trouble pour lequel les personnes sont venues consulter. Je pense au courant Athelec (1981) auquel je ferai allusion dans la seconde partie de ce travail, au chapitre 1. F. Estienne pense, en effet, qu'il faut effectivement écouter l'enfant qui s'exprime à travers ce trouble de la dyslexie/dysorthographie mais qu'il faut parallèlement traiter ce trouble. Il y aura donc deux axes à sa démarche rééducative, un axe purement technique et un axe thérapeutique. L'examen-bilan qu'elle préconise suit exactement le même schéma que celui proposé par le courant techniciste et les exercices qu'elle expose sont très proches de ceux présentés par les tenants de l'approche techniciste. Ils s'inscrivent simplement dans une approche thérapeutique différente. En effet, F. Estienne (1982, 428) propose aux enfants et adolescents un travail sur le texte libre sous forme de dialogues et de thérapie de groupe. Ces thérapies de groupe reposent sur l'hypothèse que:

> *favoriser la communication sous toutes ses formes pourrait avoir un impact sur cette forme de communication qu'est le langage écrit. [...] Cette perspective d'une thérapie de groupe devrait donc permettre à chacun dans le respect de l'autre, d'être pleinement lui-même, d'évoluer selon son désir, son rythme, sans pour autant qu'on le pousse au changement, de s'engager personnellement, par le biais d'un contrat, à atteindre un objectif clairement précisé, d'expérimenter une image positive de soi-même en réinvestissant, sous le mode du plaisir et de la communication partagée, une activité vécue jusqu'ici comme un apprentissage fastidieux.*

En accord avec ses choix étiologiques, F. Estienne (1982, 333) propose de travailler sur le scénario de vie du patient, autrement dit sur la manière dont il se représente ses relations à l'écriture, aux autres et aux autres à travers l'écriture. L'analyse transactionnelle va permettre d'analyser les états du moi, les transactions ou unités de communication, de déterminer celles qui sont les plus efficaces dans telle ou telle situation, de les favoriser etc.

> *D'un point de vue pratique il en résulte que notre démarche consiste à repérer comment le dyslexique s'est construit son environnement, quelle est sa représentation du monde et de lui-même, comment il perçoit le langage écrit: comment il s'y prend pour lire, apprendre, comment il stocke les informations dans sa mémoire si tant est qu'il a jamais eu le projet de les stocker; par quel processus il accède à des informations et comment il les utilise. Il s'agit donc d'abord de se mettre en phase avec lui pour l'aider à enrichir l'idée qu'il se fait de lui-même et de ses ressources. Quand une personne se sent reconnue dans son modèle du monde, elle est disponible pour évoluer en douceur de son cadre bloquant vers un cadre plus souple. Le processus thérapeutique consiste à élargir et à réorganiser le modèle du monde de la personne pour qu'elle ait plus de possibilités de choix et une plus grande liberté de manœuvre.*

b) La prise en charge de type psychothérapique: la Pédagogie Relationnelle du Langage (P.R.L.). Contrairement à l'abord techniciste, à la méthode des séries et à la démarche de F. Estienne la P.R.L. ne s'intéresse plus du tout au symptôme. En effet, ne pas s'intéresser au symptôme permet un déblocage. L'orthophoniste est là pour écouter ce que l'enfant ou l'adolescent a à dire, il respecte son trouble, ses refus du langage écrit, son rythme. C. Chassagny (1977) explique qu'une rééducation classique, n'englobant pas la démarche de pédagogie relationnelle échoue car elle ne met en œuvre qu'une technique pure et donc détachée du rééducateur et du rééduqué. Par contre l'approche P.R.L. en s'alliant à une technique précise, celle des associations — dont on a vu qu'elle visait la bonne transcription des mots —, vient à bout des troubles.

C. Chassagny (1972, 85) distingue trois étapes ou phases à cette démarche. Au cours de la première étape, dite de "station", l'enfant se situe hors la loi, il veut imposer sa loi au langage, il n'est pas capable encore de rencontrer l'adulte sur son terrain privilégié, l'écriture. L'adulte écoutera et observera, il respectera le désir de l'enfant tout en lui faisant prendre conscience que la forme qu'il choisit ne correspond pas à une expression transmissible à tous, donc qu'on ne le comprendra pas tant qu'il écrira ainsi. L'enfant prendra alors conscience du problème et renoncera, ou non, à cette attitude de transgression. Selon la nature de cette "décision", le rééducateur, soit passera directement à la dernière phase de cette prise en charge avec utilisation de la technique des séries décrites plus haut, soit maintiendra la première phase jusqu'à ce que l'enfant soit prêt à renoncer à son attitude de transgression. Le rééducateur passera alors par le dessin, le modelage et autres productions libres pour préparer l'enfant à la représentation des mots, et lui permettre d'atteindre la deuxième étape de la rééducation, dite phase de "conciliation". Au cours de cette phase, l'enfant, ayant petit à petit authentifié sa demande, parviendra à renoncer par étapes à "une foule de possibilités d'expression au profit d'un code admis et considéré par l'adulte qui est là comme seul possible". La règle deviendra, à ce moment là, celle de l'enfant et pas seulement celle du père, imposé à l'enfant. Il faudra alors lui donner, pour qu'il puisse s'exprimer sans entraves, les moyens qu'il désire pour correspondre avec les autres, car, bien qu'ayant acquis à cette période les automatismes de la lecture et de l'écriture, l'enfant peut encore oublier que le langage écrit est un code. A partir de ce moment, et c'est la troisième étape dite d'"expression", il faudra travailler le vouloir-dire, la parole libre et désirée, investie par l'enfant:

> *Puis les mots étant là, la technique implicitement contenue dans le comportement du rééducateur (sic) ayant déjà modifié la manière d'écrire de l'enfant dans le cours de leurs échanges, ce dernier — libre de parler et d'écrire — portera son désir de s'exprimer, dans l'évocation de sa pensée jusqu'à son terme et ce sera ce que l'on pourrait nommer la phase d'expression d'un moi suffisamment fort dont la pensée sera écoutée et qu'il pourra faire sienne* (1972, 13).

L'enfant se met à écrire.

> *C'est la phase terminale, en quelque sorte le chant de l'initié qui s'insère dans le concert de ses pairs* (1972, 90).

Après cette présentation des discours et pratiques que l'instance orthophonique tient à propos du langage écrit, force est de constater l'absence totale de tout questionnement concernant la réalité de cette pathologie de l'écrit, posée d'entrée de jeu comme existante et dont il semble néanmoins difficile de se faire une idée précise. Dans les ouvrages produits par les orthophonistes, il n'est question de rien d'autre que de l'affirmation de l'existence de cette pathologie du langage écrit et de sa rééducation.

ANALYSE CRITIQUE

Les exigences d'une approche scientifique

Pénétrer dans le champ de la science demande une certaine rigueur dans les discours et les approches choisies. On le sait, les discours scientifiques sont des discours cumulatifs. Il leur faut inclure tout ce qui a été dit sur un sujet, non pour y adhérer ou le rejeter, car il ne s'agit pas en sciences de croyances, mais pour le contrôler, s'y frotter et évoluer ainsi vers une vérité toujours à construire comme le dit Atlan, (1986). Or, trois choses frappent lorsque l'on se penche sur les écrits de la profession et que l'on examine ses pratiques rééducatives, c'est:

- —le nombre très peu élevé des parutions concernant les objets langagiers portant tout particulièrement sur l'écriture et qui soient signées par des orthophonistes[9], avec pour corollaire l'importance des rééditions d'un certain nombre d'ouvrages considérés comme ouvrages-clés, (rééditions ne faisant l'objet d'aucune réactualisation);
- —le caractère fort peu cumulatif des textes produits, et l'absence de rigueur terminologique qui les caractérisent;
- —le verrouillage de l'ensemble de la production dans le domaine des objets langagiers du moins, témoignant d'une absence totale de tout renouvellement théorique.

Je ne reviens pas sur le nombre peu élevé de publications ni sur l'imposant nombre de rééditions, si ce n'est pour dire que cette pauvreté choque par rapport à l'imposante production en sciences du langage au cours de la même période. Par contre, il me semble intéressant de montrer, par une rapide étude longitudinale, d'une part, le caractère non cumulatif des discours produits, et d'autre part, les effets que l'absence de tout souci terminologique produit sur ces discours. Pour ce faire, j'ai consulté deux revues ayant une diffusion assez large dans le milieu professionnel, la revue *Rééducation orthophonique* et la revue *Glossa.* En ce qui concerne la première, la plus ancienne des deux, j'ai choisi de me limiter aux numéros parus au cours des dix dernières années. J'ai par contre consulté tous les numéros de la revue *Glossa.*

Des textes non cumulatifs

Si l'on se penche sur les différents textes produits par un même auteur concernant le thème de l'écriture, ou sur l'ensemble des productions émanant des professionnels ou encore sur les écrits qui leur sont destinés, un même constat s'impose: l'immobilisme théorique. Il s'agit dans tous les cas de la réitération pure et simple des positions théoriques élaborées dans les années cinquante par S. Borel-Maisonny. On pourrait citer différents auteurs et différents articles attestant de l'absence totale de progression dans le discours de l'instance. Cependant, je me contenterai d'évoquer rapidement trois exemples: la position de S. Borel-Maisonny, celle de A. Girolami-Boulinier et le contenu d'un des rares articles récents que j'ai pu trouver et qui porte sur le thème de l'écriture.

Stabilité de vue chez S. Borel-Maisonny et A. Girolami-Boulinier

En 1982, S. Borel-Maisonny (pp. 334/337) tient exactement le même discours que celui qu'elle développe dans son ouvrage *Le langage oral et écrit* (1966) une vingtaine d'années auparavant. Elle réaffirme l'importance d'un travail du graphisme pour entrer dans l'écriture et définit l'écriture comme la

> *représentation mentale de la parole. Ecrire n'est pas qu'un geste moteur. C'est au premier chef un acte de représentation mentale.*

L'auteur insiste sur les différentes erreurs susceptibles de gêner l'installation du langage écrit et cite encore et toujours les mauvaises habitudes verbales qui seront responsables des fautes lors de l'apprentissage de l'orthographe. C'est bien toujours des mêmes évidences dont il est question depuis 1960:

> *Pouvoir écrire, ce n'est pas seulement apprendre des mots mais comprendre la structure de la phrase en même temps que sa signification, pen-*

> *ser à la nature, au genre, au nombre et à la fonction, bref faire rapidement un travail d'analyse que tout enfant parlant normalement fait spontanément et sans y prendre garde dans la parole mais qui ne suffit pas pour écrire sans faute* (1982, p. 337).

A. Girolami-Boulinier de son côté procède, en 1984, à la publication d'un livre intitulé *Les niveaux actuels dans la pratique du langage oral et écrit* dans lequel elle expose une étude détaillée des niveaux d'orthographe en milieu scolaire à l'aide d'*épreuves de langage écrit imposé et suggéré* empruntées à S. Borel-Maisonny et conçues aux alentours des années soixante. Ce livre paru dix ans après *Prévention de la dyslexie-dysorthographie* reprend exactement la même problématique dans une terminologie totalement inchangée. Il fait suite à la soutenance de thèse de l'auteur en 1983 à Paris III, en reprend les résultats qui confortent les hypothèses théoriques de S. Borel-Maisonny.

La tendance dans les revues est aussi au statu quo

Les articles des revues émanent fort peu d'orthophonistes. On retrouve bien sûr des articles signés S. Borel-Maisonny, A Girolami-Boulinier, mais la plus grosse partie des productions est le fait de médecins (Otorhinolaryngologistes et/ou neurologues) et de psychologues.

J'ai trouvé très peu d'articles récents consacrés au thème de l'écriture. Bien souvent ces articles sont des comptes rendus d'expérience ayant pour but de vérifier ou, beaucoup plus rarement, d'invalider une hypothèse émise à un certain moment par S. Borel-Maisonny. On trouve par exemple des articles sur la part de la gaucherie dans la dysorthographie, ou sur la part du retard de langage dans la dysorthographie. Le raisonnement est toujours identique: les auteurs partent du principe, émis par S. Borel-Maisonny, qu'il y a un lien de cause à effet entre un retard de parole et une dysorthographie et ils cherchent des preuves pour le confirmer. Tous les articles reprennent le discours tenu un demi-siècle plus tôt et réaffirment l'origine instrumentale des troubles du langage écrit.

Les progressions proposées tournent toujours autour de dictées de sons, de syllabes, de mots et les principes à retenir pour la rééducation sont les mêmes que ceux préconisés par S. Borel-Maisonny. Un des principes rééducatifs-clés est d'éviter, à tout prix, que l'enfant n'écrive des fautes et ne les visualise; il faut empêcher l'enfant de poursuivre l'écriture d'un mot lorsqu'elle pourrait être fautive, il faut prévenir l'erreur. C'est ce que permet maintenant l'outil informatique. L'utilisation du micro-ordinateur est décrite comme souple, attrayante, permettant d'apporter un plus dans la prise en charge et garantissant une progression en difficulté et une aide à la transcription des mots. (le nombre de lettres composant le mot à écrire est donné par l'ordinateur).

Un certain nombre d'articles, en effet, s'intéresse à l'utilisation de l'ordinateur pour rééduquer le langage écrit. Les auteurs nous expliquent comment il est possible d'écrire sous dictée des mots isolés qui ont été sélectionnés en fonction d'un certain nombre de critères orthographiques par l'ordinateur lui-même. L'informatique permet justement d'éviter une visualisation des erreurs puisque, lorsque la lettre choisie ne convient pas, il ne l'affiche pas à l'écran.

L'article rédigé par D. Moseley et tiré de la revue *Glossa* (1989, 15) reflète, lui aussi, cette même préoccupation orthographique. Il concerne l'édition d'un dictionnaire à code oral pour faciliter l'orthographe et la reconnaissance des mots. Il s'agit d'un nouveau dictionnaire pour écrire, utilisé à l'école en Angleterre, et dont J. Fijalkow qui a traduit cet article de l'anglais, verrait très bien l'application en France pour faciliter la tâche aux enfants dyslexiques. L'hypothèse de départ est que si l'apprenant peut trouver facilement les mots dont il a besoin, il acquerra rapidement et efficacement la lecture et l'orthographe. L'intérêt de ce dictionnaire est donc de faciliter la tâche aux enfants. En effet, beaucoup de méthodes reposent sur "*une règle qui simplifie artificiellement la tâche linguistique en se centrant sur les unités une à une et en les enseignant dans un ordre déterminé*". Cela rassure les enfants, gênés par les relations entre prononciation et orthographe. Mais comme "*ce peut être également un processus extrêmement long et ennuyeux dont la maîtrise et le contrôle dépendent largement de l'enseignant*", D. Moseley (1989, 15) a imaginé une autre méthode: le dictionnaire orthographique.

> *[Il est] construit de telle sorte que pour trouver un mot, il faut procéder à une analyse phonétique préalable et à l'identification des unités visuelles qui composent le mot. Il concentre l'attention sur le son des voyelles et la structure syllabique et est conçu comme une aide pour reconnaître les mots autant que pour les orthographier.*

Le dictionnaire permet à un enfant en difficulté à l'écrit de reprendre confiance, de se concentrer sur le sens plutôt que sur la précision technique, puisqu'il sait qu'il peut se référer au dictionnaire en cas de doute. Il y a ainsi équilibre entre expression libre des idées et souci de précision orthographique et technique. Le dictionnaire permet un gain de temps au niveau du brouillon. Si les enfants ont la possibilité de chercher leur orthographe tout en exprimant ce qu'ils ont à dire, il est ensuite plus facile pour les enseignants d'attirer leur attention sur d'autres aspects de l'écriture, comme la ponctuation par exemple. En effet, il a été vérifié que les enfants qui n'utilisent pas le dictionnaire pendant la rédaction de leur brouillon sont obligés de le faire après, ce qui ne leur laisse plus de temps pour s'occuper d'autres choses. Le dictionnaire, en outre, donne aux enfants l'occasion de lire à haute voix à un adulte, *"d'écouter le son de leur propre pensée et de faire correspondre leur écrit à leur parole"* (*sic*) il les pousse à "penser au mot oral et à noter les fois où le son et le symbole écrit ne correspondent pas aux attentes" (p. 16, les soulignements sont de moi). On retrouve bien ici tous les ancrages déjà signalés dans les autres textes. Cette citation regroupe toutes les idées reçues sur la question: en lisant à haute voix, on écoute le son de sa pensée, en écrivant on fait correspondre sa parole à son écriture, quand on écrit, il faut se relire pour voir s'il ne reste pas de fautes d'orthographe... Cet article, écrit en 1989 et commenté par J. Fijalkow, montre à quel point le thème de la secondarisation a la vie dure. On verra que J. Fijalkow figure parmi ceux qui ont tenté de se dégager de cette représentation de l'écrit. (voir partie 2, chapitre 3). C'est lui cependant qui, plusieurs années après, cautionne cet article.

Quelle que soit la date de parution des articles, savoir écrire est encore et toujours défini comme la capacité à transcrire, dans un graphisme lisible, les sons du langage oral, dans le respect des lois de l'orthographe et de la syntaxe.

L'absence de souci terminologique

Non seulement les textes de l'instance orthophonique restent désespérément elliptiques sur les contributions de la communauté scientifique à propos des objets langagiers, mais encore ils n'intègrent aucune définition des termes-clés de leurs discours, qui sont utilisés en fait purement et simplement comme autant de synonymes possibles. Il n'est jamais question, dans ces approches, d'une définition précise de ce qu'il convient de mettre sous les termes "langage écrit", "lecture", "écriture", écrit", "expression écrite", "expression libre", "dyslexie/dysorthographie". Pénétrer dans le champ des sciences, c'est se garder de tout flou terminologique et travailler à l'aide de concepts soigneusement définis. L'immobilisme dont il a été question plus haut ne peut s'expliquer que par une méconnaissance de ce principe fondamental qui impose à tout chercheur de préciser clairement l'objet de son discours.

J. Peytard (1984, 9) souligne l'importance de cette approche scientifique sans laquelle toute recherche semble définitivement compromise.

Il convient de s'arrêter sur la nécessité qui, en un temps donné de l'investigation scientifique, oblige à reformuler des termes déjà là, mais de plus en plus inadéquats à décrire les données d'un problème et à opérer sur elles.

Les orthophonistes, en négligeant de se conformer à cette exigence, en recherchant essentiellement de nouvelles méthodes thérapeutiques, s'interdisent l'accès à toute problématique et donc à tout renouvellement théorique.

Pour tous les auteurs, il est question, d'entrée de jeu, de la pathologie d'un langage écrit qu'il semble inutile de devoir préalablement définir, comme si lire et écrire allaient de soi. Personne ne se soucie de présenter au lecteur ce qu'il considère être une compétence "normale" en langage écrit, par rapport à laquelle il y aurait lieu de parler — ou non — de déviance. Les auteurs s'en remettent à des pseudo-définitions élaborées par d'autres chercheurs, tous entérinent le concept de dyslexie/dysorthographie sans s'interroger un seul instant sur les bases théoriques sur lesquelles il repose. C. Chassagny (1963, 17) explique même ouvertement qu'il n'est pas dans son intention de théoriser. J'ai relevé tout particulièrement cette citation.

Nous n'avons pas l'intention d'entrer dans une étude théorique des troubles de la lecture et de l'orthographe, c'est-à-dire de disserter sur les causes de la dyslexie et de la dysorthographie

et il renvoie ses lecteurs à des textes rédigés par S. Borel-Maisonny.

Cette phrase tirée du *Précis d'Orthophonie* (1975, 190) est, elle aussi, caractéristique de cette attitude au profil bas:

> *Ces différentes opinions sur le même travail vont contribuer à essayer d'élaborer une définition précise et si possible complète.*

Pour élaborer une définition précise de ce trouble qui décidément ne se laisse guère cerner, il suffit de tenir compte des différentes opinions émises par différents auteurs à son propos.

Les auteurs s'interrogent moins sur le bien-fondé du concept mou de dyslexie/dysorthographie que sur les différentes étiologies et descriptions dont il a pu faire l'objet au cours du siècle dernier et auxquelles ils se raccrochent. Le but d'une telle façon de procéder n'est certainement pas le souci scientifique de s'interroger sur l'existence réelle d'une telle pathologie et sur la manière de la définir, mais bien de "faire coller au mieux sa spécialité au problème, à poser sa petite pierre", car comme le dit encore J. Y. Guillaume (1980, 14).

> *Au départ, à l'origine est le problème, posé, immuable, réifié, de tous temps, de tous lieux, l'Evidence incontestée, la chose dont tout le monde parle, ce qui justifie la réalité du problème. La boucle ainsi bouclée, le problème entériné avant même d'être soulevé, toute réflexion épistémologique ainsi bannie et/ou bâclée, il ne reste plus qu'à interroger les Causalités et les Remèdes. Tout se passe comme si une maladie était soignée avant d'être nommée.*

Être médical, c'est être scientifique

Le lecteur averti aura reconnu dans toutes les tentatives de descriptions et de remédiations des dyslexies/dysorthographies une approche qui se veut résolument médicale, comme s'il suffisait, aux yeux des orthophonistes, que la description d'un dysfonctionnement soit faite en termes médicaux pour que, d'office, elle acquiert une existence et un statut de scientificité. La dyslexie-dysorthographie est, en effet, posée comme entité médicale, elle est décrite et analysée comme telle. On peut parler, dans certains cas, de véritable "tableau clinique"; c'est particulièrement évident dans le *Précis d'Orthophonie* (1975, 192), où l'on a l'impression d'avoir à faire à la description des stades d'une maladie évolutive où l'on passe sans autre formalité de l'orthographe à l'expression.

Une dyslexie non traitée se transforme en dysorthographie qui avec le temps s'aggravera en modifiant son aspect extérieur. Au départ les fautes ne sont que de "simples" confusions dans l'ordre de transcription des sons, puis petit à petit elles se transforment en fautes de grammaire avec destructurations plus ou moins "grossières", les choses peuvent s'aggraver encore lorsque l'on frise les inaptitudes globales en syntaxe, sémantique et structures de phrases (sic). [Du fait de la] difficulté à enchaîner les signifiants selon les règles syntaxiques complexes, l'enfant, l'adolescent va souffrir d'une pauvreté de l'expression libre. On voit donc apparaître le langage intérieur sous sa forme spontanée, c'est-à-dire un texte bref, écrit avec un vocabulaire restreint, un agencement de mots de propositions et de phrases incorrectes, un découpage anarchique, une ponctuation aberrante.

Ainsi décrite, l'entité dyslexie/dysorthographie semble inattaquable. Mais la diversité même des points de vue étiologique, loin de lui donner consistance souligne au contraire la difficulté que l'instance rencontre à faire exister cette pathologie qui finalement, toutes étiologies confondues, ne repose que sur le concept de faute et sur lui seul. En effet, devant l'impossibilité d'isoler un ou plusieurs facteurs responsables de cette étrange maladie, c'est la faute qui devient le point d'ancrage de tous les discours.

Ce sont les fautes énumérées et relevées au départ qui sont les seules garantes du concept et qui sont reprises une seconde fois pour en expliquer les causes: à des fautes phonétiques correspondent des troubles de discrimination des sons de la chaîne parlée, et ce sont ces difficultés de discrimination, ces ratés dans les activités mentales qui provoquent les fautes phonétiques. Les inversions et les oublis sont dus à des difficultés d'orientation spatio-temporelle, difficultés provoquées par une incompréhension de la correspondance graphème-phonème et par une impossibilité à comprendre qu'à la linéarité temporelle de la chaîne orale correspond la linéarité spatiale de la chaîne écrite. Si donc un individu a des difficultés d'orientation spatio-temporelle, il aura des difficultés de type dyslexie/dysorthographie et inversement, s'il a une dyslexie/dysorthographie, on pourra incriminer des troubles d'orientation spatio-temporelle, c'est-à-dire un dysfonctionnement des activités mentales à ce niveau. Comme le disent A. Millet, V. Lucci et J. Billiez (1990, 12), auteurs de l'ouvrage récemment paru *Orthographe, mon amour,* il semble bien que "définir, qualifier, construire l'objet dont on parle [soient] des gageures dès lors que le discours porte sur l'orthographe". En voulant rassembler le discours des orthophonistes sur le langage écrit, j'ai obtenu en fait un discours sur la faute comme s'il était plus facile de décrire les fautes que de définir la compétence scripturale. Ce sont elles, et elles seules, qui sont les garantes du concept de dyslexie/dysorthographie.

Car, en fait, le langage écrit qui est le grand absent dans tous ces discours qui ne proposent au lecteur aucune définition claire du lire et de l'écrire. La compétence lectorale et scripturale semble réduite à un simple mécanisme d'encodage/décodage. De quoi est-il en fait question en orthophonie?

L'exclusion du langage écrit dans les discours des orthophonistes

Une absence de réflexion sur l'objet du discours

Si le concept de dyslexie/dysorthographie repose ainsi sur celui de faute, c'est parce que la conception que les orthophonistes se font de l'acte scriptural le réduit à la simple transcription des sons. La compétence scripturale est réduite à l'acquisition du code écrit ou "système de traces institué", objet de l'apprentissage scolaire. Le discours des orthophonistes n'envisage que le niveau de la "scription"[10] au sens où J. Peytard définit ce terme. On est dans la pédagogie de la transcription, au mieux du "transcodage", où il s'agit de convertir dans un code différent un contenu d'information qui a déjà fait l'objet d'un encodage phonique. On peut ainsi mieux comprendre pourquoi des auteurs qui, au départ, souhaitaient se démarquer de la démarche adoptée par les techniciens, tenants de l'étiologie instrumentale, ne parviennent au bout du compte qu'à réitérer les mêmes raisonnements. L'ensemble des orthophonistes livrent, dans leur aveuglement théorique, le même combat à la "Faute".

A présupposés identiques, diagnostic et conclusion identiques

Deux exemples me semblent particulièrement caractéristiques des effets qu'entraîne inévitablement une absence de réflexion portant sur l'objet même du discours en l'occurrence ici, l'écriture. Il me semble en effet que si C. Chassagny et F. Estienne, chacun à leur façon, ont dérivé vers un mode de prise en charge de type psychothérapique, c'est moins à l'issue d'une réflexion théorique les amenant à mesurer l'importance de la dimension psychologique dans ce type de prise en charge, qu'à la suite du constat de leur impuissance rééducative et du malaise ressenti dans le cadre de la prise en charge traditionnelle, qui, il faut bien le dire, ne se différencie guère d'un banal et inefficace soutien scolaire. Pour tous les auteurs, écrire "c'est s'exprimer", et dans cette expression, *"l'orthographe a sa place [...] comme code facilitateur"* (F. Estienne, 1988, 8). C'est donc uniquement dans la manière de procéder au cours de la rééducation, et non dans les buts et/ou le contenu rééducatif proposés, que les choses vont différer. C. Chassagny opte pour la dimension thérapeutique, F. Estienne pour la négociation d'un contrat.

C. Chassagny et "les mots de tête"[11]

En ne se sentant pas concerné par l'urgence d'une réflexion sur la nature du trouble dont il traite ni par une réflexion sur ce que l'on peut entendre par"écriture", C. Chassagny évacue de son approche toute possibilité de remise en cause de ce trouble, conservant les mêmes *a priori* que ces prédécesseurs sur les objets langagiers, il se condamne à des redites et ne peut, pour inaugurer une autre voie, que faire basculer son approche dans le psychanalytique.

Chez C. Chassagny, écrire reste toujours implicitement défini comme la capacité à transcrire de la manière la plus correcte possible, c'est-à-dire sans faute, ce que l'on pense de façon à ce que ce contenu soit transmis totalement et sans la moindre distorsion à celui auquel il est destiné. Cette absence de réflexion sur l'objet même du discours va le conduire à s'installer, tout comme les tenants du courant techniciste, dans une problématique de la faute et donc dans une thérapeutique de la faute. Voilà pourquoi il est question, chez lui également, d'orthographe et de grammaire, garantes de la bonne forme et donc de la bonne circulation des idées.

L'importance accordée à la disparition des fautes d'orthographe apparaît dans le postulat de base sur lequel repose la Pédagogie Relationnelle du Langage. C. Chassagny (1972, 104) pense que, si le contenu proposé à l'écriture n'est pas un faire-semblant, la loi du langage écrit sera respecté: l'orthographe sera correcte car le mot écrit pourra toucher à une réalité: "*Le mot authentique peut d'ailleurs apparaître* sans faute matérielle de transcription".

Ce souci de correction est présent dans d'autres parties de son travail et ce n'est pas un hasard mais tout simplement le fruit de l'absence de théorisation concernant l'écriture voulue par l'auteur. Toutes les fautes que l'enfant commet pendant la réalisation d'une série doivent être corrigées, on l'a vu, par le système d'auto-correction. Dans l'ouvrage déjà cité, C. Chassagny (1972, 157) explique à propos de l'auto-correction qu'elle

> *représente le fondement du réajustement de l'erreur en garantissant le maintien de la relation. L'objectif: permettre à l'enfant qui vient de commettre une erreur, de rétablir la forme correcte; grâce à des intermédiaires proposés par le rééducateur, il assure lui-même la bonne transcription du mot ou de l'expression erroné. La simplicité de ce processus permet au rééducateur de se dispenser de l'appareillage pédagogique systématique. Cette introduction de la notion de rétablissement de la qualité matérielle des mots n'empêche pas le perfectionnement graduel des qualités d'organisation de la langue.*

Dès qu'une faute apparaît, le rééducateur doit rayer le mot sans faire le moindre commentaire, il doit matérialiser la rupture du rythme de la série par un trait oblique, il doit ensuite dicter des intermédiaires permettant à l'enfant de retrouver

> *l'orthographe du mot par analogie et ensuite seulement, une fois le mot établi dans sa bonne forme, retourner à la série* (p. 157).

Les outils rééducatifs (les séries) sont identiques dans leur principe de correction orthographique à ceux que pourraient proposer les tenants de l'étiologie instrumentale.

Certes, la série est le résultat de la recherche de l'enfant et du rééducateur. C. Chassagny (1972, 99) précise:

> *choisir les mots, c'est exprimer une intention destinée à l'autre. Les enchaînements sont donc dictés non par un souci exclusif d'orthographe mais par le désir de correspondance.*

Certes, elle est présentée comme une liste de mots qui se différencie de l'exercice systématique de manipulation de mots, parce qu'il y a justement, à la base de sa réalisation, une dimension relationnelle de dialogue entre le rééducateur et le rééduqué. Le premier mot choisi l'est en fonction de ce qu'il représente du désir de l'enfant et du rééducateur, les mots reflèteront ainsi le vécu des deux partenaires, ils seront vivants et la rencontre pourra avoir lieu.

> *La série neutre orthographique est sèche et morte. La série conventionnelle ennuie tout le monde. Vivre un dialogue, c'est participer sans contrôle excessif, sans marque, sans emprunt: c'est donner un sens à la parole, à la signification particulière que peut prendre tel ou tel mot pour chacun [...] Le souhait est que la séance transcrite ne soit pas un cimetière de mots, ce qui reviendrait à une dictée d'étude et non à la relation cherchée* (p. 99).

Certes, l'enfant et l'adolescent expriment des idées qui font partie de leurs préoccupations, le rééducateur ne doit pas répondre mais sauvegarder la demande.

> *Il est important que l'écriture soit l'expression de ce qui est retard dans l'écrit. Le dire est libre, le rééducateur doit supporter un contenu. Il préside à une distribution, à une alimentation en mots, il n'intervient pas au niveau du sens de la pensée. Mais l'autre sait qu'il comprend et c'est l'essentiel* (p. 104).

Il n'empêche que C. Chassagny conseille à ses lecteurs de ne pas perdre de vue l'objectif visé par la série.

> *[Il] convient de réfléchir sur la forme de la série d'association et ceci sans oublier l'objectif: passer du langage oral au langage écrit et il convient d'établir entre ce qui se dit et ce qui s'écrit un lien, sans décalage comme si la parole s'inscrivait automatiquement* (p. 100).

S'il s'agit bien, par l'écriture, de permettre aux individus de se réconcilier avec eux-mêmes dans une démarche de type psychanalytique, il s'agit aussi de les faire écrire sans faute. L'absence de précision terminologique sur le terme même d'écriture entraîne tout le discours dans une dérive normative. C. Chassagny parle à la fois d'écriture, expression de soi et d'écriture encodage d'un "avoir à dire", d'un "déjà pensé". Sa position, même si elle diffère des positions des technicistes par l'éclairage relationnel dans lequel elle s'inscrit, s'enlise, tout comme elles, dans des considérations normativo-prescriptives.

C. Chassagny (1972, 12) insiste pourtant sur l'importance d'une formation sérieuse. Le rééducateur doit être *une personne formée qui puisse à chaque moment de l'évolution de son expérience se remettre en cause ne pas conditionner sa manière d'être à l'exploitation d'une technique si bonne soit-elle.*

Il doit être formé à la communication, avoir une formation personnelle sur lui-même. A aucun moment cependant il n'est question de formation concernant les objets langagiers ni sur l'écriture en particulier. C'est, en quelque sorte, de la formation de soi que semble découler la connaissance de l'objet à transmettre. Il s'agit d'une transmission qui émanerait de l'échange bénéfique entre un rééducateur bien dans son ÊTRE et un rééduqué branché sur la même longueur d'ondes comme en témoigne cette citation.

Si nous sommes capables d'ÊTRE nous pourrons dominer notre technique et faire quelque chose qui soit de nous, investi et non pas un matériel, un objet d'étude à mettre sur la table entre l'enfant et nous. La technique fera partie de soi, de son langage, de la situation proposée et acceptée par les personnes présentes, chacun sachant bien alors qu'un jeu se produit dans l'échange et qu'un objectif est en cause (p. 12).

Que la dyslexie/dysorthographie puisse avoir pour origine des difficultés de type œdipien ne dispense en rien d'une réflexion sur ce qu'il faut entendre par compétences à l'écrit. En effet les blocages levés, le stade d'expression atteint — pour garder la terminologie "pééréliste" — il s'agira bien pour le rééducateur, de savoir quelles compétences il importe que l'enfant acquière pour maîtriser le lire et l'écrire. Or il est clair, chez C. Chassagny, comme chez l'ensemble des auteurs du courant orthophonique, que ces compétences se limitent à la maîtrise de l'encodage et du décodage dans une philosophie naïve de la transmission d'un message d'un individu non marqué socio-culturellement à un autre individu tout aussi peu ancré dans les échanges sociaux.

F. Estienne et le contrat

L'exemple de F. Estienne est encore plus caractéristique et je vais y revenir un instant. En effet, F. Estienne (1982, 441 et 429) est l'un des rares auteurs qui ait souligné les lacunes dans la réflexion de ses prédécesseurs particulièrement sur la lecture, son dysfonctionnement et sa prise en charge. Elle se positionne très clairement par rapport à la théorie des "pré-requis instrumentaux" que S. Borel-Maisonny et ses émules appellent "les opérations mentales" et dit ceci.

> *Les explications de la dyslexie foisonnent et s'appuyent souvent sur des arguments personnels et parfois passionnels, rarement sur une expérimentation scientifique rigoureuse. De plus, ces méthodes ne répondent ni aux conceptions actuelles de la lecture, ni à la réalité non démontrée que la dyslexie serait d'origine instrumentale et que, pour apprendre à lire, les pré-requis invoqués soient nécessaires, ni même que, si trouble instrumental il y a, travailler directement le symptôme par des exercices précis soit la meilleure voie.*

Pourtant à aucun moment, elle ne remettra en cause l'existence du concept de dyslexie/dysorthographie ni les méthodes classiques de rééducation focalisées sur le niveau orthographique. Certes, elle définit la dyslexie/dysorthographie comme le symptôme d'un mal-être, rebelle à toute description et traitement si elle n'est pas resituée dans le cadre de la personne totale[12], mais dans le même temps, et après avoir remis en cause l'approche d'auteurs comme S. Borel-Maisonny, elle adopte, par *commodité* dit-elle, la définition classique de la dyslexie/dysorthographie, la commente et l'illustre avec les exemples des fautes typiques déjà citées. Elle précise en outre, tout comme ceux dont elle a critiqué l'approche quelques lignes plus haut, que l'important pour la pose du diagnostic est moins le type de fautes que leur persistance.

> *Ce qui est surtout "typique" c'est le nombre d'erreurs, notamment la persistance des confusions phonétiques, bien au-delà de la première année d'apprentissage. C'est souvent cette persistance qui attire l'attention de l'instituteur ou des parents pour autant que ceux-ci soient informés de l'existence d'un tel trouble* (p. 399).

Lorsqu'elle dit *"nous pensons que la dénomination dyslexie-dysorthographie est beaucoup trop étroite et finalement ne veut rien dire"* (1977, 83), elle n'entreprend donc pas, comme on aurait pu le croire, une mise en question du concept. Au contraire son raisonnement part bien, lui aussi, de la croyance en l'existence de cette pathologie mystérieuse et il a pour but, non pas de s'interroger sur la validité d'un tel concept, mais bel et bien de lui donner une assise plus large dépassant le strict dysfonctionnement du langage écrit. F. Estienne pose "sa petite pierre" à l'édifice

dyslexie/dysorthographie, elle réduit la multitude des symptômes observés dans la clinique à un *dénominateur commun* qui les englobe tous, et propose la définition suivante.

> *La dyslexie, trouble de l'apprentissage du langage écrit doit être envisagée dans un contexte beaucoup plus vaste qui expliquerait la multitude des symptômes observés tantôt à l'état isolé ou tantôt considérés comme causes possibles. En un mot, les difficultés d'apprentissage de la lecture et de l'orthographe s'insèrent dans un ensemble de lacunes. Ces lacunes apparaissent dès qu'il s'agit de percevoir, d'analyser, de structurer un matériel précis. La dyslexie serait la cristallisation d'un manquement plus fondamental, préexistant à l'apprentissage du langage écrit* (p. 95).

Après avoir remis en cause assez violemment les hypothèses étiologiques instrumentales, incriminant un dysfonctionnement des opérations mentales, F. Estienne (1977, 97) en fait finalement le noyau dur du concept de dyslexie/dysorthographie et renoue avec l'approche d'une S. Borel-Maisonny.

> *Le dyslexique serait donc incapable d'organiser son expérience. La difficulté qu'il éprouverait à attribuer des valeurs stables aux différents éléments d'une collection sur un ensemble d'échelles catégorielles expliquerait le flou, l'incertitude dans lesquels il vit. Incertitude qui fait que rien n'est jamais acquis, tout est toujours à recommencer.*

Comment expliquer que F. Estienne, dans un tout autre contexte et tout autre environnement scientifique, développe les mêmes thèses et incrimine les mêmes causes à ces dyslexies/dysorthographies autrement qu'en évoquant l'hypothèse d'une totale méconnaissance théorique de l'objet même dont elle traité. Si son discours ressemble en tous points à celui de ceux dont elle critiquait l'approche, c'est bien parce qu'il repose sur la même conception réductrice de l'acte lecto-scriptural.

C'est bien parce que F. Estienne n'éprouve pas le besoin d'interroger les fondements sur lesquels reposent ses discours qu'elle ne peut sortir de l'approche classique de la dyslexie/dysorthographie. En reprenant ainsi, sans le moindre recul, les théories développées par les autres auteurs concernant les objets langagiers, elle ne peut que cautionner l'existence d'une pathologie de l'écrit reposant sur un dysfonctionnement global des capacités d'analyse d'un individu et s'inscrire à son tour dans une problématique de la faute. F. Estienne ne va donc pas remettre en cause ce qui est fait pour apprendre l'écriture mais les procédés actuellement utilisés.

Dans l'article déjà cité, F. Estienne (1988) expose l'intérêt de l'analyse transactionnelle dans le traitement des dyslexies/dysorthographies. Au lieu de réfléchir sur l'objet écriture, elle bascule, comme C. Chassagny, dans du relationnel. Une rééducation ne sera efficace, que si elle résulte de la négociation d'un contrat avec le consultant. C'est bien sur la relation qui va s'établir entre le rééducateur et le consultant qu'il va falloir agir pour que ce dernier puisse revivre d'une manière beaucoup plus agréable et positive le contact avec l'écrit.

Mais lorsque F. Estienne demande à l'adolescent ou à l'enfant, à la suite de ce qu'elle appelle "premier entretien" de signer un contrat, elle lui demande en fait d'accepter de faire de la grammaire et de l'orthographe. Par le biais de cette négociation[13] dont il y aurait fort à dire, F. Estienne amène le jeune à la conclusion sur laquelle elle voulait déboucher: pour pouvoir écrire correctement, il faut connaître ses règles d'orthographe et de grammaire. C'est là, à ses yeux, le seul moyen pour maîtriser l'écrit. L'auteur qualifie sa méthode d'"innovante" et souligne que contrairement aux démarches proposées par ses confrères, elle implique le demandeur dans la rééducation et tient compte de son scénario de vie. Ce faisant, F. Estienne oublie simplement qu'il ne suffit pas de faire en sorte qu'un individu prenne conscience de l'importance de son désir dans l'évolution d'une thérapie et de ses représentations par rapport à l'objet d'apprentissage, mais qu'il faut encore, lorsqu'il en est arrivé à cette prise de conscience, lui permettre de trouver les outils nécessaires pour faire évoluer cette situation. Or, les outils qu'elle propose sont ceux avec lesquels il se trouve en échec à l'école.

Par ailleurs, F. Estienne (1988, 326) nous rappelle que, d'après les tenants de l'Analyse Transactionnelle, c'est le regard que l'on porte sur un individu qui est déterminant dans la manière dont il va constituer son scénario de vie et sa carte mentale.

> *Scénario et carte mentale sont le fruit d'une interaction entre la personne avec ses potentialités et son entourage humain, physique, psychologique, socio-culturel. Cette interaction renforce le scénario et par là même le symptôme qui y prend son sens. [...] Un symptôme ou un problème peut être aggravé ou dépassé selon la façon qu'a la personne et son environnement de lui donner un sens.*

Or en agissant essentiellement sur un rapport-contrat établi avec le consultant, lequel a pour but de lui faire admettre l'indispensable passage par l'apprentissage des règles de grammaire et d'orthographe, F. Estienne se trouve en total porte-à-faux avec ses principes théoriques. En effet, cette démarche de pseudo-négociation ne peut, telle qu'elle est menée et parce qu'elle est sous-tendue par le diagnostic de dyslexie/dysorthographie, que renforcer l'installation du patient dans ses difficultés et la représentation négative de lui-même. Même si le thérapeute du langage se détourne de la faute, c'est encore et toujours elle qu'il écoute, c'est par rapport à elle qu'il réagit. Pour F. Estienne, le but d'une rééducation est d'amener les patients à accepter de faire de l'orthographe pour améliorer leurs performances à l'écrit, à ne plus faire de fautes. En faisant reposer toute la rééducation sur l'élimination "douce" des fautes, F. Estienne réinvestit, sans le moindre recul, tout le discours postulant l'existence d'une pathologie de l'écriture alors qu'il lui aurait fallu, au préalable, l'analyser avec précision.

De plus, lorsque F. Estienne fait le point sur le "scénario de vie" du patient, c'est-à-dire, entre autre, sur la façon dont il se représente le langage pour à la fois le déculpabiliser, le responsabiliser et lui permettre de décider par lui-même d'un nouveau positionnement par rapport à l'écrit, elle n'a à sa disposition que ses propres représentations sur la façon dont le langage écrit s'enseigne et s'acquiert et on a vu de quelle nature elles étaient. Si apprendre à lire et à écrire ne peut se définir qu'en termes de déchiffrage et d'orthographe, et si rééduquer le langage écrit, c'est refaire en cabinet privé ce qui a échoué ailleurs, on voit difficilement comment il sera possible d'amener un patient

> *à ne plus se considérer comme dyslexique en l'invitant à se percevoir et à percevoir la lecture sous un autre jour, c'est-à-dire non plus comme un apprentissage difficile, ennuyeux, arbitraire sur lequel il n'a pas prise mais comme une activité de communication, source d'expression de soi et source de plaisir, comme un système logique dont il peut s'approprier la clé et pour lequel il existe des stratégies d'assimilation* (1988, 336).

Comment, en effet, dans ces conditions, espérer modifier, de quelque manière que ce soit, le rapport du patient avec l'écrit? De quel élargissement va pouvoir faire l'objet la représentation que le patient se fait de l'écriture et du rapport qu'elle lui impose, si le thérapeute lui-même n'a jamais travaillé sur ses propres représentations? Être orthophoniste, c'est être, à un certain moment, dans l'environnement direct d'une personne qui se trouve en prise avec des difficultés à l'écrit et se pense dyslexique/dysorthographique. Il est donc effectivement de la plus haute importance de ne pas consolider l'installation de ce symptôme par une interaction qui le renforcerait. Or, c'est, me semble-t-il, ce qui se passe à chaque fois que l'orthophoniste confirme, *par une méconnaissance du fonctionnement des activités d'écriture,* le diagnostic de dyslexie/dysorthographie et propose, comme remédiation, une rééducation. Si, comme le préconise à juste titre F. Estienne, l'attitude du rééducateur, la conception et la philosophie qui l'animent, influencent l'évolution du rééduqué, *alors la conception, l'attitude du thérapeute par rapport aux objets langagiers et plus particulièrement à l'objet "Écriture" est fondamentale dans l'économie du geste pédagogique, car elle aussi aura une influence directe sur le rééduqué.* Les deux partenaires, rééducateur et rééduqué, ont un passé psychologique, mais ils ont aussi un passé socio-culturel, linguistique et le thérapeute se doit donc d'avoir fait le point *non seulement sur son état psychologique mais aussi sur les représentations qu'il se fait de l'écrit et des rapports qu'il entretient avec cet objet d'apprentissage qui, en l'occurrence, pose problème à ceux qui le consultent.*

Si cette représentation de l'écrit se limite aux termes non définis d'"expression", de "plaisir", d'"orthographe", il y a fort à parier que l'efficacité du thérapeute sera vite prise de court.

Ce n'est pas en voulant à tout prix amener un patient à trouver du plaisir dans une activité, qu'on lui permet de l'acquérir mais bel et bien en étant capable de lui faire découvrir ce qui en fait sa spécificité et en lui donnant les outils pour se l'approprier. Or, si écrire englobe la maîtrise de la sous-routine orthographe, cette compétence est loin de se résumer à cet aspect, aussi important soit-il.

On se souvient que F. Estienne pensait proposer une nouvelle voie pour l'orthophonie en se positionnant clairement, d'une part, loin des approches qu'elle baptise "hyperpédagogiques" représentées par S. Borel-Maisonny et ses émules et, d'autre part, loin des approches psychothérapeutiques pures d'un C. Chassagny de l'époque P.R.L; cependant n'ayant pas défini l'objet de son discours, elle ne peut remettre en cause le postulat de la pathologie de l'écrit tel qu'il existe et ne parvient pas à construire cette approche novatrice. F. Estienne retombe dans tous les lieux communs des approches hyperpédagogiques qu'elle fustige par ailleurs parce que son approche comme toutes celles qui l'ont précédée oblitère toute réflexion théorique sur les objets langagiers et, de ce fait, ne s'interroge ni sur son champ d'action ni sur l'objet de son action. Pourtant F. Estienne réclame une meilleure information et formation des logopèdes. Elle pense qu'il est important de penser et repenser l'approche de l'acte de lire (curieusement il n'est question que de cette compétence lectorale), la nature de la dyslexie et les méthodes les plus adéquates pour y remédier. Tout cela cependant restera lettre morte tant que l'objet "écriture" ne sera pas pris en compte dans sa dimension véritable dans le champ de réflexion de ces "chercheurs", c'est-à-dire autrement qu'en entérinant l'approche pathologique.

F. Estienne comme les autres orthophonistes reste prisonnière du schéma rééducatif et elle le restera aussi longtemps que l'écriture et, plus largement on le verra, les objets langagiers resteront exclus du champ de son discours.

CONCLUSION

On peut dire au terme de cette présentation que les orthophonistes, quelle que soit la tendance à laquelle ils appartiennent ne se sont pas *interrogés sur l'objet de leur discours* et ont entériné la conception de la langue écrite présentée par S. Borel-Maisonny il y a plus de cinquante ans. Cette absence de questionnement conduit les uns et les autres à rechercher des explications aux dysfonctionnements du langage écrit en dehors de la problématique de l'écrit elle-même et à cautionner le concept de dyslexie/dysorthographie. C'est ce qui explique que, malgré l'existence de deux tendances, les démarches rééducatives proposées par l'une comme par l'autre soient strictement identiques: elles éludent totalement et la spécificité de l'écriture et celle de l'apprenant.

C'est pourquoi, à ce point de ma réflexion, je m'interroge sur la valeur scientifique d'une telle approche se réfugiant dans le médical pour valider un concept, la dyslexie/dysorthographie qui ne repose finalement que sur la notion de faute. Il est normal que des professionnels de la pathologie du langage se consacrent essentiellement à des réflexions sur les aspects des dysfonctionnements langagiers. Mais peut-on considérer qu'il y a, dans ces écrits, une véritable réflexion sur cette pathologie à partir du moment où elle ne se trouve étayée par aucune réflexion préalable sur un fonctionnement considéré comme non pathologique? Or, c'est bien sur ce vide théorique concernant l'acte lexique et scriptural que tourne le discours de l'instance et je crois avoir montré, au terme de cette première analyse, que c'est ce vide théorique qui maintient le discours de l'instance dans ce surprenant statu quo, ce qui est très préoccupant et compromet très sérieusement l'avenir d'une profession qui aurait besoin, pour être crédible, de discours théoriques précis et bien charpentés.

Refuser ou ignorer l'importance d'une telle interrogation théorique, c'est, on l'a démontré, placer son discours hors du champ scientifique, tant il est vrai, comme le dit G. Bachelard (1938) que lorsque l'on évacue du champ d'une science un objet et qu'on est amené malgré tout à en parler, on en parle en le surchargeant par des ensembles de valeurs plus proches de la morale que de la science.

Mais ce serait aller un peu trop vite en besogne que de conclure à l'absence totale de toute théorie dans le discours de ces professionnels. Aucun discours ne peut s'inscrire hors d'un cadre théorique aussi fruste soit-il. Autrement dit, ce que je postule ici, c'est l'existence en toile de fond des discours des orthophonistes d'une référence théorique unique concernant les objets langagiers, laquelle ne fait la plupart du temps l'objet d'aucune explicitation encore moins d'un questionnement, et qui sous-tend, valide et autorise la position des orthophonistes par rapport à la pathologie du langage écrit. Cette référence théorique, c'est le logophonocentrisme et c'est de cet aspect dont il va être question maintenant.

NOTES

1. Dans la plupart des cas, ces fautes symptomatiques suivent une évolution. *Ces erreurs n'apparaissent fréquemment que chez le dyslexique encore jeune; elles disparaissent au cours de la lecture, puis se rencontrent en suite uniquement dans l'orthographe* (p. 190).

2. L'instance orthophonique est traversée par deux grands courants, on le verra, un courant techniciste et un autre relationnel.

3. Pour plus de détails sur les tests et batteries et en particulier sur l'Alouette, on peut se reporter à ma thèse de troisième cycle, M. Frumholz. *Les tests de lecture* 1983, partie II et plus particulièrement aux pages 117 et suivantes.

4. Il est possible d'aborder cet aspect sans le réduire et/ou le confondre avec la terminologie grammaticale utilisée dans l'analyse logique.

5. Il existe même, d'après S. Borel-Maisonny, des formes silencieuses qui passent inaperçues jusqu'au moment de l'accès au langage écrit (*Langage oral et écrit,* 1973).

6. F. Estienne (1977), alors même qu'elle s'interroge sur la nature véritable du concept de dyslexie/dysorthographie qu'elle trouve beaucoup trop mal défini et qu'elle affirme que les multiples définitions qui existent de la dyslexie/dysorthographie se sont toutes enlisées dans du symptomatique, dans ce qui se voit mais qui n'est pas forcément caractéristique de cette pathologie, va, pour tenter de mieux cerner ce que les termes dyslexie/dysorthographie recouvrent chez les différents auteurs, élaborer une définition qui finalement, reprend massivement l'hypothèse de l'atteinte des fonctions de l'analyse développée par M. de Maistre.

7. C'est pourquoi une rééducation du langage écrit ne débutera jamais par la lecture ou l'écriture. Il y a beaucoup d'autres choses à faire avant. Voilà ce que dit, à ce sujet, l'enseignante de Nancy: "Une rééducation du langage écrit ne doit pas débuter par la lecture mais par la réinstallation de l'enfant dans sa latéralisation, dans le schéma corporel, dans l'espace et le temps".

8. Cette entrée par le langage oral est pour tous les auteurs incontournable, elle seule garantit l'accès à une orthographe, c'est-à-dire à l'usage correct de la langue écrite. M. de Maistre (1968, 284) propose comme point de départ à toute rééducation *une réflexion sur le langage.* "L'enfant doit prendre conscience de ce qu'il fait quand il parle. Ce n'est que lorsque l'enfant aura saisi que lorsqu'il parle, il introduit des différences de nature, de fonction, de genre, de nombre, de temps entre les mots qu'il dit, qu'il pourra comprendre que ces différences doivent s'exprimer dans la langue écrite et la manière dont elles s'expriment".

9. Les interlocuteurs privilégiés auxquels ils font appel sont les médecins et les psychologues à l'exclusion totale, sauf erreur de ma part, des chercheurs en sciences du langage.

10. Le lecteur se reportera pour une définition de ce terme à la seconde partie de ce travail, chap 3.

11. *La belle lispoire du Prince de Motordu.* Pef.

12. Dans le volume 26 de *Rééducation Orthophonique* de septembre 1988, elle s'exprime ainsi: *Sans perdre de vue les différentes théories explicatives de la dyslexie, mon fil conducteur est le suivant: Un trouble du langage, un symptôme, même d'origine organique, peut s'interpréter comme un comportement ou une attitude de la personne entretenus par une stratégie inadéquate et déterminés par sa représentation d'elle-même, du monde qui aboutit à la construction de son scénario de vie ou de sa carte mentale* (p. 326).

13. Je doute fort, par ailleurs, que ce simulacre d'échange que F. Estienne propose aux enfants leur permette véritablement de faire une quelconque prise de conscience de la façon dont ils fonctionnent à l'écrit dans la mesure où justement, l'entretien est dès le départ orienté vers ce sur quoi il doit déboucher, l'acceptation par l'enfant de faire un certain nombre de choses pour parvenir à ne plus faire de fautes d'orthographe.

CHAPITRE 3

L'ORTHOPHONIE, BASTION DU LOGO-PHONOCENTRISME

Les systèmes imbattables sont des dogmes,
pas de la science. (J. Gould)

UNE CONCEPTION TRADITIONNELLE DE LA LANGUE

On a vu que les textes des orthophonistes n'abordent jamais directement ce qu'il convient d'entendre sous le terme de langage écrit et de compétence scripturale et qu'en voulant rassembler les discours de l'instance sur ce sujet, je n'ai obtenu qu'un discours sur la faute comme s'il était plus facile de décrire des fautes que de définir les compétences scripturales. Or, précisément parce qu'ils éludent tout questionnement sur l'objet de leurs discours, les textes des orthophonistes peuvent se lire comme le négatif de la théorie qui les implique. C'est bien ce silence même qui est éloquent parce qu'il souligne le degré d'adhésion des auteurs à une théorie posée comme tellement puissante, qu'il est devenu inutile de la questionner et donc d'en parler. Puisqu'il ne peut y avoir de problème en dehors d'une certaine théorie, quelle est celle qui se profile derrière le concept de faute? C'est ce cadre théorique qu'il convient de mettre en évidence, si l'on veut y voir plus clair.

Les interprétations de la pathologie

L'orthographe, son rôle

J. Derrida dès 1963 entame un grand débat avec le logocentrisme de la tradition philosophique. Il montre que toute la pensée philosophique de Platon à Hegel est construite sur la reconnaissance plus ou moins explicite du primat de la phonè. Selon Aristote, la phonè émet des sons qui sont "les symboles des états d'âmes". Pour J. Derrida (1963, 22 et 23), la voix est dans cette conception "productrice du premier signifiant… au plus proche de soi comme l'effacement absolu du signifiant". C'est la voix qui permet la manifestation de la pensée de l'être comme signifié transcendental. Il y a ainsi "proximité absolue de la voix et de l'être, de la voix et du sens de l'être, de la voix et de l'idéalité du sens". A ce logocentrisme s'associe un phonocentrisme. Puisqu'il y a union de la voix à l'âme ou à "la pensée du sens signifié" tout signifiant sera dérivé. L'écriture dans cette perspective ne peut se concevoir que comme "supplément de parole".

C'est bien ce présupposé de l'unité *phonè, glossa, logos* que l'on retrouve dans le traitement que tous les orthophonistes font de l'écriture et plus particulièrement dans le statut qu'ils attribuent à l'orthographe et à la signification qu'ils donnent à son dérèglement.

Le logo-phonocentrisme parce qu'il fait du langage parlé, de la parole, le langage par excellence et du signifiant phonique le *"dedans où la pensée réside"* (Derrida, 1963) va permettre aux orthophonistes de faire de la dyslexie/dysorthographie plus qu'un simple trouble de la transcription, une véritable pathologie de la compréhension du langage, entravant la transmission du sens.

Si dans un chapitre intitulé "De la perception du langage et de la pensée à l'orthographe", S. Borel-Maisonny précise que le rôle qu'elle attribue à l'orthographe est celui de "maintien des colonnes du Temple du Langage" (voir *Langage oral et écrit,* p. 106), c'est bien parce qu'elle la perçoit comme le réceptacle du langage oral, véhicule du sens et qu'elle pense qu'une altération intervenant à ce niveau compromettrait le "transport" de la pensée, porterait atteinte à la langue elle-même. La position de M. de Maistre (1968, 83) est sur ce point identique à celle de son aînée: l'orthographe "contribue à la maîtrise de l'instrument par excellence de la raison humaine: le langage".

La dyslexie/dysorthographie, pathologie de la compréhension

Or, c'est justement l'orthographe qui est atteinte dans les dyslexies-dysorthographies, c'est justement "l'excellent véhicule de la langue" qui ne peut plus remplir ses fonctions.

Les difficultés des dysorthographiques sont telles qu'ils ne parviennent pas à "isoler dans la chaîne sonore continue du langage parlé le groupe de sons qui correspondent à un concept" (p. 83), or comme le dit F. de Saussure,(1916) que cite M. de Maistre, "une délimitation correcte exige que les divisions établies dans la chaîne acoustique correspondent à celles de la chaîne des concepts" (p. 83), c'est sans doute cela qui fait dire à S. Borel-Maisonny (1966, 104 et 105) que les dyslexiques/dysorthographiques commettent des contre-sens, voire des non-sens.

> *C'est, à vrai dire, dans le domaine de la compréhension du langage que nous semble résider en fin de compte les causes les plus profondes et les plus essentielles de l'incapacité à orthographier. […]. Il y a, en effet, dans nos langues complexes, [sic][1] un côté perception physique, en quelque sorte, de ce qui est son et bruit: le phonétisme de la langue. Ce phonétisme peut être identifié correctement même dans des ensembles compliqués et, par conséquent, peut être transcrit fidèlement par des caractères appropriés, sans que le substratum conceptuel soit saisi dans sa plénitude et soit "entendu" au sens complet du terme, c'est-à-dire compris. C'est pourquoi, aux prises avec la nécessité de faire orthographier des enfants moins jeunes, plus évolués et par ailleurs normaux, [sic] nous avons dû pousser plus avant l'examen des causes de tant de contresens et de non-sens, jusqu'à nous trouver quasiment toujours en face du même fait que j'exprimerai sommairement en ces mots: ces enfants ne comprennent pas le français. Aussi ai-je pensé qu'il s'agissait avant tout d'un problème de perception du langage et de la pensée.*

En ne reproduisant pas correctement les signifiants phoniques, en faisant des “fautes” d’orthographe, le dyslexique/dysorthographique compromet l’accès au sens.

Puisque la langue écrite ne peut signifier que par l’intermédiaire d’un signifiant graphique reproduisant fidèlement le signifiant phonique, clé du sens, l’orthographe dans la mesure où elle encode les sons (*phonè*) encode le sens (*logos*, parole plus pensée) par redoublement du signifiant. Toute transcription incorrecte des signifiants phoniques rendra donc l’oralisation de la trace écrite, l’écriture (trace de cette parole-pensée), impossible et du même coup condamnera l’accès au sens.

On conçoit mieux maintenant la gravité d’une atteinte de l’orthographe. A travers elle, c’est “l’excellent véhicule de la langue” qui est touché et c’est le sens qui ne peut plus être rendu. On comprend pourquoi les orthophonistes parlent à propos des dyslexies/dysorthographies, de troubles de la compréhension dus pour l’ensemble de ces spécialistes à “un problème de perception du langage et de la pensée”. Être dyslexique/dysorthographique, c’est, en orthographiant mal la langue, trahir sa pensée et être incapable de la rendre intelligible à son lecteur qui, de ce fait, ne recevra pas par le canal de la langue écrite, la totalité du contenu exprimé par l’auteur. Ce qui est en jeu ici, c’est moins à proprement parler cette incapacité à transcrire des sons en lettres que ce qu’elle signifie pour les auteurs, un véritable dysfonctionnement de la “pensée-langage” perturbant voire interdisant toute transmission du sens.

La dyslexie/dysorthographie n’est en fait qu’une des formes particulières que peut revêtir l’atteinte de ce que l’on pourrait appeler le substrat du langage écrit, la langue orale, conçue comme l’union de la parole et de la pensée, plus particulièrement comprise dans la dimension articulée du son et du sens et dont la dyslexie/dysorthographie révèle la rupture[2].

Les lacunes mentales ou les dangers du réductionnisme théorique

Si le dyslexique/dysorthographique a des difficultés en orthographe et donc ne sait pas écrire, c’est parce qu’il souffre de lacunes mentales. M. de Maistre (1968, 91) formule clairement la nature de ces troubles de la pensée-langage: Il s’agit des “difficultés de compréhension des distinctions logiques qui correspondent aux distinctions grammaticales et difficultés à retrouver dans le discours les rapports logiques qui déterminent les rapports grammaticaux" Cette incapacité doit être attribuée selon l'auteur à des "incompréhensions du langage qui s'opposent aux premières intuitions grammaticales. Il s'agit ici d'une sorte de classification ou plutôt de catégorisation qui ne s'effectue pas chez l'enfant" (p. 83). En effet, pour M. de Maistre (1968, 91), écrire correctement une langue implique de

> *pouvoir non seulement écrire correctement les graphies des mots, mais [de] leur faire subir certaines modifications imposées par la grammaire. Ces modifications reposent, d'une part, sur des distinctions logiques: distinction de la nature des mots, du genre, du nombre, du temps et du mode du verbe, et d'autre part, sur les rapports logiques entre les termes du discours: accord du nom et de l'adjectif, accord du verbe et du sujet.*

Ce qui est postulé ici sous l'expression "pensée-langage", c'est l'existence d'une organisation identique de la pensée et du langage, d'une "grammaire" suivant exactement l'organisation de la pensée et d'un lexique reflétant, comme un miroir, le réel.

On se souvient que les auteurs de la *Grammaire générale et Raisonnée* avaient, comme l'explique S. Karabétian (1988, 12), à côté du souci de construire la notion d'un "bon usage" français, d'une norme, celui "de rendre compte des rapports du langage et de la pensée au travers d'une armature logique[3]" Cet objectif est présent également chez E. Condillac. Or, lorsque les orthophonistes affirment que les troubles du langage ne peuvent résulter que d'une atteinte de "la pensée-langage", que de "lacunes mentales", ils vont au-delà de l'hypothèse universaliste que l'on peut trouver chez tous ces auteurs. Ils réduisent les apports des différentes théories qui se sont succédées à une équation simpliste des rapports langage-pensée sur laquelle ils assoient le concept de pathologie du langage et les perspectives rééducatives. Pourtant, l'hypothèse universaliste n'a jamais signifié que l'on puisse déduire de différences de surface constatées entre les langues une supériorité ou une infériorité de telle ou telle langue et par conséquent de tel ou tel locuteur. De même postuler l'autonomie de la langue, l'existence d'un découpage conceptuel différent d'une langue à une autre, affirmer comme le fait E. Benveniste (1966, 82) que "la langue est un instrument à agencer le monde et la société, [qu'] elle s'applique à un monde considéré comme 'réel' et reflète un monde 'réel'", ajouter que "[...] chaque langue est spécifique et confirme le monde à sa manière propre" ne signifie pas que telle langue va prédisposer tel locuteur natif à certains schémas de pensée[4] ni que telle langue est plus ou moins performante et/ou respectable, qu'elle traduit mieux que telle autre telle ou telle pensée.

Or c'est bien ce type de réductionnisme qui est à l'œuvre chez les orthophonistes et qui les pousse à supputer l'existence d'un dysfonctionnement de la pensée-langage expliquant les "fautes" relevées dans les paroles et/ou les écrits de leurs patients ou inversement à induire d'erreurs de surface un dysfonctionnement des catégories mentales elles-mêmes, à poser ainsi le diagnostic de pathologie du langage et à croire en l'efficacité d'un traitement reposant essentiellement sur un enseignement grammatical.

C'est bien sur ces raccourcis de pensée que les orthophonistes vont élaborer leur programme de rééducation. Puisque les catégories grammaticales ne sont que le reflet des catégories logiques qui les gouvernent et que la langue ne sert qu'à exprimer à l'aide de mots transparents la pensée, il suffira pour rééduquer un mal-parlant/mal-écrivant de lui permettre de penser de façon plus logique. Ainsi s'explique l'importance accordée par les orthophonistes aux différents exercices de classification que ces exercices portent sur le matériel verbal ou sur le matériel non-verbal.

Les principes rééducatifs

Travail sur un matériel non verbal

Les orthophonistes proposent dans un premier temps de travailler les catégories logiques sur un matériel non-verbal. Les exercices portent sur la classification des objets selon différents critères: forme, couleur, taille, etc. Une fois que le consultant parvient à effectuer correctement ces classifications, il convient de passer à un travail sur le matériel verbal.

Travail sur la langue au niveau lexical

Pour favoriser l'établissement de catégories lexicales conformes à la logique universelle et rétablir un bon fonctionnement de la pensée-langage reflet du réel, M. de Maistre (1968, 195) propose au consultant des exercices portant sur le vocabulaire, elle lui fait classer des mots par "catégories, par exemple du plus général au plus particulier, du plus simple au plus compliqué, du plus concret au plus abstrait, du plus court au plus long, de l'animé au non-animé, de l'humain au non-humain etc.". Elle se propose également de "faire acquérir les concepts négatifs en faisant constater à l'enfant des manques, "elle a", "elle n'a pas", "elle a conservé", "elle a perdu" etc.". D. Fily (1988, 35 et 36) obéit à la même logique lorsqu'il présente et explique l'importance des matériels conçus par T. Aubertin, elle aussi orthophoniste. Ces matériels ont pour but de générer pensée et langage. "Ce matériel est un des plus importants *pour l'organisation du langage mental.* Il donne au *verbe toute la primauté qu'il a dans la pensée et permet de la jouer, voire même y oblige"*.

On a bien à faire ici à une conception instrumentale de la langue dont la maîtrise se résume à celle du vocabulaire et de la grammaire. F. Récanati (1979) a nommé cette conception "représentationnalisme". La langue, comme le dit B. Combettes (1982, 3), est perçue "comme un calque de la réalité logique ou psychologique".

La langue est réduite à la possession d'un lexique, conçu comme autant de petits trésors renfermant des idées. Posséder une langue "riche", c'est posséder beaucoup de ces petits trésors et pouvoir exprimer sa pensée avec finesse. Par contre, ne posséder qu'un vocabulaire "pauvre" limitera gravement l'expression des individus et donc la traduction de leur pensée[5].

Les orthophonistes confondent la structure lexicale et la structure de la réalité. Voici un autre exemple de cette confusion, tiré de l'ouvrage de F. Estienne, (1977, 77 et 78).

> *Souvent le vocabulaire des enfants mal-lisants et mal-écrivants est pauvre (on se souviendra de l'importance d'un langage oral riche dans l'apprentissage de la lecture). Non seulement ce vocabulaire est restreint mais il est imprécis tant au niveau de la compréhension que de l'expression. Ce type d'enfants a tendance à confondre des termes approximatifs d'un point de vue phonétique, sémantique ou syntaxique (poutre-poudre, avant-après, flacon-flocon, dans huit jours-il y a huit jours, il a fallu écraser mon doigt pour il a failli écraser mon doigt). L'ensemble du langage reste approximatif, ce qui amène des confusions de sens. L'enfant qui néglige certains*

termes ne comprendra pas un énoncé ou il le comprendra de travers: "Pierre a autant de billes que Jean mais il en a moins que Paul" va évidemment faire problème pour l'enfant qui confond plus ou moins, qui ignore la signification de autant.

Pour les orthophonistes, une langue n'est qu'une nomenclature, un répertoire, un inventaire, un sac de mots et son apprentissage se limite à l'acquisition d'un lexique et à celle des règles d'accord.

Travail sur la langue au niveau grammatical

Pour favoriser l'établissement des catégories grammaticales et rétablir le fonctionnement logique de la pensée, on va entraîner le consultant au maniement de la grammaire, plus précisément de la grammaire scolaire, c'est-à-dire comme l'explique S. Karabétian (1988, 13) "un dispositif comprenant l'analyse grammaticale d'une part et l'analyse logique d'autre part". Elle se caractérise par l'importance de son appareil terminologique qui "va rendre possible l'analyse de tout mot ou groupe de mots et à partir des années 20 la mise en forme théorique de l'orthographe grammaticale". Comme le souligne toujours cet auteur "on peut donc dire 'Tchao Port Royal' et 'Bonjour Bled'!" (p. 20).

Tous les auteurs proposent des exercices d'analyse logique se rapportant à l'individualisation des mots dans le texte; ils veulent par là favoriser l'établissement des catégories grammaticales et les faire acquérir à l'enfant. "Cette acquisition se fera par un travail sur les catégories de personne, animal, chose pour le nom, donc bien sur l'idée de substance, le verbe sera travaillé comme représentant une action et répondant à la question 'qu'est-ce-qu'il fait?'" (p. 179). M. de Maistre (1968, 179) donne quelques exemples de phrases à faire travailler: "la lampe éclaire, le chat miaule, le bébé boit son biberon" et sur lesquelles l'enfant s'exercera et montrera ce qui est le "nom et représentant l'idée de substance" et ce qui est "le verbe et représentant l'idée d'une action". De même pour faire prendre conscience à l'enfant de ce qu'est "un adjectif, on lui fera découvrir les qualités". Par exemple on lui demandera de dire de quelle couleur est une boîte ou on lui fera chercher les qualités morales, "un chien, comment peut-il être? beau, gentil, méchant, vilain etc. L'adjectif sera ce qui répond à la question comment on est?"

Un travail sur cet aspect grammatical peut avoir lieu plus précocement, dès la maternelle en permettant aux enfants de vivre l'agencement de la phrase[6], comme le propose A. Girolami-Boulinier (1974, 74).

> *Dès la maternelle, les enfants seront entraînés à mimer la phrase, l'un jouera le rôle du sujet qui fait l'action, l'autre celui du verbe c'est-à-dire de ce qui est fait, un troisième jouera le rôle de l'objet, de celui qui complète l'acte et un quatrième tiendra le rôle de la circonstance. Dès la classe maternelle, il s'agit de vivre en quelque sorte l'agencement de la phrase française et de se familiariser avec les fonctions des groupes de mots et leurs relations.*

Pour elle, la maîtrise du langage oral repose sur une progression du mot, de son enrichissement à la phrase. Les mots enrichis seront employés convenablement dans une phrase à l'aide d'histoires simples, répétées, mettant en évidence le rythme de la phrase parlée, faisant alterner "rhèse" et silences, utilisant des mots connus, une grammaire illustrée. Cette première étape est censée permettre à l'enfant de bien s'installer dans le langage pour pouvoir profiter pleinement de l'étude de la phrase, de ses catégories et fonctions.

Pour A. Girolami-Boulinier comme pour ses collègues, savoir parler et écrire, c'est *respecter des règles logiques* dont il est clair maintenant qu'elles sont inhérentes, non pas au système linguistique, mais à celui de la pensée. Puisque les catégories grammaticales sont le doublet des catégories de la pensée et que les mots en sont les reflets, travailler la fonction de symbolisation, en proposant des exercices de classification et de catégorisation, c'est contribuer à l'installation des catégories grammaticales, choisir l'approche grammaticale, on le verra tout à l'heure, c'est aussi contribuer à l'installation des catégories de la pensée et, dans les deux cas, permettre l'acquisition de l'orthographe puisque sera résolu le problème de la perception du langage et de la pensée.

Dix-huit ans après la parution de *Prévention de la Dyslexie/ Dysorthographie,* A. Girolami-Boulinier (1984, 88) le compte-rendu de sa soutenance de thèse; on y retrouve exactement la position défendue auparavant.

> *Un individu, qui ne manie pas le langage oral avec aisance, a sans doute la possibilité de s'exprimer même sans mots et sans structures [...]. Mais il ne peut se familiariser avec la pratique du langage écrit aussi bien en*

compréhension (c'est la lecture) qu'en expression (c'est l'orthographe). Même s'il a été procédé à l'installation rigoureuse d'une perception-rétention exacte, eh! bien, l'accès à l'intelligence du texte ne se fera pas si les mécanismes obtenus ne servent pas de révélateurs à la double symbolisation (orale et écrite) d'un lexique et d'une syntaxe. Le lexique bien sûr, ce sont les mots nantis de toutes leurs charges sémantiques et la syntaxe c'est la mise en phrase de ces mots pour exprimer une pensée organisée.

Tout est là, les mécanismes de perception-rétention, la double symbolisation orale/écrite, le lexique conçu comme un sac à mots disponible, la syntaxe, construction progressive par juxtaposition de mots pour atteindre le stade de la phrase, ultime étape en orthophonie. Ce langage ainsi logiquement *"monté"*, selon une expression consacrée dans la profession, sert bien sûr d'enveloppe pour exprimer la pensée. A. Girolami-Boulinier pense d'ailleurs que, s'il y a évolution constante de l'utilisation de la langue de la maternelle à l'âge adulte, c'est qu'il y a enrichissement progressif de la "*pensée extériorisée*". Il y a une pensée intérieure et un langage intérieur qui représente cette pensée, c'est-à-dire qui est littéralement mis pour elle.

Si, pour les chercheurs en sciences du langage, la langue n'est pas un donné immédiat et la grammaire n'est pas un savoir achevé et ne peut être qu'un point de vue particulier adopté par un observateur sur la langue, — B. Combettes et J. P. Lagarde (1982, 31) montrent combien "les notions canoniques (le mot, le phonème, les parties du discours) ne sont que la résultante d'un regard sur la langue, d'un certain point de vue" — il en va tout autrement pour les orthophonistes qui la perçoivent comme un calque de la réalité logique ou psychologique. Les notions grammaticales préexistent à l'analyse linguistique elle-même, elles doublent les catégories de la pensée.

Les définitions proposées pour aider les enfants à reconnaître un nom ou un verbe, loin de permettre de dégager le statut linguistique de ces parties du discours s'enlisent dans une terminologie sémantico-philosophique. L'arsenal de compléments que les auteurs passent en revue est caractéristique de ce que Bloomfield a dénoncé comme mentalisme, c'est-à-dire l'attitude à définir les unités linguistiques et les règles de combinaison par leur signification, celle-ci étant définie empiriquement et de manière intuitive (O. Ducrot, T. Todorov, 1972, 72).

La grammaire, ainsi imbriquée dans le domaine de la pensée, devient donc un moyen curatif qui sera utilisé, on l'a vu, dans le but de redresser la pensée des mal-parlants, mal-écrivants. Concernant cet objectif, je souscris tout à fait à la réflexion de B. Combettes, (1982, 7) qui dit ne pas saisir comment une telle approche puisse avoir une quelconque valeur dans la formation de l'esprit logique: "on voit mal comment un corps de savoirs aussi hétérogène, aussi peu scientifique, que la grammaire traditionnelle, peut avoir une quelconque valeur dans ce domaine!".

L'art du bien parler

Mais par l'approche grammaticale, les orthophonistes ne visent pas seulement la formation de l'esprit logique, ils entendent également proposer aux mal-parlants/mal-écrivants une pédagogie destinée à enseigner la langue française. La grammaire est pour eux l'"art" du bien-parler, bien-écrire, elle représente un ensemble de moyens permettant un maniement correct de la langue, un ensemble de règles déterminant le bon usage. Comme le dit fort bien B. Combettes (1982, 3) "la grammaire a toujours été considérée comme l'un des piliers de l'enseignement du français". Mise en place à des fins orthographiques, au moment où il a été question d'alphabétiser les Français, elle s'est étendue à l'art d'écrire correctement.

C'est à cette grammaire, conçue comme art du bien-parler/bien-écrire, que l'on a affaire cette fois, à cette grammaire qui tente de fixer la langue commune par la réduction des pratiques linguistiques à un usage particulier, dont la valorisation exclut tous les autres. Cette réduction, comme le précise toujours B. Combettes (1982, 19)

> *ne repose pas sur des critères linguistiques mais sur des considérations idéologiques, des jugements de valeur. Alors que l'étude de la langue essayait de décrire l'usage ou les usages, l'étude de la bonne langue prescrit ce qu'est le bon usage, édicte des règles dont le non-respect sera stigmatisé (faute de grammaire). Une telle grammaire normative et ses préceptes peuvent très bien s'opposer à l'usage ou du moins à l'usage dominant.*

C'est en effet, dans les discours des orthophonistes, la norme de l'écrit scolaire qui est imposée, celle de l'écriture officielle. *Cette norme s'établit sur les textes retenus pour leur qualité stylistique et leur beauté, textes que l'instance scolaire reconnait comme littéraires et dignes d'être imités. La perfection de l'oral est dans l'écrit.* Les orthophonistes proposent donc en fait, pour l'apprentissage de la langue orale, des manipulations de structures linguistiques renvoyant à des façons de faire écrites et la langue orale, dont ils cherchent à faire maîtriser les structures n'est autre que cette langue écrite littéraire.

Que la langue nous constitue, nous tisse et nous travaille est donc un aspect totalement occulté dans l'approche orthophonique. Les orthophonistes font reposer leur approche rééducative sur cet enseignement grammatical croyant, en toute bonne foi, *qu'enseigner la grammaire, c'est enseigner La Langue, c'est-à-dire finalement par l'effet de la seconde réduction grammaire/bon usage, le bien parler et donc le bien écrire.* Assimiler ainsi, grammaire, langue et bon usage, évite effectivement aux orthophonistes de se poser trop de questions. Ils disposent ainsi d'une pléthore de tests et d'exercices d'entraînement pour leur rééducation. Ce faisant, ils réitèrent la démarche scolaire d'apprentissage des règles de grammaire et oublient un peu trop rapidement, comme le dit B. Combettes (1982, 7) que "la grammaire n'est qu'une des composantes qui entrent en jeu dans la bonne formation des énoncés" et que la maîtrise de la langue ne saurait se réduire à la connaissance métalinguistique d'un code détaché de tout ancrage psycho-sociologique.

Une évolution professionnelle inévitable

La position logo-phonocentriste et la centration sur la grammaire scolaire normative adoptées par les orthophonistes permettent donc de mieux comprendre comment le concept de dyslexie/dysorthographie et plus largement de pathologie du langage a pu être construit et comment la profession a pu évoluer de la prise en charge du langage oral vers celle du langage écrit.

Dans cette optique, il n'y a pas lieu de bâtir de problématique de l'écriture puisque tout est dans tout: parler et écrire c'est produire une langue, La Langue, "la Belle Langue Française", entité unique et homogène. Apprendre à parler et à écrire, c'est donc simplement s'approprier cette langue, dont la compétence découle de la maîtrise d'un lexique et d'une grammaire.

Pour apprendre à écrire aux enfants, les orthophonistes les placent devant le paradoxe qui consiste à les faire parler comme il faudra qu'ils écrivent, pour qu'ils puissent ensuite apprendre à écrire comme ils parleront. F. Marchand (1989, 76) résume fort bien cette conception qui nourrit le courant orthophonique: "La perfection de l'oral se trouvait donc dans l'écrit et, pour apprendre à écrire correctement, pour passer de "l'oral à l'écrit", il suffirait d'apprendre à parler correctement, à parler "comme un livre", pourrait-on dire".

Présenter une pathologie du langage, c'est tout simplement être incapable de respecter et/ou d'appliquer ces règles logiques dont il est clair maintenant qu'elles ne sont pas tant inhérentes au système linguistique qu'à celui d'une pensée conçue comme universelle. Quand S. Borel-Maisonny (1973, 99) conclut, concernant la dyslexie/dysorthographie à l'existence de "fautes de pensée" et qu'elle affirme clairement que tout dysfonctionnement du langage et inversement tout dysfonctionnement de la pensée se traduit par des séquelles linguistiques, elle entraîne la profession dans la dérive logo-phonocentriste.

> *Les fautes sont en fait des fautes de pensée, les méta ou paralogismes qui sous-tendent non seulement l'expression écrite [...] mais l'organisation de la pensée elle-même. [...] Ces fautes et les explications des élèves montrent la profondeur du désordre ou même l'inorganisation de la pensée-langage chez certains de nos sujets.*

Un *mauvais langage parlé ou écrit* signifie une imprécision de la pensée, que ce dysfonctionnement touche le langage sous sa forme orale ou sous sa forme écrite importe donc peu. La pathologie du langage écrit n'existe que comme conséquence d'une atteinte de la pensée-langage, elle ne se différencie en rien de la pathologie du langage oral qu'elle ne fait que refléter ou à la rigueur révéler comme en témoigne cette citation de S. Borel-Maisonny (1974, 99): "*Quelques-uns* [il s'agit des élèves] *ont eu des troubles de parole dans l'enfance; mais, chez les autres, le langage parlé n'avait jamais fait soupçonner l'imprécision de la pensée*". Mais ce sont bien "*les mêmes lacunes qui les avaient gênés pour parler [qui] les gênaient maintenant pour écrire [...] et c'est bien l'ignorance des formes correctes du parler et dans tous les cas celle des infrastructures du langage (relatives au temps, à l'espace, à l'individualité des mots surtout abstraits, en genre en nombre, etc)... [qui] venaient compliquer le travail"* (p. 93) lors du passage à l'écrit.

Le raisonnement qui a mené les orthophonistes du traitement des "vices de la parole" à celui du langage tout entier, oral *et* écrit, apparaît maintenant clairement. Loin d'avoir rompu avec la conception logo-phonocentriste et avec les positions normatives, les orthophonistes les revendiquent y voyant toute l'originalité et la pertinence de leur approche. Ce sont cette conception et ces positions qui leur permettent de faire exister et de classifier les différentes pathologies du langage qu'ils rencontrent.

Lorsqu'ils différencient le retard de langage simple, la dysphasie, l'audimutité, ils se servent du concept de "pensée-langage". C'est la plus ou moins grande atteinte de l'organisation de la pensée-langage qui sépare ces trois pathologies. Dans les trois cas, "la fonction linguistique elle-même [...] est atteinte dans son aspect réalisation mais aussi parfois dans son aspect compréhension. Le retard de langage va donc entraver l'élaboration de la pensée" (J. M. Kremer et E. Lederlé 1991, 35).

Le retard simple de langage se caractérise par des

> *constructions grammaticales défectueuses, des simplifications des structures syntaxiques (emplois inappropriés de pronoms personnels, verbes non conjugués, absence de monèmes fonctionnels, etc.), [...] voire par un véritable jargon, code individuel, que seule la mère est en mesure de comprendre. [...] La dysphasie désigne une perturbation profonde de l'organisation pensée-langaqe. [...]. Elle se caractérise par des troubles de la perception auditivo-verbale, en dehors de tout déficit auditif, des troubles de la compréhension verbale, en dehors de tout déficit auditif, des troubles de la réalisation du langage (vocabulaire limité, syntaxe pauvre) pouvant aller jusqu'à l'utilisation exclusive du mot-phrase.* (p. 36).

Quant à l'audimutité "parmi les troubles de la structuration et de l'organisation du langage, [...] elle en est la forme la plus sévère et la plus rebelle à toutes les thérapeutiques. Alors qu'aucun déficit intellectuel ou auditif n'est en cause, les enfants atteints d'audimutité n'acquièrent pas spontanément le langage" (p. 37).

Le retard de langage quel que soit son type, s'il n'est pas traité, si aucune "thérapeutique n'est mise en œuvre va perturber immanquablement les acquisitions scolaires *(lecture, écriture, orthographe, notions logico-mathématiques) et l'élaboration de la pensée-langage"* (p. 36).

Les orthophonistes construisent ainsi un cadre rééducatif cohérent et surtout monolithique. En effet, pour traiter un dysfonctionnement du langage quel qu'il soit, il suffira d'en traiter la cause. Dans la mesure où tout trouble de langage est attribuable à un dysfonctionnement de la "pensée-langage", c'est elle qui fera l'objet de tous les traitements proposés.

Les descriptions et/ou explications des orthophonistes à propos de la rééducation du langage écrit prennent tout leur sens. Si un enfant a des difficultés en orthographe, c'est bien parce qu'il n'a pas saisi les relations que les mots entretiennent dans la phrase et s'il n'a pas saisi ces relations alors qu'il connaît ses règles, c'est parce qu'il n'a pas compris les idées qui permettent de différencier entre elles les parties du discours. Il ne reconnaît pas le nom, parce qu'il n'a pas l'idée de substance que ce nom traduit, sa pensée dysfonctionne.

Les phrases sibyllines tirées de l'*Annuaire des Orthophonistes* et de *L'orthophonie en France* prennent maintenant tout leur sens.

> —Ensuite, la parole n'étant que le vecteur oral du langage, il fallut très vite remonter jusqu'aux troubles qui pouvaient affecter celui-ci, voire jusqu'aux troubles de la pensée-langage (p. 2).
>
> —Puis, avec quelques collaboratrices, elle [S. Borel-Maisonny] en vient vite à élargir son champ d'intervention à l'articulation et au bégaiement auprès d'enfants normaux. Petit à petit donc, parce que sa démarche était cohérente, elle en venait à s'occuper aussi de la parole, puis du langage et de la pensée-langage; c'est ainsi que l'orthophonie française a fini par embrasser la communication, le langage tout entier, qu'il soit oral ou écrit, et quelle que soit son origine, fonctionnelle, organique, traumatique, ou due à des handicaps divers (*sic*). (L'orthophonie en France, p. 7).

Cette cohérence dans la démarche de S. Borel-Maisonny ne peut être interprétée comme telle que si l'on présuppose à l'instar des auteurs[7] de ces lignes l'existence de liens étroits entre écriture/signifiant/phonè permettant de construire ce concept, logocentrique s'il en est, de "pensée-langage". Le lien est net entre un trouble de l'articulation d'un son (*phonè*) un retard de parole et/ou de langage oral ou écrit (*glossa*). Tous ces troubles sont dus à un dysfonctionnement de la "pensée-langage" (*logos*) et aggravent en retour ce dysfonctionnement.

Le concept de dyslexie/dysorthographie et plus largement le concept de pathologie du langage repose sur le rapport que les orthophonistes établissent entre ces trois termes. Quelle que soit la manière dont ces termes sont combinés, la parenté entre les différentes pathologies du langage est garantie. Un trouble du langage oral étant dû à une inorganisation de la pensée-langage (*logos*), il touchera également le langage écrit. S'il y a en dehors de tout trouble du langage oral, un trouble du langage écrit, ce trouble ne pourra que révéler l'existence d'un dysfonctionnement de la "pensée-langage" (*logos*) passé inaperçu dans l'examen du langage oral et que le langage écrit, transcription du langage oral, ne fera que révéler.

Bref dans tous les cas, un enfant ou un adolescent présentant un retard de langage ne pourra que devenir dyslexique/dysorthographique et un enfant ou un adolescent présentant une dyslexie/dysorthographie sera considéré comme étant ou ayant été porteur de troubles du langage oral.

Conclusion

Je crois avoir démontré que si les orthophonistes ont pu verser ainsi dans la prise en charge de pathologie ou pseudo-pathologie concernant le langage écrit, c'est bien que le cadre théorique même sur lequel repose leur démarche les y autorise.

Le concept de dyslexie/dysorthographie et l'analyse dont il a pu faire l'objet au cours de cette partie permet de comprendre sur quels *a priori* langagiers le courant orthophonique repose. En effet, la dyslexie/dysorthographie ne peut être définie comme un trouble de la compréhension que parce que l'analyse des orthophonistes repose sur la conception logo-phonocentriste, laquelle secondarise le langage écrit en liant *phonè* et sens. C'est bien ce discours qui a permis aux orthophonistes de s'occuper du traitement de la pathologie du langage écrit. C'est donc bien parce que les orthophonistes restent fidèles à cette tradition qu'ils peuvent prétendre en toute logique s'occuper du langage écrit. On comprend maintenant ce que signifierait pour cette instance le fait de s'interroger sur les fondements théoriques de son approche et on s'explique mieux peut-être la raison de cet étrange *statu quo*[8] dans les discours depuis plus de cinquante ans.

Soucieux de s'octroyer un nouveau champ d'intervention, les orthophonistes se sont employés à cautionner l'existence du concept de dyslexie/dysorthographie oubliant dans leur hâte de s'interroger sur l'objet même de leur discours, le langage écrit, et de définir l'acte scriptural. Tant qu'il en sera ainsi, il ne pourra pas ne pas y avoir de dyslexie/dysorthographie. Que les orthophonistes la considèrent comme consécutive à des troubles instrumentaux ou qu'ils lui attribuent une origine purement affective ne change strictement rien au problème, puisque, ce faisant, ils maintiennent intact le cadre du discours rééducatif et donc préservent l'existence de cette pathologie.

Le problème est de croire qu'il est possible, avec un tel *a priori*, de faire évoluer l'autre dans sa relation à l'écriture. S. Borel-Maisonny, M. de Maistre, A. Girolami-Boulinier, C. Chassagny, F. Estienne, etc., chacun à sa manière, en est convaincu. Or, ce ne sont ni l'approche instrumentale, ni la psychanalyse freudienne, ni l'analyse transactionnelle qui permettront aux orthophonistes de se mettre au clair sur les stratégies nécessaires à l'acquisition du langage écrit ni surtout de construire des outils facilitant son apprentissage mais bien une réflexion approfondie sur les objets langagiers eux-mêmes et les éventuels dysfonctionnements qui peuvent survenir au cours de leur apprentissage. Sans cette réflexion sur l'objet de leur discours, les orthophonistes resteront incapables de concevoir d'autres façons de problématiser les choses.

Il me reste maintenant à montrer les conséquences de cette vision traditionnelle de la langue sur la représentation que l'instance se fait du langage écrit lui-même mais aussi de l'apprentissage et de la communication.

UNE CONCEPTION TRADITIONNELLE DU LANGAGE ÉCRIT

Savoir écrire, savoir transcrire des sons

Le langage écrit, portage de l'oral

Tous les auteurs inscrivent leur approche dans cette conviction que la langue écrite ne peut être que portage de l'oral. Cette focalisation sur l'aspect transcription de sons signe la totale impossibilité pour les auteurs de concevoir d'autre rôle à l'écriture que celui de portage de l'oral. La compétence en langage écrit est ramenée à la compétence en écriture, c'est-à-dire à l'acquisition du mécanisme logique de correspondance phonèmes/graphèmes, capacité de faire fonctionner dans l'autre sens le mécanisme de déchiffrage[9].

Pour pouvoir acquérir correctement ce montage graphème/phonème, il faut donc apprendre aux enfants à bien percevoir et discriminer les sons. Cette position est, elle aussi, présentée par tous ceux, orthophonistes ou non[10], qui traitent de l'acquisition du langage écrit.

De la codicité à la problématique de la comparaison

Le passage à l'écrit se limite à l'acquisition du code écrit et n'est pas posé comme l'apprentissage d'une forme particulière du discours écrit. Tous les auteurs assimilent ainsi stratégies d'écriture et transcription du code, ils réduisent le langage écrit à la seule codicité. Toutes les remarques faites à propos du caractère insatisfaisant d'une langue écrite ne permettant pas une transcription terme à terme de la production sonore ne peuvent être comprises que si l'on remplace les différentes expressions utilisées par les auteurs: "langue écrite", "expression écrite", "écriture" par "système de traces institué". Cette réduction va les conduire à tenir sur la langue écrite une série de propos évaluatifs à la fois laudatifs et péjoratifs. Certains auteurs déplorent la complexité de la transcription, d'autres la louent, y voyant un signe de supériorité intellectuelle[11], les deux attitudes ne s'excluant pas l'une l'autre et étant au contraire le plus souvent associées.

Quels que soient cependant les jugements qui sont portés sur l'écriture, tout le monde s'accorde pour la trouver tout à fait limitée dans sa traduction de l'oral et l'attitude la plus fréquente consiste à comparer l'oral et l'écrit, non pas tant pour faire ressortir les spécificités respectives de ce que J. Peytard appelle *les deux ordres*, mais pour souligner les faiblesses de l'écrit ce qui est grandement facilité par la réduction à la codicité dont l'écriture fait l'objet. On retrouve chez M. de Maistre (1968) par exemple, le fantasme de l'écriture phonétique. J. Simon (1982) fait la liste des différences entre l'oral et l'écrit, et bien qu'il présente l'absence de l'interlocuteur comme la différence la plus évidente, semblant par là ne plus réduire la langue écrite au système de traces, il ne parvient pas à sortir de la problématique de la comparaison.

Même J. Fijalkow[12] (1982) qui pourtant insiste dans le chapitre de l'ouvrage *Les troubles du langage. Diagnostic et rééducation* qu'il consacre à l'aspect non pathologique de l'écrit sur le fait qu'on ne saurait concevoir la langue écrite comme seconde par rapport à la langue parlée, ne parvient pas, lui non plus, à centrer son discours sur l'ordre scriptural[13] et laisse ainsi insensiblement glisser son analyse jusqu'à émettre des jugements de valeur sur la langue. Ce qui était inhérent à la situation de communication devient propriété et/ou défaut de la langue elle-même.

Énumérer les différences entre les deux codes ne conduit qu'à des constatations évaluatives[14] et ne permet en rien d'élaborer une définition précise de ce qu'il faut entendre par écriture. Les réflexions des différents auteurs sont, en fait, le résultat de ce flou terminologique qui limite le langage écrit au système de traces institué.

Pour les orthophonistes, *l'écriture n'est qu'un système de notation, fixation de la parole*. Mais si le thème notation/fixation de la parole est de loin le plus récurrent dans tous les écrits consacrés à l'écriture, et pas seulement dans ceux émanant du courant orthophonique, il est rarement question à son propos d'une présentation claire de son fonctionnement et encore moins des conséquences didactiques qui prendraient en compte ses spécificités. Certes, on peut trouver dans les écrits des orthophonistes et également dans des manuels pédagogiques force tableaux exhibant règles et exceptions ou encore des propositions de progression, jamais cependant il n'est question d'analyse sérieuse des divergences entre le système de l'oral et le système de l'écrit. Jamais il n'est dit clairement ni comment fonctionne *notre système de traces* ni quelles sont les spécificités *du scriptural*. L'apport, pourtant ancien déjà, de J. Peytard sur ce point précis n'est présenté à aucun moment.

Être performant en écriture se définira comme être capable d'attribuer une lettre à un son. C'est ce niveau et lui seul qui occupe tout le discours des orthophonistes quelle que soit la terminologie utilisée par les auteurs. En effet, qu'il soit question de "langage écrit", d'"expression écrite", de "texte libre", ou d'"expression libre", les textes des auteurs traitent de *l'encodage*. Dans tous les cas, savoir écrire, c'est savoir graphier puis orthographier.

Un tel postulat ne peut qu'entraîner une focalisation sur le niveau que J. Peytard appelle la *scription*. On comprend pourquoi la définition de la dyslexie-dysorthographie ne peut reposer que sur l'énumération et la comptabilisation des fautes, ce sont elles qui signalent le dysfonctionnement du système de transcription. On comprend également pourquoi apprendre ou réapprendre à écrire, c'est apprendre à écouter les sons pour pouvoir les transcrire. La focalisation sur l'orthographe lors des séances de rééducation trouve ici son explication.

Cette conception d'un écrit "transcription" amène les orthophonistes à limiter l'acte d'écriture à deux temps: avoir des idées et savoir les transcrire.

Savoir écrire, avoir à dire et savoir le dire

Écrire ne se limite pas à la seule transcription des sons, écrire c'est aussi, logo-phonocentrisme oblige, savoir transcrire ses pensées de la manière la plus claire et la plus cohérente de façon à en faciliter la compréhension à ceux qui les reçoivent et à témoigner ainsi de la rigueur de l'esprit de celui qui les produit. Mais si écrire c'est transcrire ses pensées, il importe bien sûr d'avoir des pensées à transcrire.

Un avoir à dire

On ne peut s'exprimer et *a fortiori* écrire, que si l'on a un quelque chose à dire, tel est le point de vue prédominant dans l'ouvrage de A. Girolami-Boulinier (1974).

> —Savoir ou voir ce qu'on va dire ou écrire, avant de le dire ou de l'écrire, telle est la consigne de bon sens qu'il paraît indispensable de faire réaliser.
>
> —Il m'arrive souvent de faire, à titre de prérédaction, une application en classe du premier procédé énoncé ci-dessus. [il s'agit de faire traduire en mots ce qui vient à l'esprit]. Je donne un centre d'intérêt, c'est-à-dire pratiquement un sujet de rédaction possible, et chaque enfant à son tour propose le mot qui lui vient à l'esprit sur ce sujet, tandis qu'un élève le transcrit au tableau.

A. Girolami-Boulinier décrit comment la recherche des idées se passe. Au sujet du thème proposé, chaque élève doit dire les mots qui lui viennent à l'esprit en prenant bien soin de les définir. Elle propose des exercices visant à faire jaillir les idées très rapidement de façon à ce que l'enfant n'ait plus, ayant un "à dire", qu'à le transcrire. De cette façon il pourra tout à loisir s'attacher à une transcription orthographiquement et syntaxiquement correcte de sa pensée. A. Girolami-Boulinier (1974, 67) souligne l'importance d'un tel entraînement: "Peu à peu, même les paresseux sont entraînés, les difficultés se résorbent pour tous, le choix et l'évocation se font plus rapides, et aucun élève ne se sent plus "à vide" devant un sujet de rédaction, puisqu'il sait comment l'aborder".

Selon l'auteur et grâce au travail fait précédemment, les élèves abordent plus facilement les rédactions, car ils

> *sont entraînés aussi à faire surgir de leur conscience la succession d'images et d'idées qui se regroupe en eux sur un thème, dès que ce thème leur est proposé. Bientôt les idées affluent en eux avec une telle vitesse et une telle richesse qu'ils n'ont plus qu'à "mettre de l'ordre": à les organiser au lieu de les chercher.* (p. 171).

Ces mots sont ensuite collectivement classés par catégories correspondant chacune à une "même idée directrice et fournissant la substance d'un paragraphe futur" (p. 172). Les catégories se voient attribuer un numéro et un titre, elles sont ensuite ordonnées selon un plan qui variera en fonction de la conclusion vers laquelle l'élève veut tendre. "Ainsi s'établit un ordre de démonstration selon le coeur et l'esprit, et le fait même d'avoir à créer cet ordre oblige à le penser plus profondément" (*sic*) (p. 173).

Fait suite à la construction de ce plan, la rédaction de la conclusion "qui lui [à l'enfant] est alors devenue évidente" (p. 173). La rédaction des paragraphes sera, elle, facilitée par le travail sur les mots qui a précédé, permettant à l'élève d'enrichir ses phrases. Les paragraphes seront reliés entre eux par des "charnières habilement aménagées, c'est-à-dire les transitions entre les paragraphes" qui devront être suivies d'"une justification de l'ordre suivi" (p. 173). Le travail s'achèvera par la rédaction d'une introduction qui *"chapeaute" le tout et peut l'annoncer, puisqu'il a été réalisé"* (p. 173).

Le travail est terminé lorsqu'il y a eu relecture car "l'auteur peut avoir à vérifier encore le *sens* de certains mots et expressions; il doit apprécier la *rigueur* des tournures, l'*harmonie* des syllabes, la place choisie et l'ordre suivi, selon *l'accent d'expressivité* qui lui paraît souhaitable" (p. 174).

J. Simon (1985) évoque rapidement les problèmes que pose la mise en texte et il a une position proche de celle de A. Girolami-Boulinier. Il parle, lui, de "planification", c'est-à-dire de rechercher des idées pour les traduire dans des phrases bien construites et bien orthographiées. On ne peut s'empêcher de rapprocher ces positions d'une citation tirée, elle, du *Dictionnaire de Pédagogie* (1887, 99); les auteurs commentent ainsi le célèbre "Avant donc que d'écrire apprenez à penser" de Boileau: "On ne fera rien de bien qu'à condition d'avoir réfléchi avant de parler. Les mots manquent toujours moins que les idées".

Transcrire l'avoir à dire: "idéologie du Don" et "Texte-reflet"

Cette approche, très réductrice et très proche des discours tenus par des non-spécialistes, repose bien évidemment sur cette conception instrumentale du langage dont il a déjà été longuement question au chapitre 3. et contribue à entretenir la croyance largement partagée de l'écriture-reflet. Certes, les mots manquent moins que les idées, mais il importe malgré tout d'en posséder beaucoup si l'on veut prétendre pouvoir écrire correctement. En effet, les mots correctement agencés dans le respect de la syntaxe et du style vont véhiculer une pensée claire et précise.

Pour A. Girolami-Boulinier (1974, 63), il faut savoir utiliser à bon escient un vocabulaire

> *qu'il faut avoir riche puisque les substantifs sont la première extériorisation de la pensée - qu'il s'agira d'utiliser pour construire des phrases correctes du point de vue syntaxique et belles du point de vue stylistique. Les mots dont la "réserve" se constitue graduellement dans l'esprit de l'enfant et qu'il peut évoquer et émettre dès que nécessaire (c'est-à-dire le vocabulaire dont il dispose).*

Il est évident que les tenants du courant orthophonique en sont restés à une conception de l'écriture comme d'un "avoir à dire" à exprimer de la meilleure façon. J. F. Halté (1981, 23) résume très bien cette position.

> *Qu'est-ce-qu'écrire pour un élève de troisième formé traditionnellement? C'est d'abord graphier: au moyen d'un code rigoureux et plein de pièges, transcrire une substance d'expression en une autre, c'est ensuite utiliser cette technique pour fabriquer des textes: raconter des histoires, décrire quelque chose ou quelqu'un, quelquefois prouver ou démontrer. C'est faire bien: mieux qu'à l'oral, en bon français. C'est le faire selon certaines règles: introduire, développer, conclure. Cela apparaît difficile, il faut être "bon" en français, bien connaître la langue, avoir des idées, savoir des mots qu'on n'utilise pas tous les jours*[15].

Dans cette approche, l'écriture, pas plus que le langage, n'est un lieu de problème, c'est le producteur qui sera ou non doué pour effectuer la transcription.

En effet, A. Girolami-Boulinier (1974, 170) le précise, certains enfants sont doués et n'auront pas besoin de tous ces conseils, ils parviendront seuls à traduire dans une belle langue ce que leur pensée a su mettre en langage (intérieur!), pour les autres l'apport du pédagogue s'avèrera indispensable et elle conclut le paragraphe consacré à "l'enrichissement de la phrase, vérification dans les textes" par ces mots:

> Nos élèves saisissent ainsi les grandes lignes suivantes.
> 1. La structure de la phrase française obéit à un certain nombre de règles, et c'est le groupe verbe.
> 2. Ces possibilités d'enrichissement autour du nom sont multiples, et c'est le groupe nom.
>
> Mais il appartient à l'intelligence, à la sensibilité, au sentiment de l'esthétique, de savoir choisir ces possibilités d'enrichissement et de les mettre en valeur.
>
> Une phrase française peut avoir la valeur d'un tableau de maître ou n'être qu'une vulgaire copie de maigre intérêt.
>
> Nos élèves ne peuvent pas tous faire des tableaux de maître mais ils peuvent tous faire l'esquisse qui traduira et illustrera leur pensée sans la trahir (*sic*).

C. Abastado (1981, 14) montre combien une pratique comme la composition française, qui repose sur "une conception instrumentale du langage", contribue à entretenir la croyance largement partagée de l'écriture-reflet. Ce qui compte lorsqu'on écrit, c'est de bien décrire et pour bien décrire, il faut savoir observer. On verra au cours de l'analyse du corpus combien cette idée est ancrée dans la tête des futurs orthophonistes.

Ce n'est pas le texte qui produit un "quelque chose à dire ou à penser", c'est au contraire le quelque chose à dire, la pensée elle-même qui produit le texte. Comme le dit C. Abastado, ce sont les mots qui "[...] viennent s'accrocher aux idées, non l'inverse. Bien parler implique donc penser juste et l'art d'écrire est d'abord un art de bien conduire sa pensée, c'est-à-dire une logique"[16].

Abastado (1981, 14) poursuit et insiste sur les séquelles de ces années d'enseignement: "un siècle de pratique de la composition française a forcément marqué le système discursif français et les rapports des adultes à l'écrit: ses effets excèdent le cadre de l'école. Elle est la lumière noire des recherches d'écriture nouvelles; elle sert de matrice aux messages des média; elle conditionne des attitudes de lecture".

Les travaux de D. Bourgain et de M. Dabène sont autant de recherches qui corroborent, auprès de publics différents, l'existence de cette thèse. J'ai eu, moi aussi, à y revenir souvent au cours de l'analyse du corpus[17]. On peut se demander d'ailleurs, pourquoi la formation des orthophonistes échapperait à cette pression et à ce modèle si fortement ancré dans la société française.

UNE CONCEPTION TRADITIONNELLE DE LA COMMUNICATION ET DE L'APPRENTISSAGE

La vision traditionnelle de la langue adoptée par le courant orthophonique et qui réduit l'écriture à une simple "transcription" va se conjuguer, d'une part, à une conception de la communication fondée sur le schéma d'information traditionnel et, d'autre part à une conception behaviouriste de l'apprentissage visant l'acquisition d'une norme.

Une triple exclusion

L'exclusion des usages ordinaires

P. Bourdieu (1982, 27) a souligné les dangers qu'il y a à parler de "langue" sans autre précision comme le font les orthophonistes. Il dit à ce propos.

> *Parler de la langue sans autre précision, [...] c'est accepter tacitement la définition officielle de la langue officielle d'une unité politique: cette langue est celle qui, dans les limites territoriales de cette unité, s'impose à tous les ressortissants comme la seule légitime, et cela d'autant plus impérativement que la circonstance est plus officielle [...] Produite par les auteurs ayant autorité pour écrire, fixée et codifiée par les grammairiens et les professeurs, chargés aussi d'en inculquer la maîtrise, la langue est un code, au sens de chiffre permettant d'établir des équivalences entre des sons et des sens, mais aussi au sens de système de normes réglant les pratiques linguistiques. [...] Cette langue d'Etat devient la norme théorique à laquelle toutes les pratiques linguistiques sont objectivement mesurée.*

C'est, me semblet-il, de cela dont il s'agit en orthophonie. Il n'est pas question de pratiques de parole pas plus qu'il n'est question de pratiques d'écriture. Il n'est question que de Langue avec un "L" majuscule, objet clair, dont l'acquisition ne doit poser *a priori* aucun problème. Il y aura pathologie à chaque fois qu'un individu dérogera à ce que P. Bourdieu appelle la "loi linguistique".

> *Nul n'est censé ignorer la loi linguistique qui a son corps de juristes, les grammairiens et ses agents d'imposition et de contrôle, les maîtres de l'enseignement, investis du pouvoir de soumettre universellement à l'examen et à la sanction juridique du titre scolaire la performance linguistique des sujets parlants* (p. 27).

On peut rajouter à la liste des agents d'imposition cités par P. Bourdieu, les orthophonistes, dont le titre laisse supposer de quel pouvoir ils se sentent investis.

Rester dans une approche de ce type compromet toute vision de la langue comme véritable moyen de communication[18]. La langue est perçue comme l'intermédiaire entre deux pensées, celle de l'émetteur et celle du récepteur, la compréhension se définit comme un processus d'encodage/décodage, de pure transmission mécanique.

L'exclusion de la situation de communication

Or, les choses se passent différemment et l'activité langagière, qu'elle se réalise à l'oral ou à l'écrit, n'est pas uniforme. C'est la situation qui détermine dans quelle pratique langagière l'on se trouve et cette pratique n'est pas sans influence sur la forme du message lui-même. On ne trouve aucune trace de cette problématique dans les discours des orthophonistes qui excluent de leur approche le locuteur-scripteur, partenaire de la communication.

L'exclusion du sujet locuteur-scripteur

Les orthophonistes ne peuvent pas, dans le cadre théorique hérité de S. Borel-Maisonny, penser le concept de sujet de la communication, ils ne peuvent pas postuler, comme le fait M. Dabène (1987), "que toute utilisation du langage oral ou écrit, fait du sujet parlant ou écrivant, un sujet communiquant".

Rien de surprenant à cela, puisque la représentation instrumentale du langage place le sujet en dehors de la langue. On voit difficilement, dans ces conditions, quelle pourrait être son action sur celui-ci. En effet, si la langue est cet objet clair et non problématique défini précédemment, son acquisition ne doit poser aucun problème. Si la langue est ce puits dans lequel chacun peut s'abreuver librement, il suffit de bien la connaître pour être d'office performant. Dans ce modèle, les partenaires de la communication, perçus comme parfaitement interchangeables, ne peuvent qu'être des locuteurs idéaux possédant une compétence irréprochable dans la langue et parvenant ainsi à faire transiter dans la plus parfaite transcription, le contenu de leur pensée. Ces locuteurs "experts" se trouvent dotés d'un outil facile à maîtriser et qui leur permet de communiquer efficacement. Maîtres de la communication, ils parviennent à se faire comprendre.

Communiquer revient à savoir bien maîtriser les règles de la grammaire française, car c'est de ce savoir grammatical que découle tout simplement le savoir-faire communicationnel. Dans cette perspective où la communication est réduite à la transmission d'un message dans le sens restreint hérité des théories de la communication et dont a souffert le célèbre schéma de R. Jakobson (voir sur ce point dans la partie 2, le chapitre 2) les dysfonctionnements langagiers ne peuvent être attribués qu'à un dysfonctionnement du locuteur-scripteur lui-même.

Ce locuteur idéal, visé par les orthophonistes, leur permet en fait de radicaliser leur approche, de lui donner toute sa cohérence et de soutenir leur orientation argumentative. Le locuteur/scripteur idéal doit se conformer, sous peine d'être taxé de mal-parlant, mal-écrivant, au bon modèle de langue défini plus haut, modèle qui offre un "exposé-*check-list*" des règles "logiques" qui sous-tendent le fonctionnement du langage. Une telle optique est lourde de conséquences, d'une part, elle fait des apprenants des malades de la langue qu'il convient de soigner, d'autre part, elle les exclut du processus même de l'apprentissage en les dépossédant de l'objet de leur pratique, la langue. Pour B. Delforce et M. Hédoux (1990, 60) cette optique fait des partenaires tour à tour des objets ou des sujets de la langue, victimes soit de l'illusion de la transparence communicationnelle, soit de l'illusion de l'absolu incommunicabilité par le langage. Ils parlent à ce propos d'"aliénation".

> *Objets ou sujets de la langue, peu importe, les apprenants ne sauraient dès lors se percevoir comme acteurs du langage, dans la méconnaissance de l'être parlant "pris dans la langue": ils ignorent et les marques de la personne dans le langage, et... la langue comme institution sociale.*

Rééduquer, combler des lacunes

La conception que les orthophonistes se font de l'apprentissage est elle aussi déterminée par leur position logo-phonocentriste. On chercherait en vain, dans leurs textes des références théoriques précises renvoyant à leur conception de l'apprentissage, mais il est clair qu'ils en sont restés à un modèle de type transmissif dans lequel la langue est le véhicule des connaissances et l'apprenant, le vase qu'il s'agit de remplir. En effet, la prise en charge orthophonique repose totalement sur une représentation de l'apprentissage comme remédiation: il faut *combler les lacunes*, l'écart à la norme, se rapprocher du modèle. Toute la démarche orthophonique repose sur l'idée qu'il est possible de faire apprendre quelque chose à quelqu'un par empilement de nouveaux savoirs[19].

D. Bourgain (1988) utilise pour décrire cette conception de l'apprentissage la métaphore du bagage et montre ce que cette démarche doit aux théories associationnistes et au behaviorisme en particulier. Le fait de diagnostiquer un handicap linguistique ou une pathologie du langage, que cette pathologie soit ou non d'ordre instrumental, débouche inévitablement sur la mise en place d'un enseignement compensatoire[20] consistant à pourvoir les individus en difficulté du minimum linguistique standard nécessaire à de bonnes acquisitions. Il semble bien que l'orthophonie, dans son principe même, reproduise ce concept d'enseignement de compensation et considère justement l'apprenant, non pas comme le sujet actif de son apprentissage, mais comme un "système déficitaire".

Sous-jacente à cette démarche se trouve la conception que l'instance se fait des capacités du consultant. Non seulement considéré comme *tabula rasa* mais encore comme porteur de "mauvaises" connaissances, le consultant va devoir se soumettre à l'enseignement: apprendre par coeur pour effacer les mauvaises acquisitions, répéter pour mémoriser les vrais savoirs.

En orthophonie, il s'agit bien comme le dit D. Bourgain (1988, 164) "de mettre en place des comportements langagiers nouveaux censés s'enraciner sur d'autres plus anciens, moins nombreux, moins efficaces, etc. et de les développer". Les orthophonistes, en décrivant le déjà appris en terme de dysfonctionnements, pensent qu'il est possible, indispensable, de l'éradiquer pour pouvoir reconstruire des comportements conformes. Or, le "déjà appris" n'est pas d'une nature autre que celle de ce qui "reste à apprendre" mais ce qui se trouve modifié par ce que l'on est en train d'apprendre".

Le courant orthophonique ne pourra prétendre à une quelconque efficacité que s'il renonce à cette position rééducative niant l'apprenant et gommant toute possibilité d'apprentissage. Le courant orthophonique ne sera efficace que s'il parvient à se centrer sur l'apprenant.

On le sait maintenant, tout individu, jeune ou moins jeune, possède une dynamique personnelle qui le pousse à mener des expériences, à évaluer son action, à s'en souvenir et à profiter de la présence d'autrui et du modèle qu'il lui propose. Cette dimension interactive dont il sera plus longuement question dans le chapitre consacré aux théories de l'apprentissage, (voir partie 2, chapitre 1) n'est absolument pas envisagée par les orthophonistes pas plus que les différents problèmes que soulève le fait d'apprendre. A. N. Perret Clermont (1984, 123 et 124) en évoque certains qui, s'ils étaient pris en compte, permettraient d'envisager les échecs d'apprentissage en d'autres termes qu'en des termes de pathologie.

> *[...] pourquoi apprendre? Pourquoi l'élève rechercherait-il à saisir la connaissance que le maître lui présente? Quels sont les enjeux de la situation et ses risques pour l'apprenant? Quel est l'univers de référence de l'enseignant: à quelles connaissances, savoir-faire et pratiques, à quelles expériences personnelles, à quel héritage culturel, à quels projets se réfère-t-il? Et en quoi consiste l'univers de référence de l'élève et du milieu familial et social dont il partage la vie? Que se passe-t-il pour l'élève lorsqu'il revêt ou intériorise l'univers de référence du maître?*

Ces interrogations me semblent être du plus haut intérêt dans la perspective orthophonique et pourtant il n'en est à aucun moment fait mention. Elles me semblent même concerner l'orthophoniste au premier chef dans la mesure où *elles constituent d'une certaine manière la spécificité de ce que devrait être sa démarche.* C'est ce que je tenterai de montrer dans la seconde partie de ce travail au chapitre 2.

CONCLUSION

J'ai tenté de montrer au cours de ce troisième chapitre comment l'orthophonie avait pu aussi facilement élargir son champ d'intervention à l'acte scriptural. En choisissant de m'interroger sur le concept de dyslexie/dysorthographie et sur la manière dont les orthophonistes le définissent, j'ai découvert les conceptions langagières qui sous-tendent l'ensemble de leur démarche. Si les orthophonistes peuvent ainsi élargir leurs interventions "logiquement" comme ils le disent eux mêmes, à l'acquisition du lire et de l'écrire, c'est parce qu'ils construisent leur approche sur le logo-phonocentrisme qui secondarise le langage écrit et conçoit la langue comme le simple reflet du réel.

Or, toute théorie de l'écriture dépend d'une théorie de la parole. D. Bourgain (1988, 328) dans sa thèse souligne l'importance d'une réflexion sur la langue dans la définition que l'on pourra établir de ce qu'est écrire.

> *[...] l'approche de chaque écriture et partant, de l'Ecriture ne peut se faire indépendamment de la considération des discours écrits et oraux, scientifiques et ordinaires, qui touchent diversement aux productions réalisées dans l'ordre scriptural, c'est-à-dire en sachant que tout discours sur l'une ou l'autre de ces productions est parcouru par d'autres discours portant éventuellement sur d'autres écritures, qui que ce soit, spécialistes ou non, qui l'énonce et qu'il sache ou non à quelle logique dialogique il obéit en l'énonçant. Autrement dit, ce que je soutiens ici, c'est qu'il ne saurait y avoir de théorie de l'Ecriture non seulement sans une théorie de la Parole, mais aussi sans une théorie des écritures, ni une théorie des discours écrits et oraux, savants et ordinaires sur l'écriture. Bref, il dépend, entre autres, d'une analyse scientifique des "grammatologies" que se constitue la Grammatologie.*

Or, il n'y a pas en orthophonie de théorie de la parole. Savoir parler, c'est savoir manipuler une langue abstraite, entité parfaite émanant de partout et de nulle part. Les orthophonistes raisonnent ainsi avec des conceptions surannées du langage et de ses relations avec la pensée. De ces représentations découle, on l'a vu, une représentation elle aussi totalement obsolète, des échanges communicationnels et de l'apprentissage.

C'est, en fait, l'absence totale d'interrogation sur le langage qui interdit aux orthophonistes de penser l'écriture et plus largement de se penser dans leur spécificité professionnelle.

Il serait de toute première nécessité que les orthophonistes construisent, à partir des théories existantes dans les sciences du langage, un discours de spécialistes ciblant chaque pratique signifiante tant orale qu'écrite et englobant dans leur problématique les rapports subjectifs que le locuteur/scripteur entretient avec la langue. En effet, si la langue n'est plus cette entité qu'il faut à tout prix traiter sous un aspect strictement formel et indépendamment de tous les usages dont elle fait l'objet, il devient alors urgent de se bâtir une problématique de la langue en situation et notamment de la langue en orthophonie[21], de réfléchir longuement sur la notion de norme qui du même coup se trouve très sérieusement ébranlée et de réfléchir à la lumière de ces analyses au rôle que les orthophonistes peuvent jouer pour faciliter l'acquisition de cette langue, eux qui se trouvent en relation duelle, en interaction verbale avec des personnes qui se considèrent — à tort ou à raison, là n'est pas le problème — comme non conformes, d'un certain point de vue, à ce qu'il faudrait qu'ils soient.

C'est donc bien à la langue en tant qu'elle est convertie en discours qu'il faudra que les orthophonistes s'intéressent, "à la relation complexe entre les systèmes linguistiques et leur mise en œuvre dans la parole par les sujets parlants", comme le dit J. Boutet (1990, 54) dans le résumé qu'elle propose de sa thèse d'état.

Il faut, de toute urgence, que les orthophonistes méditent cette phrase de M. Dabène (1987, 18): "[...] toute utilisation du langage oral ou écrit, fait du sujet parlant ou écrivant, un sujet communiquant". En effet, comme le dit S. Moirand (1990, 15 et 16),

> *la compétence de communication relève [...] de facteurs cognitifs, psychologiques et socioculturels dépendant étroitement de la structure sociale dans laquelle vit l'individu et repose [...] donc, en simplifiant quelque peu, non seulement sur une compétence linguistique (la connaissance des règles grammaticales du système) mais aussi sur une compétence psycho-socio-culturelle (la connaissance des règles d'emploi et la capacité de les utiliser).*

NOTES

1. Je tiens tout particulièrement à redire ici avec M. Yaguello (1981, 39) qu'"il n'y a pas de différence de nature entre les langues. Il n'y a que des différences culturelles. Il n'y a pas de langues "simples" et de langues "complexes". Toutes sont également "simples" et "complexes". Il y a longtemps qu'on a fait [qu'on devrait avoir fait?] justice de la théorie des stades qui hiérarchisait les langues du stade primitif au stade développé en fonction du degré de "civilisation de leurs locuteurs".

2. Reste que l'orthographe française n'est pas tant phonétique que phonémique. Le lecteur pourra se reporter, pour plus de détails sur ce point, à ma thèse Tome 2, Chap. 3.

3. Les auteurs de Port-Royal veulent "définir un certain nombre de principes et de phénomènes valables pour toutes les langues comme résultant de règles logiques universelles" (p. 12). M. Foucault précise qu'il s'agit bien d'une réflexion sur le langage en général dans le but de manifester le rapport qu'il entretient avec *l'universalité.*

4. Par exemple, les anglophones seraient plus inductifs, les francophones plus déductifs parce que l'adjectif précède le nom en anglais alors qu'il le suit en français.

5. Comme le dit M. Yaguello (1981, 91 et 92) "[l]a langue sert de véhicule à la pensée, qui articule des concepts et non des labels appliqués à des choses. Nommer revient à catégoriser, à organiser le monde. Les mots ont un pouvoir conceptualisant: le mot crée le concept tout autant que le concept appelle le mot. [...] Mais nommer ne revient pas à mettre des étiquettes sur des objets, comme le pensent les Académiciens de Balnibarbi, dans les Voyages de Gulliver de Swift qui proposent de remplacer les mots (qui présentent l'inconvénient de varier d'une langue à l'autre) par des objets que l'on pourrait transporter sur son dos et dont on se servirait pour communiquer".

6. Plus loin dans son ouvrage, elle précise les raisons de cette approche. C'est une fois encore la croyance qu'il "suffit de prendre conscience de ce que l'on fait quand on parle pour ensuite arriver à écrire correctement" (1974, 78).

7. Mais en ont-ils seulement conscience? La formulation de la dernière partie de cette citation m'incite à en douter. Le lecteur appréciera les raccourcis successifs à coup de synonymies hâtives qui ont permis aux auteurs de faire rentrer dans le champ de l'orthophonie le concept de "communication" et surtout celui de "pathologie de la communication". Que signifie en effet cette phrase: *l'orthophonie française a fini par embrasser la communication, le langage tout entier, qu'il soit oral ou écrit, et quelle que soit son origine, fonctionnelle, organique, traumatique, ou due à des handicaps divers?* Comment la communication peut-elle être d'origine fonctionnelle, organique ou due à des handicaps divers? Sans doute les auteurs voulaient-ils parler de l'origine des dysfonctionnements des différentes pathologies qu'ils se plaisent à décrire. Cette phrase illustre à elle seule tout le flou de la pensée de cette instance.

8. En effet, l'évolution de la profession vers le traitement du langage écrit est très certainement attribuable à un manque de "scrupule" scientifique au service d'un opportunisme professionnel évident; ce point n'est pas à négliger. Je le développe dans le chap. 3. de la première partie de ma thèse.

9. Ce qui explique qu'aucun texte ne soit consacré uniquement à la problématique de l'écriture et qu'être dyslexique implique forcément que l'on deviendra un jour ou l'autre dysorthographique puisque c'est, en fait, le même mécanisme qui est atteint.

10. On citera parmi les non orthophonistes qui s'adressent à ces professionnels, les médecins dont il a été question dans le chapitre 1 de cet ouvrage et des psychologues comme J. Simon (1982), J. N. Lalande (1985).

11. L'écriture est, de par le haut degré d'abstraction qu'elle implique, soit le signe d'une supériorité intellectuelle de la civilisation qui l'a élaborée et à ce titre, objet de fierté soit la responsable d'une nouvelle pathologie –selon les auteurs du *Précis d'Orthophonie*, c'est le langage écrit, parce qu'il a atteint un niveau d'abstraction supérieur et qu'il a été diffusé à la masse, qui génère des pathologies frappant les sujets ayant des difficultés d'abstraction.

12. Il a, depuis quelque temps, une audience auprès des orthophonistes. J'ai trouvé notamment un numéro de la revue *Glossa* qui était en partie consacrée à ses articles. J. Fijalkow est un des rares auteurs que j'ai pu trouver dans le secteur de l'orthophonie, à reprendre à son compte un certain nombre d'idées plus actuelles, développées par les chercheurs en sciences du langage. Même si ces idées ne sont pas toujours les plus récentes, elles tranchent pour certaines très nettement par rapport aux discours habituels tenus par la profession ou proposés à elle.

13. Pour une définition de ce terme, le lecteur se reportera à la seconde partie de cet ouvrage, au chapitre 2.

14. On verra l'analyse que J. Peytard oppose à ce genre de raisonnements, et ce dès 1968, et comment il parvient à sortir de cette impasse en se focalisant justement sur ce qui fait la spécificité de ces deux ordres différents.

15. C'est effectivement ce genre de réponses que j'ai obtenues auprès des enfants qui viennent en consultation et également, ce qui me semble beaucoup plus préoccupant pour des futurs spécialistes, des étudiants des trois années de formation au diplôme d'orthophonie (voir à ce propos le chap. 4. de cette partie).

16. On retrouvera tout au long des entretiens menés avec les orthophonistes des trois années, cette doxa du "ce qui se conçoit bien s'énonce clairement et les mots pour le dire viennent aisément". Bien écrire se résume à la recherche d'idées et de plan. Les idées doivent être présentées avec clarté et logique. Écrire signe les capacités que l'on a ou non à bien penser. On a vu aussi que cette idée était reprise plusieurs fois par des auteurs comme S. Borel-Maisonny et ses émules et que très souvent les difficultés d'acquisition trahissent pour ces auteurs le défaut de penser, l'incapacité à bien raisonner. En orthophonie on redresserait non pas le langage mais ce qui le sous-tend: la pensée!

17. Voir Chap. 4 de cet ouvrage et ma thèse Chap. 4, Tome 1.

18. En utilisant ce terme de communication, je ne me situe pas dans la perspective des théoriciens de la communication mais dans la mouvance de l'école de M. Bakhtine. Pour plus de détails se reporter à la partie 2, chapitre 2.

19. Les orthophonistes se proposent ainsi de "remonter" le langage écrit (il en est de

même, on l'aura compris maintenant, du langage oral) par la base: apprendre à l'enfant d'abord les lettres, puis lui apprendre à les associer entre elles pour atteindre le stade du mot et enfin celui de la phrase. Etudier le genre, puis le nombre, la nature puis la fonction des mots, bref toute la syntaxe, puis enrichir le vocabulaire etc. les connaissances s'ajoutant ainsi les unes aux autres et permettant un jour l'émergence d'un comportement de scripteur à part entière. La maîtrise successive de ces mini-compétences est perçue comme allant de soi et toutes perturbations dans le montage de ces relations sont décrites comme pathologiques. Mais ce jugement est caractéristique d'une position adulto-centriste qui consiste à évaluer l'apprenant à l'aune du savoir de l'adulte, et qui plus est, méconnaît tout simplement les théories actuelles de l'apprentissage. Ce qui paraît simple à l'adulte n'est pas forcément ce qui est simple aux yeux de l'enfant.

20. Voir également la théorie dite de "verbal deprivation" et ce qu'en dit B Berstein (1975, 345).

21. Prendre conscience qu'un tel fonctionnement existe, c'est se rendre compte que le sens, loin d'être enfermé dans des mots qu'il suffirait de s'échanger comme autant de paquets pour se comprendre, se construit à chaque interaction que l'on a avec un individu. Cette approche ouvre de nombreuses pistes de réflexion pour les orthophonistes. Peut-on par exemple poser un *a priori* d'identité entre la situation scolaire et la situation orthophonique, entre la situation médicale et la situation orthophonique?

CHAPITRE 4

LES EFFETS DES DISCOURS DE L'INSTANCE

INTRODUCTION

J'ai essayé à travers la présentation critique des textes produits par et/ou pour les orthophonistes, de comprendre ce qui organise et caractérise les représentations que ceux-ci se font des objets langagiers et plus particulièrement de l'acte scriptural. Je vais maintenant compléter cette présentation des discours des orthophonistes par une analyse de leurs effets sur une population d'étudiants en cours de formation.

L'écriture, le langage et la communication font l'objet de nombreuses discussions dans la société dans laquelle nous vivons. On sait par ailleurs le rôle d'acculturation[1] que joue l'écriture dans le système éducatif. Il y a donc fort à parier que les étudiants qui arrivent en orthophonie ont déjà de nombreuses représentations sur ce que signifie écrire pour eux tant par les discours et pratiques dont ils ont été nourris dans le système scolaire que par les discours circulant dans la société. On peut donc affirmer qu'ils possèdent une théorie sur l'écriture au même titre que n'importe quel autre non-spécialiste. Par ailleurs, on peut supposer de la même manière que ces orthophonistes-étudiants, qui arrivent en fin de parcours universitaire, et qui ont bénéficié d'un enseignement portant sur ce sujet, possèdent au contraire des premiers, une théorie de l'écriture qui se rapproche de celle qu'en ont les experts.

Or, il y a fort à parier, compte tenu de ce que l'on sait de la position de l'instance à propos des objets langagiers, que les effets de l'enseignement reçu ne peuvent être que négatifs sur les étudiants, c'est-à-dire renforcer chez ces derniers les représentations du sens commun.

Pour valider cette hypothèse, il me faut démontrer que les étudiants de seconde et troisième années conservent une représentation de l'acte scriptural en tout point identique à celle de non-spécialistes. Si je parviens à faire la preuve que des étudiants, au bout de deux ou trois années de formation, ne réussissent pas à tenir sur l'acte scriptural un discours de spécialiste, je montre du même coup l'indigence de la formation proposée.

RECUEIL ET TRAITEMENT DES DONNÉES

L'Entretien Non Directif de Recherche (ENDR)

Pour récolter un corpus correspondant aux discours tenus par les étudiants des trois années sur le thème de l'écriture, il me fallait trouver une situation favorisant la discussion, le dialogue, un lieu où il puisse y avoir des échanges "libres" — cette liberté d'expression est toujours relative dans la limite où l'animateur impose au groupe, qu'il le veuille où non, le schéma qui structure sa vision du problème — sur le thème de l'écriture et où une trame discursive puisse se tisser, permettant à chaque interviewé de mener sa pensée le plus loin possible et ce, sans qu'un cadre rigide et prédéterminé n'en fixe les limites. L'entretien non-directif de recherche, dans la mesure où non seulement il donne la parole aux participants mais encore les place face à leur propre parole, m'a semblé convenir parfaitement. Les participants, amenés à parler de l'écriture et à verbaliser devant d'autres ce qu'ils pensent de la compétence scripturale, sont engagés dans un processus d'auto-découverte favorable à l'évolution de ces représentations.

Quatorze étudiants de première année, six de seconde et six de troisième se sont portés volontaires pour participer à ce travail. J'ai constitué trois groupes correspondant aux trois années de formation et fixé le nombre de séances de travail à six à raison d'une par mois pour chaque groupe. J'ai proposé aux étudiants deux entrées thématiques ou "macrothèmes": "qu'est-ce-qu'écrire?" et "quels sont les moyens d'une pédagogie de l'écriture?" Seul le contenu de la quatrième séance était plus contraignant: les participants devaient réaliser un texte écrit de la longueur qu'ils désiraient et sur le thème qu'ils voulaient à partir d'une liste de mots choisis par moi au hasard dans le dictionnaire. Son texte "achevé", chaque participant devait le lire au groupe. L'expérimentation s'est déroulée sur le second et le troisième trimestres de l'année universitaire 1988/1989.

Souhaitant m'immiscer le moins possible dans le discours des interviewés[2], j'ai choisi le style réitératif. Ce style, outre le fait qu'il permet aux interviewés d'éviter l'écueil du discours de convenance ou celui des hors sujets, présente l'avantage de signaler clairement au groupe la position de l'interviewer. J'ai évité le plus possible toute intervention portant sur le niveau thématique, optant systématiquement pour des efficaces concernant soit sur le niveau expressif (intervention dite de "complémentation") soit sur le niveau réflexif (reformulation).

Principes présidant à l'analyse du corpus

Le but de cette analyse est de faire le point sur la puissance d'adhésion des groupes de deuxième et troisième années à un système de croyances diffusé en cours de formation, de mesurer le rôle que joue le groupe d'appartenance dans le renforcement des représentations préexistantes à tout enseignement et de comparer ce système de valeur à celui du groupe de première année n'ayant pas encore suivi cette même formation. Mon propos ne sera donc pas de faire une analyse détaillée de l'énonciation, mais de voir si la formation constitue bien un obstacle et un renforcement des représentations du sens commun chez les orthophonistes de seconde et troisième années. Ceci posé, deux points vont retenir mon attention:

— la présence ou l'absence de certains objets discursifs dans le discours des participants de seconde et troisième années. Comme dans les entretiens non directifs de recherche, les participants échangent des répliques, de longueurs très variables — elles peuvent se limiter au mot isolé ou atteindre le paragraphe — j'ai repéré, lors des réécoutes et ensuite des lectures "flottantes" du corpus, les "noyaux de sens qui composent la communication et dont la présence" (L. Bardin, 1977, 105) ou l'absence pourront signifier quelque chose concernant l'axe d'analyse choisi. Cette analyse de type qualitatif par repérage thématique, me permettra de faire le point sur les connaissances que possèdent des étudiants au bout de deux ou trois années de formation et de comparer l'état de ces connaissances à celles d'étudiants orthophonistes inscrits en première année;

— les effets de cette formation sur les apprenants, à travers le mode de fonctionnement des étudiants lors des entretiens et plus précisément à travers la façon dont ils parviennent ou non, selon les années, à modifier, au cours des entretiens, les représentations verbalisées au départ et à thématiser de nouveaux objets discursifs.

Il s'agira cette fois d'une analyse de *la dynamique des entretiens*, c'est-à-dire de la *manière* dont les participants traitent les objets thématiques proposés par un ou plusieurs membres de leur groupe. En effet, il ne suffit pas qu'un thème soit proposé par l'interviewer ou par un autre membre du groupe pour qu'il fasse l'objet d'une thématisation. Autrement dit, la question est de savoir si le groupe parvient ou non à s'engager dans un discours de recherche, qui vise non plus l'énonciation de certitudes mais l'interrogation et le questionnement qui seuls permettent la mise à plat d'un certain nombre de représentations. Un groupe qui, au cours de la première période de l'entretien, définit l'écriture comme la capacité de transcrire de la façon la plus claire possible ses pensées pour qu'elles soient comprises facilement par un destinataire, doit être amené, par l'effet même de la logique de profération du discours, à s'interroger sur le bien-fondé d'une telle définition typique de la doxa, en se questionnant par exemple, à travers la confrontation des témoignages des uns et des autres, sur ce que cette définition implique comme conception de la communication ou des relations langage/pensée.

Je considère qu'il y a questionnement lorsque, au cours de la seconde période de l'entretien[3], les éléments discursifs nouveaux qui font leur apparition deviennent l'objet d'une thématisation *par le groupe*. Ces éléments ne doivent normalement plus du tout être de même nature que ceux présents dans la phase de mise en route pendant laquelle chacun se contente de faire part d'un partagé commun.

Je considère qu'il y a thématisation d'un objet discursif, lorsqu'un thème relevé lors de la première analyse est repris par *au moins un autre membre du groupe* et se trouve de ce fait le noyau structurant d'*au moins une suite de répliques*, c'est-à-dire s'il est repris par *une série d'énoncés subséquents* comme le formule E. Goffmann (1987, 221).

Je différencie la reprise du simple écho[4] qui pour moi signe une simple obligation discursive. Si un participant parle du problème des relations langage/pensée et qu'un autre reprend ces termes, cela ne suffit pas pour considérer que cet objet discursif a été thématisé, c'est simplement le signe d'une certaine discipline de l'interlocuteur qui, pour pouvoir fonctionner dans le cadre d'une discussion de groupe, s'astreint aux exigences de ce fonctionnement en faisant preuve d'un intérêt pour l'objet discursif proposé par un des membres de ce groupe.

Je différencie également la reprise d'une relance effectuée par l'animateur en vue d'aider à la thématisation de cet objet discursif. Par exemple si l'animateur, à la suite d'une réplique d'un membre du groupe, reprend le contenu discursif de cette réplique en en réfléchissant le contenu pour inciter le groupe à poursuivre sur ce thème, cela ne sera pas considéré comme une thématisation si le groupe ne prend pas le relais, c'est-à-dire, si cette relance n'est suivie que d'une seule réplique sur le même thème. Par contre, si un autre participant reprend à son compte le contenu discursif pour s'interroger à son tour à propos de cet objet discursif et pour renvoyer son questionnement au groupe, les choses seront tout à fait différentes.

Si aucun élément discursif nouveau n'apparaît ou si aucun des éléments discursifs nouveaux apparaissant au cours de l'entretien ne peut faire l'objet d'une thématisation, cela signifiera que le groupe n'est pas parvenu à faire évoluer ses représentations. On repérera alors cet échec par la présence importante de *présupposés* (nul besoin d'énoncer ce qui est perçu par les membres du groupe "comme l'objet d'une complicité fondamentale qui lie entre eux les participants de l'acte de communication " (O. Ducrot, 1984, 20) et de *certaines figures de rhétoriques* (lieux communs, stéréotypes, jeux de mots, logique toute faite, maximes et proverbes permettant aux participants de se replier derrière une instance énonciatrice reconnue[5] que M. C. d'Unrug interprète comme significative d'une résistance à aborder le traitement de tel ou tel objet discursif et par *l'absence de terminologie scientifique.*

PRÉSENTATION DES RÉSULTATS DES GROUPES DE DEUXIÈME ET TROISIÈME ANNÉES

Fonctionnement des groupes

Les entretiens de troisième et seconde années se caractérisent par l'absence totale de nouvelles thématisations. Les groupes pendant l'heure et demie que durent les entretiens sont totalement absorbés par la volonté de démontrer la véracité de leur position énonciative. Les groupes se construisent dans un cadre conceptuel rigide excluant toute remise en cause de la thématique émise en début d'entretien et s'interdisent, de ce fait, toute interrogation à son propos. Les stéréotypes apparus au cours de la première période se trouvent donc cautionnés par la suite du discours et pris pour argent comptant. Certains entretiens présentent une série de structures en oignon (j'emprunte ce terme à D. Bourgain). Les répliques de la fin de l'entretien reprennent mot pour mot la problématique posée en début de séance. Les explications qui sont proposées pour définir le mal écrire ne sont qu'une suite tautologique: est mal écrit et/ou bien écrit un texte que l'on trouve bien ou mal écrit. La discussion ne permet pas au groupe d'avancer dans son questionnement. Les participants qui tentent de rompre ce schéma sont rapidement amenés à se taire par le coup de force du groupe et leur initiation thématique est réutilisée, dans la majorité des cas, comme argument au profit de la cause défendue.

J'en donnerai un exemple. Au cours d'une discussion sur les rapports langage/pensée un participant souligne la particularité qu'a la langue écrite de pouvoir jouer le rôle de mémoire, de trace. Cette remarque est effectivement prise en compte par le groupe qui pourtant ne la thématise pas. Il l'utilise comme preuve supplémentaire pour valider la démonstration en cours, à savoir l'impossibilité pour le langage et tout particulièrement la langue écrite de traduire fidèlement la pensée et renforcer ainsi la thématique proposée au cours des quinze premières minutes de l'entretien par les participants.

Le raisonnement développé est le suivant: la langue écrite conserve les pensées de celui qui écrit — prise en compte de la réplique du participant — et les reflète ensuite, mais — intégration de cette réplique dans la démonstration en cours qui reste le présupposé de la discussion — comme la langue de par sa nature imparfaite ne peut traduire fidèlement les pensées d'un individu, elle va donc n'en conserver qu'un reflet infidèle qui pourtant sera porté à la vue des autres et mettra par conséquent le scripteur en danger. On pourra, lisant ce qu'il a écrit, porter un jugement sur lui et se faire, une fois pour toutes, une opinion sur sa personnalité, car l'écrit en conservant les pensées, les fige. Or, lorsque l'on relit ses propres écrits, force est de constater qu'ils ne reflètent jamais ce que l'on a voulu dire et qu'ils traduisent fort mal ses pensées. Les textes produits exposent donc leurs scripteurs à des jugements immérités. C'est pourquoi avant d'écrire il faut à tout prix faire le tri dans ce que l'on pense de façon à réduire au maximum ce risque d'incompréhension. Ce tri inévitable prouve bien, si besoin était encore, qu'il est impossible de traduire fidèlement par le langage ses pensées.

Le déroulement de la discussion est le suivant.

1. Thème de la discussion apparu au cours des 15 premières minutes: *Écrire c'est transcrire fidèlement sa pensée,* or le langage et surtout le langage écrit qui est beaucoup moins souple que le langage oral, n'est pas véritablement conçu pour permettre cette traduction, il est limité. Suit toute une série d'arguments co-orientés avec la conclusion, du type:
   il est soumis à des règles
   il suit des structures préétablies
   il est trop complexe, etc.
2. Une initiation thématique est inaugurée: le *langage écrit conserve.* C'est un moyen qui permet une communication différée entre des individus qui ne sont pas co-présents.
3. Incorporation de la réplique à la thématique préexistante: étant donné petit 1, le langage écrit ne peut que conserver des pensées déformées puisqu'il ne parvient pas à les traduire fidèlement.
4. Donc il faut, avant d'écrire, faire un tri dans ses pensées.
5. Ce qui prouve bien que le langage ne peut traduire parfaitement ce que l'on pense.

L'initiation thématique (2) qui aurait pu permettre au groupe de reconsidérer les rapports langage/pensée notamment par une interrogation sur les spécificités des deux ordres (oral et scriptural), est au contraire utilisée pour renforcer la thèse que le groupe s'efforce de construire. C'est ainsi que la réplique de ce participant devient une preuve supplémentaire de l'impuissance du langage à traduire la pensée.

En terme d'argumentation, on pourrait dire que "l'écrit conserve" est, hors contexte, une proposition non orientée de type constatif qui souligne une spécificité du langage écrit. En contexte, elle se trouve traitée par les participants comme un argument prouvant l'impuissance de l'écrit à traduire les pensées.

L'exemple proposé ci-dessus est bien un échec du groupe à thématiser un élément discursif nouveau "l'écrit est une trace" émis par un participant. Cet élément discursif n'est pas thématisé, il est par contre surchargé par un réseau de significations sociales, ancrage qui finalement débouchera sur une thématisation d'un implicite "la peur du regard de l'autre censeur de mon écrit".

La discussion du groupe de troisième année concernant le brouillon et son utilité est un autre exemple de l'absence d'évolution au cours d'un entretien par refus et/ou incapacité de thématiser une problématique verbalisée par un participant. L'opposition entre deux sens attribuables à ce terme et recouvrant sous le même vocable des vécus différents émise en début de séance restera totalement inopérante tout au long de l'entretien. A quatre reprises pourtant un autre regard est porté sur l'écrit par deux participantes de ce groupe. Ces deux participantes vont au-delà de la simple affirmation de l'existence d'un brouillon-plan pour organiser ses idées avant d'écrire, elles évoquent un véritable travail de la trace. Leurs interventions sont refusées par le groupe et ne seront pas thématisées.

Cette absence d'évolution est nette également d'un entretien à l'autre, les différents thèmes qui réapparaissent au fil des entretiens sont traités dans la même optique et reposent sur les mêmes *a priori* de pensée. Les participants n'ont pas été amenés à s'interroger sur l'objet de leur discours et ne parviennent pas à rompre avec les discours circulants sur l'écriture et les objets langagiers en général. Les rares initiations thématiques qui ont pu être relevées au cours de la seconde période de l'entretien n'ont donc fait l'objet d'aucune thématisation même lorsqu'elles ont bénéficié d'une relance de la part de l'animateur, ce qui tend à confirmer le dysfonctionnement des entretiens de recherche dans ces deux années.

Dans le cas où les groupes se sont livrés à des discours de fuite[6], ce sont ces discours qui deviennent le thème de l'entretien et qui débouchent soit sur un refus pur et simple de traiter le sujet proposé, soit sur des critiques de l'enseignement reçu. Ces critiques cependant ne suffisent pas à lancer un questionnement, elles servent davantage de bouclier, d'excuses aux participants, qui se rendent compte de leur incompétence et acceptent difficilement de se trouver dans une situation aussi pénible alors qu'ils sont, pour les participants de troisième année du moins, en fin de formation.

Le contenu

Pour les groupes de troisième et seconde années, écrire c'est avoir un beau graphisme, permettant une lecture aisée, une bonne orthographe, c'est connaître sa grammaire et savoir appliquer les règles à bon escient, c'est faire de belles phrases qui ont une logique correcte et qui transcrivent le mieux possible les pensées du scripteur.

Pour les deux groupes, le langage est perçu comme un trésor qui est inégalement réparti entre les scripteurs. Seuls les écrivains peuvent y puiser totalement, les autres, les tout-venants doivent sans cesse le cultiver et l'enrichir sous peine de le voir dépérir et donc se trouver encore plus démunis pour effectuer la lourde tâche de traduire les pensées.

Un avoir-à-dire précède toujours l'acte d'écriture, avoir-à-dire qui se doit d'être produit d'un seul jet. Cette production, proche de l'impulsion créatrice, est vécue par les deux années comme le signe d'une compétence scripturale supérieure. L'utilisation d'un brouillon est le signe au contraire de difficultés d'écriture, qui peuvent être attribuées à un dysfonctionnement de la pensée.

La langue écrite est pour les deux années beaucoup plus rigoureuse que la langue orale, elle est également moins souple et de ce fait moins apte à épouser la pensée qui, elle, diffuse et se spatialise.

Terminologie, objectivations et ancrages

Les participants des groupes de deuxième et de troisième années ne construisent à aucun moment une définition de l'objet "écriture" en tant qu'objet de discours commun. Le langage dont ils se servent est totalement exempt de toute terminologie scientifique. Je n'ai relevé aucun terme de spécialité en dehors de "dyslexie/dysorthographie" qui n'a fait l'objet d'aucune définition, d'aucun questionnement et du métalangage grammatical. Il s'agit en fait plutôt que de métalangage grammatical à proprement parler, de la classique terminologie scolaire[7] érigée comme bases d'écriture.

Les termes "écriture", "langage", "communication", "grammaire" etc. fonctionnent comme autant de mots transparents, qu'il s'avère inutile de définir comme s'ils renvoyaient à des savoirs savants communs à tous les participants. Or, ce n'est pas le cas. Ces termes renvoient à des expériences personnelles et ne peuvent donc, en tant que tels, servir de médiateurs dans les échanges entre les participants.

Faute d'avoir pris ce fait en considération, les participants croisent leurs discours et ne se rencontrent jamais. A ce titre, on remarquera l'abondance des tournures passe-partout, des "trucs", des "ça" et des "machins". On repère par exemple dans les corpus des expressions comme "*vous voyez ce que je veux dire...*", "*c'est respecter les règles et puis tout ça...*", "*il y a le sujet, le verbe et puis tout le reste*", "*c'est respecter les règles de grammaire, ne pas mettre de "s" au verbe à la troisième personne du pluriel...et pi d'autres choses encore...*", "*la syntaxe, c'est un peu comme la grammaire...*"

On a vu à propos des échanges concernant les différences entre la langue orale et la langue écrite que les participants énoncent les avantages de la langue orale, ils la trouvent plus souple que la langue écrite et de ce fait pouvant mieux épouser les méandres de la pensée. La langue écrite, elle, est qualifiée de "rigide", "figée", "complexe", le groupe de seconde année l'accuse même d'être responsable de l'épidémie de dyslexie actuelle. De même lorsqu'il est question de grammaire, les participants échangent des arguments contre ce que les uns considèrent comme "*un trop lourd fardeau pour de jeunes épaules*" et les autres comme "*le garant de la pérennité de la langue française*".

Les termes renvoient non pas à une définition précise de la langue *mais à différents vécus personnels* que les participants ont de la langue et de la grammaire. Certains vécus peuvent être communs à plusieurs participants du groupe et donner l'illusion qu'il y a entente et convergence de point de vue entre certains participants.

On reconnaît dans cette absence de précision terminologique, une des caractéristiques des démarches du sens commun qui ne s'attache ni à définir les objets de son discours ni à s'interroger sur sa démarche. G. Bachelard parle, pour désigner les raccourcis ou surcharges dont les objets scientifiques font l'objet lorsque le sens commun s'en saisit, de phénomènes d'objectivation et d'ancrage[8]. Le traitement dont le langage fait l'objet dans les corpus en est un exemple particulièrement éloquent.

Le langage est réduit à un "sac de mots" et en ce sens il est objectivé, le concept "langage" devient un objet tangible, c'est un sac que l'on peut remplir d'autres mots, lorsque l'on fait l'effort d'acquérir du vocabulaire, qui peut aussi se vider si l'on se laisse aller à parler n'importe comment, c'est un sac dans lequel puisent les locuteurs lorsqu'ils veulent transmettre un message à quelqu'un.

Les mots quant à eux peuvent être "morts" ou "vivants", "riches" ou "pauvres", "beaux" ou "laids". Il s'agit cette fois du phénomène d'ancrage, qui consiste à constituer autour d'un objet un réseau de significations qui le surcharge. Le fait de dire que les mots de la langue écrite sont plus précis que ceux de la langue orale ne nous apprend rien sur la langue et son fonctionnement, il nous renseigne simplement sur la position du locuteur par rapport à cette langue, sur son vécu de la langue. Il ne s'agit pas d'une définition permettant de mieux cerner l'objet étudié mais de l'émission d'un jugement de valeur. De même, dire que la langue orale est plus souple que la langue écrite ne peut en rien permettre à la réflexion d'avancer.

Les étudiants ont ainsi parlé non pas tant de l'écriture et de ses propriétés spécifiques que du réseau de significations qui enrobe cet objet, c'est-à-dire de ce qu'écrire représente pour eux, du vécu qu'ils en ont.

Les étudiants s'interrogent peu, questionnent peu, ils affirment, prennent position comme le veut la logique d'un discours à la recherche de solutions. A aucun moment, ils ne s'attachent à définir les objets de leur discours, ni à s'interroger sur leur démarche. Leur approche est totalement saturée par leur vision objectivante et naturalisante de l'écriture.

On relève peu d'hésitations, peu de modélisations, peu d'atténuations dans les formules choisies. Les échanges reposent sur des témoignages personnels que les participants essaient tant bien que mal de justifier à l'aide de bribes de savoirs, leurs discours sont surchargés d'acte de foi, d'émotions, de révoltes: "*il faut faire*", "*moi, je ne ferai pas*", "*ce n'est pas normal que...*". Les étudiants se sont ainsi enlisés de jugement de valeur en jugement de valeur, se repliant très souvent derrière des paroles et/ou des arguments d'autorité, des "*on*", "*on nous a dit en cours que*", "*d'ailleurs on nous l'a dit...*", "*on l'entend souvent dire...y a pas de fumée sans feu*" et s'interdisant du même coup toute démarche de recherche. *Ils ne parlent pas du langage écrit, ils le jugent, l'évaluent, le comparent.*

L'examen de ce corpus fait apparaître clairement que le discours des orthophonistes de seconde et troisième années est un discours de sens commun au même titre que ceux recueillis par D. Bourgain et M. Dabène au cours de leurs enquêtes auprès d'un public de non-spécialistes et que donc la formation dont ces participants ont bénéficié n'a favorisé, en aucune manière, l'accession de ces futurs spécialistes à un mode de pensée de type scientifique.

PRÉSENTATION DES RÉSULTATS DES GROUPES DE PREMIÈRE ANNÉE

Le fonctionnement

Le fonctionnement des entretiens en première année n'a rien de commun avec celui des groupes de seconde et troisième années. Les participants de première année parviennent, par le jeu des interactions, à entraîner l'ensemble du groupe dans la thématisation de nouveaux objets discursifs et, de ce fait, à tenir un véritable discours de recherche. Ils quittent ainsi le niveau des stéréotypes puisque, contrairement à leurs aînés, ils ne font pas de ces idées reçues les postulats de départ pour leur réflexion. Ces clichés ne font pas l'objet de leurs discours, ne constituent pas la matière de leurs échanges. Au contraire ce sont ces clichés que les participants mettent sous surveillance, ils n'hésitent pas, par exemple, à s'interroger et à réfléchir plus avant sur les rapports langage/pensée, langage écrit/langage oral. Cette attitude évite qu'ils n'utilisent toute leur énergie langagière à tenter de prouver la justesse de telle ou telle affirmation énoncée pendant la phase de mise en route et leur permet, par le changement d'optique qu'elle implique, de se poser un certain nombre de questions fondamentales sur les compétences scripturales. Ces questions et les réflexions qui en découlent, autorisent une description assez fine des spécificités de l'ordre scriptural.

Le contenu

Les participants du groupe de première année sont partis d'une représentation stéréotypée de l'acte scriptural. Tout comme leurs camarades des années supérieures, ils réduisent la compétence scripturale à un acte de transcription d'un message, d'un avoir-à-dire dans le respect des normes de la grammaire et de l'orthographe. Le modèle du texte littéraire est, dans leurs discours, très prégnant, mais contrairement aux participants de seconde et de troisième années, le groupe de première année se dégage petit à petit de ces représentations et réussit à construire un discours de recherche lui permettant de progresser considérablement dans sa réflexion au point qu'il parvient à analyser de manière assez fine un certain nombre de phénomènes que l'on peut considérer comme caractéristiques de l'ordre scriptural. Les participants réussissent notamment à se dégager de la représentation héritée de l'école qui réduit toutes les pratiques d'écriture à la pratique littéraire. Certes, le modèle littéraire reste implicitement présent tout au long des entretiens mais les participants citent d'autres formes d'écrit qu'ils considèrent comme faisant partie des compétences nécessaires à acquérir par tout apprenant. Ces écrits sont même proposés comme "bain de langage écrit".

Ils se dégagent aussi de cette autre représentation tout autant héritée du système scolaire et qui fait de l'écrit la simple traduction de l'oral pour s'approcher de la description que les spécialistes font de l'ordre scriptural. Ils peuvent ainsi placer leurs analyses des différences entre la langue orale et la langue écrite sur un autre plan que celui de la comparaison stérile en termes de plus et de moins dans laquelle les participants des deux autres années se sont enlisés. La langue orale et la langue écrite sont deux langues de deux situations différentes. La langue orale est utilisée dans une situation de face à face, situation dans laquelle on peut avoir recours à d'autres éléments que strictement linguistiques.

La langue écrite est présentée comme le lieu d'une absence, l'absence de l'autre dont il faut parvenir malgré tout à tenir compte pour écrire, cette tâche est décrite comme difficile et angoissante.

La langue écrite est aussi le lieu d'une visibilité, offrant la possibilité de revenir sur soi et sur ses pensées. Le groupe prend ainsi conscience de la non-transparence du langage. Écrire nécessite d'avoir du temps pour effectuer un certain travail. Il ressort massivement de leur approche que le brouillon est un lieu de travail contrairement à ce sur quoi débouchent les participants de troisième année qui ne sont parvenus à se dégager ni de leur insécurité scripturale, ni de la conception eutocique de l'écriture et qui font du brouillon le signe d'une incompétence scripturale.

Si écrire est, pour les participants de première année, un lieu à haut risque puisque le scripteur s'y expose au regard d'autrui et donc à son jugement, c'est aussi un lieu secret où l'on peut se livrer au plaisir d'une écriture narcissique. C'est en tout état de cause, tout comme parler, le moyen d'un repérage socio-culturel: l'écrit permet aux individus de se situer les uns par rapport aux autres sur l'échelle sociale.

CONCLUSIONS GÉNÉRALES

Le contenu

L'objectif de cette recherche était double: évaluer les savoirs des orthophonistes en fin de cursus et cerner l'impact de la formation reçue par les orthophonistes pour montrer en quoi elle empêche les étudiants d'accéder à un niveau de connaissance scientifique.

Il est clair que les étudiants des groupes de deuxième et de troisième années ont une représentation de l'écriture identique à celle de non-spécialistes. L'écriture n'est pas pour eux un travail de la trace mais la simple transcription du langage oral et de la pensée. Lorsque l'on compare les savoirs des orthophonistes aux savoirs des spécialistes, on est obligé de reconnaître que les orthophonistes de seconde et troisième années ne peuvent en aucune façon revendiquer le statut d'expert des objets langagiers.

Dans leur discours, l'écriture fait l'objet d'une série d'affirmations, elle est une évidence, elle n'est définie ni par ses propriétés structurelles, ni par ses propriétés fonctionnelles, elle n'est à aucun moment envisagée comme expérience sociale.

Les discours des étudiants des groupes de seconde et troisième années se focalisent sur les opérations de scription aux dépens de celles de scripturation. Ces étudiants se représentent l'acte scriptural comme un premier jet parfait, traduction d'un avoir-à-dire déjà présent, d'un prêt-pensé. C'est la dimension épistémique de l'écriture qui se trouve ainsi gommée.

Les écrivains sont perçus comme seuls détenteurs de ce pouvoir quasi divin: ils possèdent à la fois l'avoir à dire, l'imagination et le savoir dire, une langue dont la nature est différente de celle utilisée par le commun des mortels et qui leur permet de créer leur œuvre, de transcrire leur pensée dans sa toute puissance.

Très peu parmi les participants (aucun en seconde année et un seul en troisième) parlent de l'absence de l'autre. La place qui est attribuée à cet autre est celle du censeur. Enfermés dans un modèle d'une écriture-transcription, les étudiants n'ont pu découvrir au cours des échanges l'importance du dédoublement qui s'opère lors de la tâche d'écriture entre le moi-scripteur et le moi-lecteur et qui permet au scripteur d'explorer, de scruter son texte dans la distance et la perspective du regard de l'autre.

Les participants de deuxième et troisième années n'ont absolument pas rompu avec la doxa et la formation dont ils ont bénéficié ne leur a pas permis d'accéder à un mode de pensée scientifique, mais encore, et ceci est en un sens beaucoup plus grave, que cette formation a enrayé pour une grande part le pouvoir maïeutique qui opère dans un E.N.D.R.: contrairement aux étudiants de première année qui, tout comme les non-spécialistes des enquêtes auxquelles il a été déjà fait allusion, parviennent, à différents moments des E.N.D.R., à produire un discours se teintant de manière très nette de cette objectivité typique de la pensée savante, s'identifiant même, par instants, au discours des spécialistes[9], les étudiants des groupes de seconde et de troisième années restent enlisés dans les certitudes de l'évidence.

Les étudiants du groupe de première année, au contraire, alors, qu'ils n'ont pas encore suivi de formation sur ce thème, parviennent à prendre conscience de l'existence dans l'écriture de l'exercice de la raison graphique. Pour D. Bourgain (1988, 1177) la présence de cet élément important de l'acte scriptural a des effets sur le discours que peuvent tenir des non-spécialistes car la raison graphique "présuppose ou va de pair" avec la prise de conscience de l'existence d'un travail sur la trace. La présence de cet élément "serait susceptible de limiter la pénétration de la substance émotionnelle et des surplus de significations psychologiques et sociales dans le réseau de la représentation du geste scriptural, qu'il s'agisse de l'appréhension des difficultés propres, de celle de sa maîtrise ou de ses finalités".

Ayant ainsi mieux perçu l'objet de leur discours, les participants du groupe de première année parviennent à moins le surcharger par des valeurs issues de leur vécu. Certes, comme le dit toujours D. Bourgain (1988, 1359):

> *il faut se garder de faire dire, dans ce domaine, aux témoins plus de choses qu'ils n'en ont dites et il faut se défier de toute tentation de "recoudre d'un autre fil" quelques formulations, prélevées ici ou là, qui supporteraient tout à fait d'être mises en regard de telle ou telle formule d'un spécialiste*

mais force est cependant de reconnaître dans le discours des étudiants de première année la présence d'éléments très proches de ceux dont parlent les spécialistes et qui ne font pas l'objet de thématisations dans les deux autres groupes.

Les étudiants du groupe de première année parviennent à inaugurer un discours de recherche[10] qui les mène d'une séance à l'autre à la remise en cause de l'écriture premier jet, traduction d'un déjà là. A travers le témoignage de différents participants, le groupe parvient à parler de l'écriture comme travail, il affine cette notion au cours d'un entretien consacré au thème du brouillon, lieu de ce travail qui inclut l'autre, co-absent à reconstruire, au cours de la tâche d'écriture. Les participants ébauchent des définitions assez fines des différents types de lecture/relecture que le scripteur est amené à faire au cours de ce travail. Écrire devient alors non plus cette simple transcription d'un avoir à dire mais bien un outil permettant un retour sur sa pensée.

Des hypothèses explicatives

Pourquoi des étudiants-orthophonistes au bout de trois et maintenant quatre années d'études disposent-ils d'une représentation de l'écriture en tous points identique à celle de non-spécialistes? Une formation bien conduite devrait logiquement amener les apprenants à abandonner un certain nombre d'idées et de conduites propres au sens commun et leur permettre d'accéder à des connaissances et à un raisonnement de la pensée savante. Or, il apparaît justement que les étudiants des groupes de seconde et de troisième années, contrairement à leurs camarades de première année, n'ont pas pu évoluer dans leurs représentations sur les objets langagiers, les conceptions dont ils disposaient avant la formation se trouvant au contraire renforcées au bout de trois années d'enseignement. Comment interpréter cet écart entre le groupe de première année et ceux de seconde et de troisième années? Deux hypothèses me semblent pouvoir être évoquées pour répondre à cette question: il s'agit, d'une part, de la formation reçue et de la position occupée par les étudiants dans le cursus de formation, position qui détermine leur statut énonciatif et, d'autre part, de la proximité de l'entrée dans la vie professionnelle, c'est-à-dire de la confrontation à l'urgence de la vie professionnelle[11].

Le contenu de la formation

La différence de fonctionnement entre les groupes de seconde et troisième années, d'une part, et le groupe de première année, d'autre part, peut s'expliquer en effet par les deux années de formation qui les séparent. Les participants des trois groupes sont tous issus du même système scolaire, ils possèdent tous le Baccalauréat. C'est bien le nombre d'années de formation qui différencie les deux populations. Les étudiants de première année n'ont pas encore "bénéficié", au moment où ils participent à ces entretiens, d'une formation spécialisée concernant la pathologie de l'écrit. Les étudiants de seconde année, eux, suivent justement des cours sur la pathologie du langage et notamment sur la pathologie du langage écrit, cours donnés par les professionnels eux-mêmes. J'ai eu l'occasion d'exposer le contenu de cet enseignement, qui, il faut bien le dire, est loin d'être un vecteur à la réflexion. Quant aux étudiants de troisième année, ils sont dans une année de stages, continuellement au contact de leurs futurs confrères et de leurs pratiques rééducatives.

Les participants de seconde et troisième années n'ont pas pu entrer dans un véritable discours de recherche, parce qu'ils sont en quelque sorte prisonniers de l'enseignement qu'ils ont reçu concernant, d'une part, l'écriture et plus particulièrement sa pathologie et, d'autre part, les objets langagiers de façon plus globale et surtout plus implicite.

Les représentations préexistantes chez les participants concernant les objets langagiers et plus précisément l'objet écriture entrent en cohérence avec le système proposé par le courant orthophonique qui repose sur "les traditions scolaires" que les participants se sont appropriés lors de leurs premiers pas dans l'écrit et tout au long de leur scolarité. Cette formation, on le sait, repose sur un bloc théorique obsolète et ne peut que faire obstacle à l'accession aux savoirs-savants actuellement disponibles. Dans un tel contexte idéologique, les problèmes d'écriture qui se posent au scripteur ne peuvent que se réduire à des problèmes de graphisme, d'orthographe, de grammaire et de style (richesse du vocabulaire, lourdeur des phrases et des tournures, etc.). Lorsqu'il est question d'organisation des contenus, elle ne peut être posée qu'en termes flous de "logique" et de "cohérence", de "plan et/ou de planification". Le bien-écrire ne peut être que celui de l'école et de l'acquisition de ces règles que chacun a eu le devoir de s'approprier au cours de son apprentissage scolaire. Tout travail, toute reprise de la trace ne peuvent être interprétés et vécus par les étudiants que comme signe d'un déficit, d'un défaut du scripteur lui-même, comme dysfonctionnement de sa pensée, dysfonctionnement qu'il convient de traiter.

Confrontés à cette approche en tous points identiques avec leur façon de voir mais perçue comme relevant des savoirs savants, les étudiants ne pouvaient que se trouver renforcés dans leurs conceptions et du coup s'ancrer davantage dans les systèmes de représentations qui les fondent.

Loin de leur permettre d'acquérir des savoirs savants sur le thème retenu, la formation a renforcé le système de représentations dont ils disposaient avant de s'inscrire dans ce cursus en les enfermant dans des conceptions erronées et en leur interdisant toute remise en cause. Ceci explique en partie l'échec des étudiants à mettre en place un véritable discours de recherche. Les éléments relevés dans les corpus des groupes de seconde et troisième années sont bien des productions du sens commun.

Il me semble donc pouvoir dire, au terme de cette analyse, que ma seconde hypothèse est validée: la formation est, de par les motivations et les objectifs qui la sous-tendent, de nature à faire obstacle à l'accession à un mode de pensée scientifique. Mais je souhaiterais aller encore plus loin dans l'analyse de la différence entre le comportement des étudiants.

Le statut énonciatif

Si les étudiants de seconde et de troisième années ne sont pas parvenus à inaugurer un discours de recherche et si leurs entretiens tournent sur eux-mêmes, en reprenant sans cesse les quelques éléments-clichés énoncés en début de séance, ce n'est pas seulement parce qu'il manque à ces étudiants des savoirs savants sur l'acte scriptural mais aussi parce que les représentations idéologiques préexistantes à leur formation ont été légitimées socio-professionnellement, et qu'elles conditionnent en fait leur survie professionnelle.

En effet, toute représentation de l'écriture, et celle des étudiants en orthophonie comme n'importe quelle autre, s'accompagne d'une représentation du monde social et de son fonctionnement. En se prêtant à ces entretiens, les étudiants des groupes de deuxième et de troisième années ont parlé du point de vue de leur spécialité, la pathologie du langage, et de ce seul point de vue.

Au cours de leurs années de formation, ils ont été amenés à penser l'écriture et les objets langagiers dans ce nouveau cadre social, celui de leur future profession et c'est de cette place, qu'on leur destine dans la société et qui est implicitement diffusée dans les discours des professionnels chargés d'enseignement et/ou maîtres de stage, dont ils témoignent dans les entretiens. C'est elle qui donne à leur représentation des objets langagiers toute sa congruence: s'il y a un corps de professionnels chargés de soigner les problèmes de langage, c'est donc bien qu'il existe une pathologie du langage. Toute interrogation à ce sujet devient dès lors déplacée voire dangereuse, car elle entraîne avec elle, une série de questionnements plus lourds quant au bien fondé de leur existence professionnelle.

C'est bien cette place qu'ils remettent en cause lorsqu'ils s'interrogent sur les objets langagiers et l'approche orthophonique que l'on propose. Cette dimension permet d'apporter à l'analyse du dysfonctionnement des entretiens un éclairage qu'il serait grave de vouloir ignorer.

Cette volonté de survie professionnelle empêche les étudiants de confronter leur dire à la réalité, ils ne s'interrogent plus sur ce qu'ils observent, ne se demandent pas ce que signifie telle ou telle affirmation ni quelle représentation elle implique. Tout le monde parle, mais personne ne s'écoute vraiment comme s'il y avait purement et simplement une incapacité à communiquer. Personne n'écoute l'autre ni l'autre en lui-même. Le principe du fonctionnement non-directif se trouve, de ce simple fait, en échec et les entretiens achoppent. Les entretiens de ces deux années donnent l'impression de débats entre sophistes: chacun se moque de savoir si ce qu'il dit est attesté, par contre chacun tient à être cru et surtout à croire en ce qu'il avance.

L'urgence de l'action

Mener un entretien non-directif de recherche sur un thème non innocent ni pour les interviewés ni pour l'interviewer, entraîne de facto, comme le précise A. Blanchet (1985, 8) une problématique de demandes (attentes et résistances): "le champ de la recherche comme le champ thérapeutique met en jeu des demandes multiples". Or, une des conditions pour qu'une approche non-directive puisse fonctionner, est que l'objectif de changement qu'elle implique soit compatible avec la situation matérielle de la personne. Si tel n'est pas le cas, l'enjeu de certaines recherches devient beaucoup trop lourd, parce que pouvant potentiellement déséquilibrer l'individu tout entier. Se créent ainsi des mécanismes de défense du moi, mécanismes de défense sociale: attaques, agressions[12] feutrées, justifications, aveux, discours ostentatoires, réactions d'évitement, tentatives de séduction, de rationalisation, de simulation, de bonne volonté socio-professionnelle.

Ces étudiants qui, pour les uns, se trouvent en fin de cursus de formation, sur le seuil de la vie professionnelle active qu'ils vont devoir affronter dans quelques semaines avec ce nouveau statut, brigué depuis trois années, ne peuvent avoir, on le conçoit aisément, la même disponibilité que des étudiants de première année en début de formation et qui, eux, espèrent encore que le cursus suivi répondra à toutes leurs attentes.

Les enjeux ne sont donc pas les mêmes pour les trois années. Un entretien qui peut déboucher sur la prise de conscience du faible niveau de la formation proposée aux orthophonistes ne sera pas vécu de la même manière par des participants de troisième année et par ceux de première année. Les étudiants de troisième année se rendent compte des dangers d'un travail de ce type et des menaces que les entretiens font peser sur leur statut même de futur professionnel. Le faible taux informatif des entretiens équivaut à une dramatique prise de conscience d'un manque important dans la formation. Ceci éclaire d'un jour nouveau les différentes réactions des groupes face à cette prise de conscience. S'acharner sur une discussion et essayer à tout prix de trouver une issue à un problème qui résiste parce qu'en fait, il est mal posé[13], permet peut-être de ne pas trop (s') avouer son incompétence[14].

Une telle prise de conscience est trop grave au moment où l'on sort tout frais émoulu de sa formation. Quel jeune diplômé peut accepter de bonne grâce que la formation qu'il vient de recevoir soit déjà dépassée et qu'à peine le diplôme en poche, il lui faille se recycler?

Le thème proposé à l'entretien a donc joué d'une façon non négligeable sur la nature du discours produit par la résonance qu'il a trouvé dans les différents groupes, il a eu un effet non pas tant problématisant mais problématique tellement il était porteur d'angoisse pour un public de "presque professionnels" à la veille de l'entrée dans la vie active. Les étudiants savent parfaitement qu'une grande partie des consultants — dans certaines statistiques récentes, on parle de 88% — viennent en orthophonie pour des difficultés d'acquisition du langage écrit. Se rendre compte que l'on est, en fin de formation, totalement désarmé pour répondre à la demande d'une telle "clientèle" ne peut être, au bas mot, que difficile à vivre. Cette insécurité pousse donc les étudiants à réclamer des solutions pratiques pour résoudre les problèmes auxquels ils pensent être confrontés et non à souhaiter réfléchir sur des "pourquoi"[15]. Cette demande est très nette en seconde année.

Dès la seconde année, cette pression concernant l'avenir professionnel est trop forte pour permettre aux participants de s'investir dans un discours de recherche. Certes les participants du groupe de deuxième année se sont montrés moins stressés que ceux du groupe de troisième année, se rassurant à l'idée qu'il leur restait encore deux années de formation[16] avant d'affronter la vie active et que d'ici là, on leur procurerait certainement les outils nécessaires pour effectuer correctement leur travail, pourtant la pression est déjà très nette.

Au cours d'un entretien non inclus dans cette analyse et portant sur le thème de la formation et de son amélioration, les étudiants ont réclamé avec force des cours et E.D. sur la présentation de matériel rééducatif. Les étudiants ont le sentiment que les professionnels veulent garder pour eux des tours de mains, ce qui explique sans doute pourquoi ils parlent de la pratique qu'ils découvrent au cours de leurs stages d'observation comme d'une démarche à la fois "magique" et "effrayante".

Pour l'ensemble des participants, en effet la pratique orthophonique se caractérise par l'utilisation de jeux. Tous pensent qu'il y aurait des jeux qui permettraient de traiter précisément tel ou tel dysfonctionnement. Or ces jeux existant ou non dans le commerce, ne font jamais l'objet d'aucune présentation.

Les participants des groupes de deuxième et de troisième années sont plus soucieux de trouver des réponses à leur problématique que de la remettre en cause et de s'interroger sur son bien-fondé. Les orthophonistes cherchent des solutions pratiques, ils sont en prise avec l'urgence de l'action.

Le discours sur l'écriture tenu par les étudiants des groupes de deuxième et de troisième années est très nettement marqué par la doxa professionnelle, doxa qui ressemble fortement à une des théories ordinaires que D. Bourgain (1988, 1349) a recueillie auprès de son public et qui bloque toute remise en cause:

> *l'erreur est une faute, la faute en tant qu'elle est commise par la personne est celle de la personne, la personne est fautive parce que "le français" est/a une valeur en soi en tant qu'il est un bien commun respectable qui a été enseigné à tous [...] toute inadéquation des formes produites [...] est un dérèglement qui dénonce l'incapacité de la personne à maîtriser ce qui lui a été enseigné et à se construire convenablement dans la société [...].*

En orthophonie la personne fautive est taxée de malade, autre forme d'incapacité, médicalisée simplement et relève d'un traitement, ce qui importe donc, c'est moins de réfléchir sur ce postulat que de savoir quel traitement est approprié.

Si les étudiants des groupes de deuxième et de troisième années ne parviennent pas à placer leurs discours à distance, condition sine qua non pour qu'il y ait réflexion d'ordre scientifique, s'ils ne parviennent pas par le jeu de l'E.N.D.R. à thématiser "la raison graphique", prise de conscience qui serait, on l'a vu avec D. Bourgain, (1988, 1178) le signe d'une prise de distance des interviewés avec l'immédiateté des expériences scripturales et qui "manifesterait une rupture plus ou moins aboutie avec le monde ordinaire de pensée de l'écriture, rupture dont les effets correspondraient à une certaine orientation cognitive du discours tenu sur l'écriture", c'est parce qu'ils ont conscience qu'en agissant autrement, ils courraient à leur propre perte.

La présence de présupposés et arguments d'autorité, relevés dans les corpus des groupes de deuxième et de troisième années dont on a dit qu'ils entravaient le bon fonctionnement d'un entretien de recherche dans la mesure où les participants d'un groupe se refusaient — consciemment ou non — à s'en départir, ne peut être interprétée autrement que comme une *simple parole préconçue* , ces présupposés et arguments d'autorité me semblent être *un refuge de parole*, autant de parefous, protections pour l'individu soit au niveau personnel, soit au niveau professionnel, soit encore à l'un et l'autre de ces niveaux.

L'enjeu est tout différent pour les participants du groupe de première année qui, eux, parviennent tout à fait à entrer dans un discours de recherche. On pourrait utiliser, à propos de leurs entretiens, les termes de L. Bellenger (1987, 49) de "négociation coopérative".

> *Dans la négociation coopérative, il y a toujours indication d'une confiance mutuelle. Cette tendance tient à la crédibilité de la parole des protagonistes. [...]. Les partenaires sont plus enclins à chercher à clarifier les problèmes qu'à imposer leur solution. Mieux comprendre ensemble pour produire une meilleure solution est l'idée qui guide leurs délibérations.*

Les étudiants de première année ont "un désir de gain mutuel", chaque participant "cherche à satisfaire ses intérêts propres en même temps qu'[il] marque son appartenance à une œuvre commune". Si pour les étudiants des groupes de seconde et troisième années, il ne peut plus s'agir de "mieux comprendre ensemble" mais au contraire de montrer qu'ils ont compris et qu'ils savent faire, il en va tout autrement pour les participants de première année qui, eux, n'ont pas d'urgence professionnelle. Ils ne se sentent bien évidemment pas acculés par une échéance de ce type ni non plus contraints de devoir faire la preuve d'un savoir, ce qui leur laisse une plus grande liberté d'expression. Ils ne savent pas encore, ils sont là pour apprendre. Ils sont là pour réfléchir ensemble, ils ont à la fois temps et disponibilité. Ils ne sont pas à la recherche de solutions à mettre d'urgence en pratique, bref il n'y a pas, pesant sur leur réflexion, le souci de l'efficacité immédiate, de la réutilisation concrète, l'urgence de l'action. On se souvient que ces deux points, temps et gratuité, sont pour G. Bachelard des éléments importants pouvant garantir une certaine forme de scientificité. C'est, je pense, une des raisons pour lesquelles les entretiens de groupe ont permis aux étudiants de première année de progresser dans leurs réflexions.

Il ne faudrait pas croire cependant qu'il suffit de placer des individus dans des groupes de réflexion, de les amener à réfléchir pour leur permettre d'acquérir des savoirs savants. Ces entretiens ne suffisent pas, loin s'en faut, ni pour faire acquérir des connaissances ni pour qu'elles se fixent de façon définitive en remplacement des représentations du sens commun.

Les représentations préalables que les participants verbalisent au cours de ces entretiens et que le groupe de première année parvient à bousculer quelque peu sous l'effet de "la dualité dynamique du processus discursif" pour employer une expression de A. Blanchet (1985, 106), demeurent cependant présentes dans l'esprit des participants, elles font partie de leur bagage intellectuel d'apprenants. C'est avec elles que les participants élaborent leur nouveau savoir, c'est avec elles que l'enseignant-formateur doit compter.

Mais ce savoir restera toujours un savoir pré-scientifique tant que les participants ne seront pas amenés à *changer de mode de connaissance.* Comme le dit J. Migne (1970, 84).

> *Le passage de la représentation au concept ne peut donc se concevoir comme résultant de l'élimination d'éléments subjectifs et d'une réduction aux facteurs communs dégagés par la connaissance scientifique. Il implique une réorganisation des processus cognitifs, une "mutation intellectuelle" selon l'expression de A. Koyre.*

C'est donc bien le mode de connaissance que toute formation scientifique se doit de modifier chez les apprenants si elle veut être efficace. C'est de ce changement de mode de connaissance et des moyens pour y parvenir auquel il faudrait réfléchir sérieusement dans la problématique de la formation.

La formation, organe de reproduction

A l'issue de cette analyse, je pense avoir montré que les étudiants qui sortent de deux ou trois années de formation ont une représentation de l'écriture et plus largement des objets langagiers en tous points comparables à celle de non-spécialistes. L'absence de véritable discours de recherche qui caractérise les entretiens des groupes de seconde et troisième années me semble bien due à la fois au type de formation reçue et à la position professionnelle que ces étudiants acquièrent au fur et à mesure des années. J'ai pu ainsi établir l'existence d'un champ de représentations qui se tissent entre les objets langagiers, d'une part, et, d'autre part, entre ces objets langagiers et le statut même de professionnel. En effet, si au cours des années, les discours produits par les étudiants, non seulement n'évoluent pas, mais encore se sclérosent, c'est bel et bien parce que la formation reçue n'autorise plus la moindre déviance.

Il apparaît que le temps de formation, loin d'être le moment privilégié pendant lequel les étudiants peuvent s'interroger et construire l'objet de leur savoir, est en fait un conditionnement les amenant à penser les objets langagiers d'une certaine façon qui ne puisse remettre la profession en cause.

La formation n'autorise pas le moindre questionnement, elle exclut toute remise à jour théorique. Permettre aux formés de "s'interroger sur" et d'interroger le concept de pathologie du langage reviendrait à saper les fondements mêmes sur lesquels la profession repose. La formation a donc pour but de conditionner les étudiants à penser l'écriture et les objets langagiers en congruence avec les objectifs de survie professionnelle.

Dans ces conditions, la formation ne peut aboutir qu'à un renforcement des représentations idéologiques car elle répond aux questions que se posent les étudiants dans les termes mêmes où elles sont posées, elle confirme ainsi l'implicite sur lequel ces questions reposent et le système des représentations qui les sous-tend. Les étudiants des groupes de deuxième et de troisième années perçoivent toujours l'acte scriptural et plus largement les objets langagiers comme clairs, évidents et non problématiques. Dans leur conception, le locuteur-scripteur est à la fois objet de la langue et maître de la communication: objet de la langue dans ce sens où il doit, pour pouvoir exprimer correctement sa pensée, maîtriser le code, maître de la communication dans la mesure où ce code bien maîtrisé est conçu comme reflétant les choses qu'il désigne de telle sorte qu'il suffit de l'appliquer à la réalité pour formuler le contenu de ses pensées et les transmettre à son interlocuteur qui, lui, n'aura plus qu'à les décoder.

Ne pas reconnaître que c'est, par nature, que les objets langagiers sont complexes et problématiques engagent les participants, à l'instar de leurs aînés, à interpréter tout écart comme déviance pathologique. L'enjeu est d'importance car il permet d'asseoir toute l'approche médicale et rééducative.

Si les difficultés ne résultent pas de l'objet langage, elles peuvent donc facilement être attribuées aux incompétences personnelles du locuteur/scripteur: les fautes seront donc le signe d'un dysfonctionnement résultant d'une méconnaissance des règles qui gouvernent le code ou, à un degré d'atteinte supérieure, à un dysfonctionnement du locuteur-scripteur lui-même dont on mettra en doute les capacités de raisonnement.

Cautionnées par les discours tenus tout au long de la formation, les représentations des étudiants se trouvent renforcées et les étudiants ne parviennent plus à s'interroger sur le bien-fondé de la démarche rééducative présentée de toute part comme seule possible dans le cas d'une pathologie de l'écrit. La formation telle qu'elle existe actuellement joue parfaitement son rôle de reproduction.

NOTES

1. J'emprunte cette expression à D. Bourgain (1988).

2. La présence de l'interviewer est inévitable, elle n'est pas à considérer comme artefact mais comme donnée inhérente à la situation de l' E.N.D.R. — interaction sociale à part entière — et dont il faudra tenir compte lors de l'analyse.

3. R. Ghiglione et B. Matalon (1978) font remarquer qu'un entretien peut être décomposé en trois périodes: une phase de mise en route de la discussion, une phase à proprement parler de discours de recherche et une dernière période se caractérisant par un retour des points abordés au cours de la seconde phase.

4. J'utilise ici la terminologie élaborée par M. Dabène. Pour lui l'écho n'est qu'*une répétition de l'objet discursif dans un cadre dialogal* alors que la reprise est *une reformulation de l'objet discursif* transformant l'objet discursif en thème.

5. J'ai observé dans les corpus que ces arguments d'autorité sont produits dès qu'il y a tentative de thématisation d'un objet discursif nouveau, ce qui souligne bien la précarité de cette nouvelle problématique et/ou le danger qu'elle fait encourir au groupe. M. C. d'Unrug pense même que l'insistance sur une notion, le retour du même thème, peut renseigner sur la nature du conflit en jeu. Le groupe est l'objet d'un conflit dont il ne parvient pas à s'extraire, conflit dont il peut dans certains cas tirer "des bénéfices secondaires" selon S. Freud (1926) qui parle de "résistance à bénéfice secondaire" et de "recherche de l'échec".

6. Refus de se livrer à la tâche de réécriture par exemple faisant avorter en seconde année la dernière séance d'entretien.

7. On a vu dans le chapitre 3. de la partie 1 que ces notions font l'objet d'un renforcement au cours de la formation puisqu'elles sont présentées tout à la fois comme la cause du dysfonctionnement de l'écriture et le moyen de son traitement, ce n'est donc pas un hasard que les participants des groupe 2 et 3 en parlent beaucoup.

8. Voir pour plus de détails le chapitre 4 de ma thèse, Tome 2.

9. Pour plus de détails sur cet aspect, le lecteur pourra se reporter à l'analyse de D. Bourgain (1988, p. 1360).

10. Chez eux, comme le dit D. Bourgain (1988, 1358), à propos des témoins de son enquête, [l]*a pensée ordinaire* [...] *n'est pas seulement une pensée qui commet des erreurs ou qui se trompe sur elle-même. Elle est aussi une raison qui se cherche.*

11. Lors du dernier entretien, deux mois séparent les étudiants de troisième année de leur vie active.

12. Dans un groupe, une participante s'en est pris à sa camarade tant il lui était insupportable d'avoir à parler de ses pratiques scripturales qu'elle vivait comme une infériorité.

13. Voir séance sur le brouillon dont il a été question précédemment.

14. Oh la la ! si même nous déjà, on ne s'y retrouve pas" s'exclame une participante de troisième année à propos d'une discussion portant sur l'intérêt de la grammaire dans le

cadre de séances d'orthophonie et se rendant compte qu'elle ne sait pas clairement quelles différences il convient de faire entre les termes "grammaire", "syntaxe", "morphosyntaxe".

15. Certains participants de troisième année m'ont avoué, lors du bilan général sur le travail effectué en groupe, être très préoccupés par la recherche de solutions. Ils ont trouvé que le groupe ne leur apportait guère de réponses pratiques investissables dans les séances de rééducation. Au point où ils se trouvaient de leur cursus, ce n'était plus de théorie dont ils avaient besoin, ni de réflexion sur ces théories, mais de recettes et de réassurance. Le travail en groupe ne leur fournissait ni l'un ni l'autre et ne pouvait être vécu par certains participants que comme très déstabilisant. Certaines personnes ont dit avoir éprouvé un sentiment d'insécurité.

16. Cette promotion est en effet la première à "bénéficier" de la réforme de la formation qui passe de trois à quatre ans.

CONCLUSION

J'ai montré au cours de cette première partie que la profession d'orthophonie se nourrit de références théoriques hétéroclites et largement obsolètes qui reprennent d'ailleurs les discours circulants diffusés dans la société française, qu'elle repose sur des pratiques rééducatives floues et conservatrices reproduisant parfaitement les principes et démarches scolaires et s'inscrivant tout à fait dans une volonté politique de médicalisation des phénomènes sociaux et que la formation qu'elle propose aux étudiants, loin de leur permettre d'avoir accès aux savoirs savants, renforce leurs représentations idéologiques. Une telle approche théorique sert la cause des professionnels et explique du même coup le pourquoi du verrouillage théorique.

Cette analyse comporte donc une dimension subversive à l'égard de la profession d'orthophonie et plus largement de la place dévolue au médical dans notre société comme réponse au traitement des dysfonctionnements socio-éducatifs. Il fallait qu'il en soit ainsi.

Contrairement à ce qu'ils croient, ou veulent faire croire, les orthophonistes, en choisissant de placer l'apprenant hors de son langage et de son apprentissage, ont fait un choix politico-éducatif précis. Le fait que les orthophonistes aient inscrit clairement l'échec scolaire dans le cadre obligé de la pathologie et qu'ils n'aient pu/voulu que radicaliser ainsi l'approche de S. Borel-Maisonny est bien le signe que leur discours, au même titre que n'importe quel discours produit par les autres acteurs sociaux, est idéologiquement marqué.

Leur discours est bien à la fois le produit et le reflet d'une certaine façon de penser et de traiter les dysfonctionnements de l'apprentissage et, pour l'heure, il s'inscrit incontestablement dans un conservatisme éducatif dont le but le plus évident est de renforcer une certaine orientation politique. C'est en fait que personne ne réfléchit aux causes véritables de l'échec scolaire. Les raisons évoquées classiquement par les uns et les autres des partenaires sont toujours déculpabilisantes pour ceux qui les proposent. Ainsi les enseignants, comme les orthophonistes, attribuent l'échec de tel enfant à des difficultés d'ordre intellectuel, affectif ou socio-culturel. C'est parce qu'il appartient à tel milieu socioculturellement défavorisé, qu'il n'a pas connu d'enfance où il a pu être stimulé qu'il se trouve maintenant en échec et il n'y a pas grand' chose à faire puisque tout est joué avant trois ans. Thèse héréditaire, thèse environnementaliste, auxquelles s'ajoutent des explications psycho-logisantes, toutes épargnent les acteurs sociaux que sont les éducateurs. Toutes évitent soigneusement une remise en cause du système lui-même bien souvent générateur d'échec scolaire et qui préfère renvoyer à une autre instance ceux, parmi les apprenants, qui ne parviennent pas à trouver leur compte dans une telle structure.

Le regard critique que je porte sur l'orthophonie ne signifie pas pour autant la mise à mort de la profession. Bien au contraire, il doit permettre aux professionnels de s'interroger sur leur démarche, de poser les problèmes en des termes différents, de conduire une réflexion sur leur rôle et leur statut et de se doter à terme d'une identité énonciative claire.

Il est bien évident que si l'on interroge l'échec scolaire à la lumière des savoirs savants actuels et si l'on fait porter sa réflexion sur les choix didactico-pédagogiques effectués par le système, les conclusions sur lesquelles on débouchera seront d'une toute autre nature que celles précédemment évoquées: beaucoup moins radicales et simplificatrices, elles remettront en cause le système avant d'essayer de soigner l'apprenant.

C'est bien cette voie qu'ont suivi un certain nombre de didacticiens de l'Education Nationale dès 1970, qui, s'appuyant sur une perspective scientifique solide, sont parvenus à construire une approche didactico-pédagogique différente, centrée sur l'apprenant. Certes, cette approche n'est pas encore parvenue à s'imposer partout, mais elle contribue néanmoins fortement à ébranler les certitudes idéologiques qui soutiennent la configuration didactico-pédagogique de type 1[1]. On chercherait en vain une démarche similaire en orthophonie.

> *L'orthophonie française a soixante ans. Née du triple choc, dans les années vingt, d'une personnalité, Madame S. Borel-Maisonny, grammairienne de formation, passionnée de notre langue, de la rencontre avec un grand chirurgien, le Docteur Veau, qui opérait les enfants atteints de «becs de lièvre» et d'un besoin médical naissant, l'orthophonie allait éclore en tant que discipline nouvelle* (J. M. Kremer, E. Lederlé, 1991, p. 3).

Il me semble que soixante ans après, l'orthophonie ne s'est pas remise de ce triple choc. Domaine hybride, sans aucune autonomie professionnelle et scientifique, elle se contente de réitérer des discours importés de l'une ou l'autre des disciplines connexes sur lesquelles elle fait reposer son existence.

L'orthophonie ne s'est pas construit d'objet. J'en veux pour preuves les difficultés auxquelles se heurtent les personnes qui tentent de la définir. Dans l'introduction de l'ouvrage de P. Aimard et A. Morgon (1987, 2) cette difficulté apparait clairement.

> *En orthophonie, il ne s'agit pas vraiment d'éducation. Chacun sait que lorsqu'un enfant se développe bien, son éducation ne demande pas de compétence particulière. Cependant pour de nombreux enfants dont le développement ne démarre pas normalement, en raison de problèmes pathologiques ou non, l'orthophoniste est l'un des personnages clés qui peut intervenir précocement pour limiter les retombées d'un handicap et favoriser l'adaptation au monde (Orthophonie, documents et témoignages.*
> *Ce n'est pas non plus une pédagogie. Cependant les interventions orthophoniques passent bien souvent par des méthodes qui empruntent forcément des schémas pédagogiques.*
> *Les orthophonistes qui sont engagés dans une aide prolongée avec des enfants suivis initialement pour des troubles du langage sont amenés aussi*

> *à intervenir dans les apprentissages – la lecture, le calcul essentiellement – et fonctionnent bien souvent comme des pédagogues spécialisés.*
> *Il ne s'agit nullement de conditionnement, mais cependant les "programmes" d'apprentissage que proposent certains, surtout dans les interventions précoces, possèdent bien des aspects des méthodes de conditionnement.*
> *Chacun sait qu'il ne s'agit pas de psychothérapie au sens propre. Il apparaît cependant que l'on ne peut ignorer ce qui pèse dans l'histoire de l'enfant...*
> *L'orthophonie ne se limite pas à l'application d'une technique ce qui est à la fois son privilège (les orthophonistes ont des trucs que d'autres ne connaissent pas) et l'objet de reproches de la part de ceux pour lesquels le côté psychologique ou psychopathologique du langage occulte un peu trop d'autres aspects.*

C'est bien à cette tâche qu'il faut s'atteler rapidement. Ce travail de redéfinition professionnelle ne pourra se faire qu'à partir d'une réflexion théorique portant à la fois sur les objets langagiers eux-mêmes et sur la dimension relationnelle propre à la consultation. Seul ce questionnement théorique autorisera les orthophonistes à s'interroger sur la spécificité de leur démarche globale et à se positionner de façon intéressante notamment face à l'échec scolaire.

Comme le dit R. Galisson (1989, 115) à propos de la didactique.

> *En sciences, chaque discipline pose ses questions au monde et le monde se transforme. Pour poser des questions au monde et le transformer à sa mesure, la didactique a d'abord des questions à se poser à elle-même. Échanger un statut d'assisté contre un statut de responsable à part entière exige un retour sur soi sans complaisance.*

L'orthophonie, elle aussi, a d'abord des questions à se poser à elle-même, elle a à échanger son statut d'assisté — de profession paramédicale visant la compensation des échecs scolaires — contre un statut de responsable à part entière, elle a à effectuer un retour sur elle-même sans la moindre complaisance et à se construire une véritable identité énonciative. C'est de cette réflexion que dépend son avenir. C'est cette réflexion qui sera l'objet de ma seconde partie.

NOTE

1. Il s'agit en gros de l'approche décrite dans les Instructions Officielles de 1923-1938. Pour plus de détails le lecteur pourra consulter les travaux de J. F. Halté et ma thèse au chapitre 3, partie 1.

DEUXIÈME PARTIE

CHAPITRE 5

LA THÉRAPIE DU LANGAGE

Cette seconde partie sera composée de quatre grands chapitres. Le premier chapitre sera consacré à une définition de ce que j'appelerai désormais "la thérapie du langage", le second fera état des théories du langage actuellement disponibles dans la communauté scientifique et qu'il convient de privilégier si l'on renonce aux principes techniques d'une rééducation orthophonique rétrograde. Le troisième chapitre portera sur les points de vue psychologique et didactique. Reprenant le fil conducteur "représentation" introduit au chapitre un, je consacrerai la conclusion de cette partie à l'évocation de quelques principes de formation relatifs aux conceptions du langage à transmettre aux étudiants et je suggèrerai quelques pistes de réflexion portant sur la spécificité des dysfonctionnements langagiers.

INTRODUCTION

On a pu montrer, au cours de la première partie, comment la pathologisation des erreurs qui surviennent au cours de l'apprentissage des objets langagiers et plus particulièrement de l'écriture reposait, à la fois sur la méconnaissance totale de ce que l'on peut appeler "compétence scripturale", et sur l'exclusion de l'apprenant de son propre apprentissage. Cette méconnaissance de l'activité propre, que tout sujet confronté à un apprentissage utilise pour s'approprier des connaissances nouvelles, a conduit tout naturellement les orthophonistes à penser en bonne logique behavioriste[1], cette fois, que pour aider un individu en échec, il n'y avait qu'une solution, le rééduquer, c'est-à-dire le redresser, le corriger, l'amender, pour lui permettre de rattraper son retard en refaisant dans un autre lieu les choses qu'il n'avait pas réussies à acquérir une première fois. On réduit très souvent l'apprentissage à cette action d'"informer quelqu'un de quelque chose".

Très souvent, le pédagogue imagine qu'il suffit de savoir quelque chose, d'en faire part à des individus qui ne le savent pas encore pour qu'ensuite par simple transvasement d'une tête à une autre, ceux qui ne savaient pas, sachent. Apprendre quelque chose à quelqu'un serait aussi simple que de lui transmettre ses biens. On oublie que cette information peut ou non être perçue par la ou les personnes auxquelles elle est destinée et que pour être apprise, il faut qu'elle(s) puisse(nt) la faire sienne. A. Duval, G. Letourneur et P. Vayer (1987, 4) dénoncent cette croyance sur laquelle, d'ailleurs, repose le concept de rééducation.

> *Or ce n'est pas possible, les connaissances relèvent du premier sens: faire sien. Ces connaissances, c'est l'enfant qui se les approprie et il n'y a que lui qui puisse le faire car le développement est essentiellement une auto-organisation.*

Penser l'orthophonie en des termes différents, c'est donc en tout premier lieu rompre avec ce schéma rééducatif dont j'ai montré les insuffisances dans le chapitre intitulé "Orthophonie, bastion du logo-phonocentrisme". C'est le concept même de rééducation qu'il faut remettre en cause et lui substituer celui de "thérapie". Je vais donc dans un premier temps expliquer ce qu'il convient d'entendre à l'heure actuelle par "apprentissage" et préciser en quoi ces données seront déterminantes pour élaborer une nouvelle définition du champ professionnel.

LES REPRÉSENTATIONS DANS LE CHAMP DE L'APPRENTISSAGE

Aperçu historique

Il faut savoir que cet intérêt pour la façon dont les individus se représentent la réalité n'est pas très nouvelle en soi. Les philosophes se sont, de tout temps, penchés sur cette question, mais ils la formulaient plutôt en termes d'inné et d'acquis et ne se préoccupaient pas de décrire les structures mentales de l'apprenant. C'est donc plutôt du côté des sciences humaines dont le projet est de mettre à jour justement le fonctionnement des mécanismes humains, qu'il faut chercher l'origine du concept de représentation. E. Durkheim (1878) a parlé le premier de "représentation collective" dans un ouvrage intitulé *Représentation individuelle et collective.*

Pour cet auteur, la représentation désigne n'importe quel système de pensée organisée. Ces systèmes de pensée ont, pour lui, un caractère éminemment social, ils s'impriment, qu'on le veuille ou non, à tout membre d'une même communauté. S. Moscovoci (1961), reprend, dans le domaine de la psychologie sociale, cette idée de l'existence d'un consensus maximal qui va se retrouver dans une population donnée sur un sujet donné. Il établit ainsi pour la psychanalyse l'ensemble des représentations, des croyances dont elle fait l'objet dans différentes populations.

Vingt-cinq ans environ après que E. Durkheim ait proposé ce concept de représentation collective, J. Piaget (1926) utilise à son tour le terme de "représentation" pour désigner, cette fois, le contenu concret de la pensée. Il met en évidence, à travers l'étude des représentations des enfants, l'existence d'un développement cognitif dans lequel l'enfant joue une part très active, puisque c'est lui, et lui seul, qui contribue à la construction de ses connaissances. Contrairement à E. Durkheim, le biologiste genevois s'efforce de dégager la structuration de la pensée de l'enfant de toute pression extérieure, la théorie constructiviste qu'il élabore met l'accent sur les actions que l'enfant est amené à faire sur le milieu dans lequel il vit. Même s'il ne nie pas l'existence d'une socialisation progressive de la pensée individuelle, pour lui "l'enfant n'est pas façonné tout entier par la contrainte extérieure ambiante" (1976, 28).

Les approches cognitivistes, en effet, mettent précisément l'accent sur les activités de l'apprenant et montrent l'importance qu'il y a, si l'on veut comprendre ce qui se joue lors d'un apprentissage, à tenir compte des connaissances préalables qu'un individu possède sur un sujet et des représentations qu'il se fait de ce savoir. Le sujet, lorsqu'il est confronté à un apprentissage, ne se contente pas d'enregistrer passivement le contenu qui lui est transmis, au contraire, il élabore activement son propre savoir à partir de réorganisations de concepts déjà connus.

Pour J. Piaget, le mode d'appropriation de connaissances fonctionne par *assimilation/accomodation.* C'est dans cette dialectique que se construisent les connaissances. J. Piaget insiste sur la liaison étroite qui existe entre les deux mécanismes, c'est bien en fonction des réponses constituées antérieurement que seront traitées les nouvelles données. Tout apprentissage est donc une transformation du savoir antérieurement acquis et non la substitution à un savoir qui serait erroné d'un savoir "juste", comme le laissent supposer les approches rééducatives. Apprendre ne peut en aucun cas se réduire à cette substitution, apprendre implique de pouvoir rattacher la nouvelle connaissance au déjà connu, à la faire rentrer dans les structures d'accueil déjà présentes.

L'arrivée d'un nouvel élément de savoir va modifier l'équilibre préalablement atteint par l'individu. Ses connaissances vont s'en trouver, pour un temps du moins, désorganisées obligeant l'individu concerné à entamer un travail visant par des transformations et réorganisations successives du déjà là à retrouver un nouvel équilibre. C'est le résultat de ce travail que l'on nommera apprentissage.

Comme le dit J. F. Halté (1985, 90) "le modèle constructiviste est le plus opérant scientifiquement parce qu'il articule l'activité du sujet à partir de ses déterminations biologiques et de ses interactions avec le monde" J. Piaget élabore à partir d'un sujet abstrait, des lois générales concernant le développement intellectuel. Il convient cependant de compléter la pensée du biologiste suisse par l'éclairage plus social qu'apporte L. S. Vygotski (1934). Cet auteur fait remarquer le "vide social" dans lequel son contemporain développe sa théorie et se place lui d'un point de vue psycho-sociologique en réintégrant la dimension de l'interaction sociale qu'il définit comme fondamentale dans l'évolution d'un individu et de ses capacités d'apprentissage. Pour lui le cadre dans lequel s'inscrit l'apprentissage a une incidence certaine sur la manière dont il peut ou non se réaliser.

J. F. Halté (1985, 77) résume cette idée ainsi.

Le sujet est toujours/déjà pris dans le culturel et le social, c'est toujours/déjà qu'il interagit avec son environnement et c'est de façon déterminante par l'intermédiaire de l'humain social et culturel que son environnement lui est proposé, tendu, en des gestes toujours chargés de sens.

La dialectique enseignement/apprentissage

Des recherches visant à prendre en compte les conceptions de l'apprenant pour construire des démarches d'enseignement cohérentes ont fait l'objet de travaux émanant de différents secteurs des sciences humaines.

Dès 1938, G. Bachelard[2] s'interroge sur ces savoirs préexistants et propose la notion d'*obstacle épistémologique.* Tout individu a donc, avant même de suivre un enseignement particulier, des savoirs sur l'objet de cet enseignement et plus largement sur ce qu'il convient de faire pour l'apprendre et ces savoirs vont constituer autant d'obstacles que rencontreront apprenant et enseignant lors de l'accession aux savoirs savants. Les enseignants méconnaissent cette notion d'obstacle épistémologique et G. Bachelard (1938, 16 et 17) exprime son étonnement dans un ouvrage intitulé *Formation de l'Esprit Scientifique* en ces termes d'une très grande actualité.

Dans l'éducation, la notion d'obstacle épistémologique est également méconnue. J'ai souvent été frappé du fait que les professeurs de sciences, plus encore que les autres si c'est possible, ne comprennent pas qu'on ne comprenne pas. Peu nombreux sont ceux qui ont creusé la psychologie de l'erreur, de l'ignorance et de l'irréflexion [...] les professeurs de sciences imaginent que l'esprit commence comme une leçon, qu'on peut toujours refaire une culture nonchalante en redoublant une classe, qu'on peut faire comprendre une démonstration en la répétant point pour point. Ils n'ont pas réfléchi au fait que l'adolescent arrive dans la classe de physique avec des connaissances empiriques déjà constituées: il s'agit alors, non pas d'acquérir une culture expérimentale, mais bien de changer de culture expérimentale, de renverser les obstacles déjà amoncelés par la vie quotidienne.

J. Migne (1970), s'inscrivant dans le champ de la formation professionnelle reprend en grande partie les objectifs de G. Bachelard il construit le concept de "pédagogie des représentations". Pour lui, il semble fondamental que l'enseignement repose au départ sur les représentations des formés, qu'il se situe par rapport au cadre de référence de ces formés.

Mais, c'est en 1975 que le concept d'obstacle est transporté véritablement de l'épistémologie vers les problèmes de l'apprentissage par M. Sanner. A. Giordan, en 1978, publie ses premiers travaux et impulse, depuis dix ans maintenant dans le champ des sciences naturelles, un important courant de recherche dans le domaine des représentations des apprenants, courant dont on ne peut nier les apports puisqu'ils sont à l'origine d'une réflexion très riche sur la manière de mettre à jour et d'utiliser le cadre conceptuel préexistant chez tout apprenant.

On a vu que le point de départ des travaux sur la représentation se fondait sur le concept d'"obstacle épistémologique" défini plus haut. Les recherches actuelles se dégagent du radicalisme de G. Bachelard qui suggérait une "psychanalyse", c'est-à-dire, pour lui, une dislocation, un effacement total de tous les obstacles épistémologiques, de tout ce qui fait qu'un individu peut avoir une représentation de quelque chose de façon à pouvoir, à partir de là, en construire d'autres fonctionnant véritablement sur un mode scientifique. Le concept de représentation n'est plus perçu sous cet aspect négatif. Actuellement, pour la majorité des chercheurs, l'apprenant, qu'il soit adulte ou enfant, a déjà, avant toute intervention pédagogique, sa propre conception de l'objet de l'apprentissage visé, conception qu'il importe non pas de détruire mais de connaître, car c'est sur elle qu'il s'agira de construire les actions pédagogiques.

Les chercheurs utilisent d'ailleurs d'autres expressions comme "misconception", "erreur première", "obstacle à la connaissance", "déjà-là", "concepts alternatifs", "raisonnement spontané" pour signifier l'importance de ces représentations dans la dialectique apprentissage/enseignement. A. Giordan et G. de Vecchi (1987, 79) préfèrent au terme flou de représentation celui de "conception" ou "construct".

> *Aussi, à ce terme de "représentation", nous préférons, pour des raisons de clarté, celui de "conception" ou de "construct". Le premier met l'accent sur le fait qu'il s'agit, à un premier niveau, d'un ensemble d'idées*

coordonnées et d'images cohérentes, explicatives, utilisées par les apprenants pour raisonner face à des situations-problèmes, mais surtout il met en évidence l'idée que cet ensemble traduit une structure mentale sous-jacente responsable de ces manifestations contextuelles. Quant au second, il met en valeur l'idée, essentielle à nos yeux, d'élément moteur entrant dans la construction d'un savoir, et permettant même les transformations nécessaires.

L'analyse conduite par P. Jonnaert (1988) s'inscrit dans la même orientation. Cet auteur utilise le concept très large de "pré-acquis cognitif"[3] (PAC) qui englobe tout ce que l'élève croit savoir à propos d'une notion avant tout apprentissage systématique de cette notion. Ce PAC va se manifester de différentes façons: l'expression de "représentations spontanées" empruntée à J Piaget (1947) désignera une notion, un savoir réellement constitutif des connaissances du sujet, l'expression "représentations initiales", empruntée à M. Sanner (1985) caractérisera au contraire la réponse à une sollicitation immédiate, l'expression "formulation de représentation" désigne la première information, le premier indice que nous livre l'apprenant sur ce qu'il pense, c'est un premier aperçu sur la partie latente de l'iceberg qui ne nous dit rien cependant sur l'organisation structurelle profonde du savoir de l'apprenant. Une "formulation de représentation" permettra de faire des hypothèses sur la nature de l'organisation structurelle profonde. A chaque "formulation de représentation" correspondent différentes "classes de représentations" qui vont varier selon les individus. Ces "classes de représentations[4]" regroupent une série de "représentations intermédiaires" sous-jacentes à une "formulation de représentation" et organisées en filiations. L'expression "filiations de représentations" désigne les liens de parenté qui existent entre les représentations intermédiaires, la manière dont elles s'agencent, et permet de comprendre la structure profonde de la représentation, c'est-à-dire la manière dont un individu a articulé son savoir. P. Jonnaert (1988, 67) insiste sur le danger qu'il y aurait à "figer une représentation dans le "schéma" (souvent linéaire) de la filiation des représentations intermédiaires qui l'ont engendrée".

Voici un exemple des représentations intermédiaires de trois interviewés ayant émis une formulation identique à savoir: "Le langage oral est plus souple que le langage écrit".

Sujet 1.

R (a): à l'oral, on organise ce qu'on veut dire par rapport à ceux qui écoutent… à l'écrit on organise et après c'est impossible de modifier les choses même si le lecteur a pas compris…

R (b): à l'oral, on est en face d'une autre personne.

R (0): à l'écrit, c'est une autre situation.

Le sujet 1 fait allusion à l'absence d'interlocuteur à l'écrit qui rend la tâche communicative plus délicate qu'à l'oral. Il a l'intuition de l'existence de deux ordres et les différences entre la langue orale et la langue écrite sont reliées au type de situation dans lesquelles elles sont utilisées.

Sujet 2.

R(a): le langage écrit est un langage à un niveau plus complexe que l'oral… y a plein de petits mots… les introducteurs de complexité qui ne passent pas dans le langage oral et qui risqueraient de compliquer les choses pour le gamin qui va apprendre à écrire…

R (b): ce qui perturbe l'enfant, c'est justement ça, … il a pas le droit, on lui donne pas le droit d'écrire comme il parle…, c'est pour cela qui a beaucoup d'enfants dyslexiques… ils écrivent comme ils parlent… c'est un reproche qu'on fait aux enfants… et même aux adultes… dans le style, dans l'écrit…

R (0): le langage écrit est plus concentré, dedans y a pas de répétition, y a pas la même morphologie surtout, la même syntaxe…

Pour le sujet 2, la comparaison langue orale/langue écrite est faite uniquement du point de vue du code. Il y a méconnaissance totale de l'existence des deux ordres. Les différences entre la langue orale et la langue écrite ne sont absolument pas perçues en rapport avec le type de situation dans lesquelles elles sont utilisées. La langue écrite est posée comme supérieure, la langue orale assimilée à un registre familier.

Sujet 3.

R (a): à l'oral, c'est différent, on n'a pas le temps, on enchaîne les idées, à l'écrit on a un support, un moule et chacun peut revenir dessus pour comprendre le sens à sa manière, interpréter, découvrir…

R (b): le langage oral, on le perçoit, il disparaît, on le digère pas facilement…

R (0): sur l'écrit on peut revenir et à partir d'une certaine pensée on peut aller au delà ou simplifier les choses ou les complexifier…

Le sujet 3 évoque l'existence d'un travail de la trace qu'il perçoit à la faveur d'une expérience personnelle. Il prend conscience de l'absence de trace à l'oral et ébauche de la notion de cogitum[5]. Cette notion est liée directement à l'idée de la permanence de la trace et de la visibilité.

Les schémas de filiation ne sont que des hypothèses d'organisation des représentations intermédiaires. Cette hypothèse devient une grille de lecture possible pour comprendre le cheminement d'un individu à un moment précis de son apprentissage. Dans une autre situation d'émergence, d'autres unités signifiantes auraient été activées et donc d'autres représentations intermédiaires convoquées, ce qui explique le caractère fluctuant des filiations.

> *Cette remarque est capitale, car si une filiation de représentation avait un caractère statique, voire immuable, nous ne pourrions pas en tenir compte dans une relation didactique..., ce caractère immuable la rendrait en effet inamovible ! Bien plus, dans quelle mesure un apprentissage serait possible, puisque tout le "pré-acquis", (si la structure de son organisation structurelle profonde était réellement rigide), serait pratiquement immuable ! C'est donc bien par son caractère dynamique qu'une représentation peut être considérée comme le matériau de base d'un apprentissage* (Ph. Jonnært, 1988, 67 et 68).

Tous les auteurs s'accordent sur le fait que loin de détruire les représentations, il importe beaucoup plus d'en tenir compte et de les faire évoluer pour permettre que l'apprentissage se construise. C'est la perspective constructiviste de l'apprentissage qui a permis cette évolution, il est admis aujourd'hui que les connaissances ne s'acquièrent pas par le gommage de celles qui précèdent mais bel et bien dans une interaction avec elles.

"Et c'est dans cette dynamique "ancien/nouveau" que se vit la relation didactique" (Ph. Jonnært, 1988, p. 64). C'est cette dynamique sur laquelle il importe de faire reposer l'approche orthophonique.

Ce que je cherche à construire ici n'est pas tant un cadre pédagogique dans lequel seraient réunies les conditions nécessaires à un bon réapprentissage qu'un lieu spécifique où le consultant sera amené à découvrir le pourquoi de ses difficultés et à inventer des transformations possibles dans les conditions subjectives et objectives qui sont à la base de ses difficultés. Remplacer le concept de rééducation par celui d'apprentissage ne suffit donc pas puisqu'il faut également que l'orthophoniste s'intéresse aux facteurs déterminants du non-apprentissage et à la signification que l'activité de connaître a pour le consultant. C'est pourquoi, il faut ajouter un éclairage à ce qui vient d'être dit. En effet, tout apprentissage, et ce quel que soit le niveau mental de l'individu, requiert une bonne structuration de "l'identité". Pour pouvoir apprendre, il faut être psychologiquement "disponible". Sans cette disponibilité le sujet ne sera pas à même de s'investir dans un apprentissage, de mobiliser ses potentialités et de les réinjecter dans les tâches à accomplir. Cet aspect me semble fondamental dans l'optique de la pratique professionnelle dont l'objet sera de permettre au sujet de se situer dans son apprentissage, de façon à ce que le comportement d'échec adopté puisse devenir, après un travail de verbalisations, absolument superflu.

Conclusion

Apprendre ce n'est donc ni ajouter ni retrancher des savoirs à d'autres savoirs mais être capable, du lieu socio-culturel dans lequel l'on se trouve inscrit, et en s'appuyant sur un Moi solide, c'est-à-dire ayant résolu, en partie au moins, les conflits libidinaux, de réajustements en fonction des expériences que l'on est, ou non, amené à faire et de l'ensemble des représentations que l'on s'est petit à petit construit sur tel ou tel thème. C'est l'ensemble de ces facteurs dont le thérapeute du langage doit tenir compte.

En effet, partant de cette "nouvelle" conception de l'apprentissage et des conditions requises pour son bon fonctionnement, d'autres voies de réflexion s'ouvrent, permettant de préciser la nature de l'échec dans l'apprentissage. Il est possible de s'intéresser aux facteurs déterminants du non-apprentissage et à la signification que telle activité a pour le sujet de façon à mieux cerner si l'échec est dû:

- —à des facteurs organiques (déficits sensoriels), point sur lequel je ne m'attarde pas plus longuement tant il est évident lors de difficultés d'apprentissage de vérifier l'intégrité des organes sensoriels;
- —à des facteurs environnementaux (problèmes d'insertion scolaire, problème d'intégration de l'enfant dans le groupe classe). La connaissance du milieu ambiant est très importante pour cerner les rapports qui se sont tissés entre, d'une part, l'idéologie culturelle de la famille dont est issu l'enfant et, d'autre part, celle qui régit le groupe social à telle époque. Elle permet également de saisir le niveau de conscience et de participation dont le sujet et ses parents font preuve concernant leur place et leur rôle dans la société. Il est bien évident que des difficultés d'apprentissage n'auront pas

le même sens en fonction des attentes que l'apprenant et ses parents nourriront à l'égard du système éducatif et scolaire et des ambitions sociales qu'ils se seront données;
— à des facteurs psychologiques variés, problèmes que rencontre l'enfant dans la construction de son Moi. Les perturbations de l'apprentissage peuvent très bien signifier les résistances que l'enfant rencontre au cours de son transit vers l'âge adulte. La perte de la fonction cognitive, le tabou de la connaissance, pourront être pour certains le prix à payer pour préserver des relations privilégiées avec tel ou tel membre de la famille. Dans ces cas, le non-apprentissage ou les difficultés à apprendre sont à entendre comme symptômes, c'est-à-dire dans la terminologie freudienne un processus engendré par l'inconscient, un compromis entre l'intention consciente et le refoulé.

Les échecs dans la conduite des apprentissages sont, dès lors, envisagés dans des problématiques diverses qui toutes tiennent compte de l'apprenant, de sa position par rapport à l'apprentissage, de son investissement dans les tâches proposées et de sa place d'acteur social, produit d'une culture familiale qui se trouvera ou non en accord avec les exigences d'acculturation proposées par le système socio-éducatif. On détermine ainsi l'origine des difficultés d'apprentissage et on rompt avec l'homogénéité du discours orthophonique qui englobe sous une même approche et dans une même terminologie médicale les déficits langagiers, qu'ils résultent ou non de lésions décelables au niveau anatomique. La confusion est particulièrement évidente, on l'a vu, en ce qui concerne les échecs dans l'apprentissage de la lecture et de l'écriture, attribués massivement à l'existence d'une pathologie spécifique appelée dyslexie/dysorthographie et que l'on ne parvient pas, pourtant, à différencier du "simple" échec scolaire.

UNE NOUVELLE DÉFINITION DE LA PROFESSION

Recentrer ainsi la réflexion sur l'apprentissage et les conditions de sa réalisation permet de s'interroger en des termes totalement différents sur le rôle imparti à la thérapie du langage. Il est clair maintenant que le lieu thérapeutique ne saurait être un lieu de rééducation ayant pour visée de réparer le déficit et de combler des manques à partir d'un diagnostic de retard d'acquisition d'apprentissage, qu'il porte sur le langage oral ou le langage écrit, à l'aide d'une pédagogie curative.

Le consultant, loin d'être sujet passif d'une rééducation, est placé au centre du suivi orthophonique comme acteur de son apprentissage et des interrogations qu'il sera amené à formuler à son propos dans le cadre de ce suivi. La profession me semble donc devoir être définie comme un lieu thérapeutique à part entière où le consultant pourra se dire dans ses relations et son vécu avec l'objet d'apprentissage qui lui pose problème, dans ses difficultés à se poser comme être de parole ou d'écriture dans la structure psychique de son Moi et découvrir ainsi à la faveur de ce travail d'introspection la nature et le sens de ses blocages.

Il importe donc avant tout de donner la parole aux consultants et de faire du lieu de l'orthophonie un lieu hautement permissif du Dire, ce à quoi la situation duelle se prête tout à fait bien. La durée des séances d'une demi-heure à trois quarts d'heure, le suivi et la régularité des rencontres ne peuvent que favoriser la réflexion, les prises de conscience et les retours sur soi, sujet-apprenant et sur ses stratégies. Correctement gérée par un professionnel compétent[6] et au clair sur son statut, elle ne peut que favoriser écoute et verbalisations puisqu'elle est, au même titre que le lieu thérapeutique classique, un lieu d'où tout jugement de valeur est banni.

L'importance d'un cadre législatif clair

Poser ainsi l'orthophonie comme *lieu de thérapie,* c'est se heurter à la législation puisque l'orthophonie est inscrite dans la dimension rééducative et que les orthophonistes sont placés sous la tutelle légale des médecins. Ce cadre législatif ne permet pas au professionnel d'adopter un statut énonciatif clair, ce qui explique certainement le malaise que connait la profession et dont j'ai donné un aperçu dans la conclusion de la première partie de cet ouvrage en soulignant les difficultés qui présidaient à toute tentative pour la définir. Il est important de rappeler combien la constance d'un cadre et d'un statut clairement établis a d'influence sur la parole du thérapeute et du patient. Des cadres mal ou non établis détournent la parole des interactants, non pas qu'il ne se passe rien au cours d'une telle consultation, mais les choses qui s'y passent, parce qu'elles ne s'inscrivent dans aucun champ de parole précis et qu'elles n'émanent d'aucune instance énonciative claire, seront très difficiles à gérer et à interpréter.

En général, quand il s'agit d'enfants de 6 ans et plus, les parents consultent pour mauvais rendement scolaire. Ils consultent le plus souvent lorsqu'ils sentent plus ou moins confusément que s'est installé un déséquilibre dont ni leur enfant ni eux ne parviennent à sortir seuls. Ils demandent assistance. Ils attendent du spécialiste qu'il puisse se rendre compte de ce qui arrive, qu'il leur dise notamment si leur enfant est ou non "fautif", en d'autres termes s'il a ou non des capacités lui permettant de réussir ou s'il présente quelque handicap qui permettrait de comprendre le pourquoi de son échec. En cas de difficultés dans l'apprentissage, et comme le fait très justement remarquer F. Dolto (1971, 148), les parents n'ont classiquement que deux attitudes.

> *Ils allèguent, soit une maladie, une "anormalité", physique ou morale de l'enfant, soit sa mauvaise volonté, sa paresse, sa méchanceté volontaire. La première de ces interprétations ôte toute responsabilité à l'enfant, la seconde le charge de toute la responsabilité. Ces deux attitudes aussi fausses l'une que l'autre ont pour conséquences d'ancrer davantage l'enfant dans le cercle vicieux de ses symptômes névrotiques.*

Or les orthophonistes, dans la mesure où ils s'inscrivent, de par leur statut légal et/ou leur souhait personnel, dans cette démarche rééducative dont on a vu qu'elle gommait toute la dimension de l'apprenant, ne font que renforcer la position parentale. Lorsque, pour certains d'entre eux, ils tentent de proposer une approche différente reposant sur la prise en compte de l'individu et de sa famille dans l'ensemble des dimensions sociales et psychologiques, ils ne parviennent pas, du fait de ce statut avec lequel ils se trouvent en porte à faux, à originer leur parole dans un champ professionnel précis. En effet, ce titre et les réglementations législatives qui le régissent ne peuvent que contribuer à renforcer l'idée que ce professionnel n'est là que pour appliquer un traitement prescrit par le médecin. Le fait d'être positionné socialement comme paramédical, de se présenter par la force des choses, comme tel, de ne pouvoir exercer que sur prescription médicale ne peut qu'avoir des effets importants sur les consultants, sur leur demande, sur la façon dont ils vont percevoir leurs difficultés et celles de leur enfant, et sur la manière dont ils vont y réagir. Dans le cadre actuel, toute proposition de suivi émanant d'un orthophoniste ne pourra être perçue par les parents que comme un remède miracle, reposant sur des discours explicites ou implicites du spécialiste à l'enfant quant à l'attitude qu'il conviendrait que ce dernier adopte pour réussir.

Or tel ne devrait pas être le but d'un suivi en thérapie du langage. Ce suivi devrait permettre aux parents de jeter un nouveau regard sur leur enfant et de mieux comprendre son comportement. Il devrait les amener à s'interroger sur le sens de cette difficulté d'apprentissage, cette difficulté d'être, sur cette souffrance "psychologique" et "sociale" et sur le rôle qu'elle joue dans l'économie interne du sujet et de la cellule familiale. Il devrait enfin amener le sujet consultant à se voir différemment. Être positionné par ce statut du point de vue de la lacune, du manque à combler, ne pourra que retarder indéfiniment cette prise de conscience.

Il importe donc que le thérapeute puisse dès le premier contact avec le consultant et sa famille se présenter clairement. Il est certain qu'une modification de la législation en vigueur concernant le titre accordé à ces professionnels, leur statut et notamment la soumission à l'entente préalable et à la prescription médicale clarifierait les choses pour lui-même et ceux qui le consultent et lui simplifierait grandement la tâche lors du premier contact.

C'est donc le titre même d'"orthophoniste" qui devient hors sujet au sens propre du terme puisque le rôle qui incombe à ce professionnel, et qui convoque toute sa personne dans sa dimension d'être psycho-social, consiste à favoriser non pas l'orthodoxie d'une parole mais son authenticité.

Il me semble de loin préférable de parler de *"thérapeute du langage"*. Certains collègues en France revendiquent déjà ce titre — c'est le cas de l'association des thérapeutes du langage et de la communication [A.T.H.E.L.E.C] — je vais donc préciser ce qui fait la spécificité de la démarche que je propose.

La spécificité de la thérapie du langage

Un lieu du Dire

A.T.H.E.L.E.C. a été créée en 1981, et a pour but de développer cette idée d'une orthophonie plus proche de la thérapie que de la prise en charge rééducative. Les professionnels ayant reçu la formation proposée par cette association se présentent comme “thérapeutes du langage et de la communication”. Ils précisent qu’ils ne sont ni rééducateurs car ils n’interviennent pas dans le registre de la réalité et tiennent compte de l’inconscient, ni soignants car ils ne perçoivent pas un trouble de l’apprentissage sous l’angle uniquement médical, ni pédagogues car ils ne souhaitent pas pallier les erreurs du système éducatif. D’après N. Chopin et M. Berdoy (1987, 5 et 6), être thérapeute du langage et de la communication, c’est, tout en reconnaissant la place centrale de l’inconscient, avoir pour tâche non de comprendre les phénomènes inconscients et/ou de proposer des interprétations, ce qui est le rôle du psychothérapeute, mais s’offrir “comme interlocuteur, ayant son histoire, son originalité, ses expériences propres, auquel le sujet peut se confronter ; c’est cette interaction dynamique dans le plus grand respect du sujet et de son fonctionnement qui fait la spécificité de la rencontre thérapeutique”.

Outre le fait que la réflexion de ces professionnels concernant les objets langagiers et notamment l’écriture, ne se différencie en rien de ce que les autres collègues (courant techniciste et/ou relationnel) peuvent en dire, l’approche thérapeutique qu’ils décrivent manque, de mon point de vue, de clarté dans la mesure où elle ne permet pas au professionnel de s’inscrire clairement dans cette spécificité de thérapeute *du langage et de la communication,* et curieusement, à mon sens du moins, parce qu’ils insistent beaucoup trop sur ce qui est censé la différencier de la psychothérapie.

Pour eux, les psychothérapeutes centrent leur travail sur l’inconscient et ses manifestations qu’ils cherchent à décoder par la méthode de l’interprétation alors que les thérapeutes du langage et de la communication, “tout en reconnaissant la place centrale de l’inconscient, n’ont pas comme objectif la compréhension des phénomènes inconscients et ne proposent pas d’interprétation” (N. Chopin et M. Berdoy (1987, 5 et 6).

Ce qui spécifie un entretien qui appartient au champ de la clinique comme c’est le cas ici, c’est qu’il prend en compte l’inconscient. Derrière le contenu manifeste du discours, le thérapeute va chercher à entendre le contenu latent, à faire du sens, ce qui mobilise d’entrée de jeu son propre psychisme. M. Ledoux (1985, 147) explique fort bien pourquoi tout entretien, fût-il de recherche “par la prise en compte de l'inconscient et du désir qui en est le noyau dynamique organisateur tend à faire émerger ce désir, à le libérer des entraves qui habituellement le refoulent".

Il me semble cependant que pas plus que le psychanalyste, le thérapeute du langage ne peut se contenter de reconnaître une place centrale aux conflits intrapsychiques; il a bien lui aussi pour objectif de comprendre ce qui a pu entraver la mise en place de l'apprentissage. Par ailleurs être thérapeute du langage, c'est bien évidemment tenir compte des possibilités et du rythme d'évolution de chaque consultant. Tout comme le psychanalyste donc, il se gardera bien de proposer au consultant une quelconque interprétation de ce qu'il a cru comprendre à travers les verbalisations que ce dernier aura formulées au cours des différents entretiens. Pratiquer différemment signifierait que le thérapeute méconnaît la dynamique particulière de toute situation de retour sur soi qui charie inévitablement avec elle des résistances dont il faut bien évidemment tenir compte si l'on veut permettre au consultant d'évoluer à son propre rythme. Par contre, et tout comme le psychanalyste, il devra être capable d'amener le consultant à poursuivre son questionnement et en ce sens lui proposer des pistes de réflexion qu'il aura pu dégager, notamment par une analyse de contenu, — prégnance, récurrence de certaines thématiques, de formulations identiques — des dires de son patient faite à l'aide de son système théorique. Il fournira ainsi au consultant une sorte de grille interprétative lui permettant de circuler dans ses dires, de les cerner et de comprendre et contrôler ses difficultés.

Si différences[7] il y a entre une pratique d'analyse et une thérapie du langage, elles ne sont certainement pas à chercher du côté de la manière de faire ni du côté de la manière d'être de ces deux professionnels.

Comme le dit C. Chiland (1985, 15): "Quelle que soit 'l'étiquette' du professionnel, l'entretien clinique ne se déroule pas différemment quant à la position du clinicien". Tout comme en psychanalyse[8] en effet, il s'agit bien, on l'a vu, de permettre au sujet, par une méthode d'investigation parfaitement maîtrisée — savoir écouter, avoir une bonne gestion du transfert et du contre-transfert, savoir respecter les résistances que le consultant a lors de ses verbalisations — de mettre à plat ses représentations et les significations de celles-ci dans son économie psychologique.

Le consultant dans ses rapports avec les objets langagiers

Cette différence me semble par contre se trouver du côté de la demande du consultant, c'est-à-dire finalement sur ce qui l'a amené à s'adresser à un thérapeute du langage plutôt qu'à un psychothérapeute. A ce niveau précis, c'est *l'étiquette* du professionnel qui va jouer incontestablement un *rôle de révélateur* concernant le type de la demande et refléter le positionnement du consultant par rapport à ses difficultés, à sa problématique et aux moyens de "guérison" qu'il entrevoit au moment où il effectue sa démarche. Une thérapie du langage ne recourt pas plus qu'une analyse aux suggestions, conseils, directives, éclaircissements, autres modes d'action psychothérapique. Cependant, dans la mesure où la demande du consultant est, *à l'origine du moins*, verbalisée en termes de *remédiation dans la conduite d'un apprentissage particulier* j'aimerais apprendre à écrire correctement, j'aimerais ne plus bégayer, je viens vous voir parce que j'ai des problèmes en français et que je pense que c'est votre domaine le thérapeute du langage devra y répondre en des termes adaptés, c'est-à-dire en en tenant compte dans les termes mêmes dans lesquels elle se trouve formulée.

> *Autrement dit, il me semble que les personnes qui s'adressent au thérapeute du langage en sont à un moment de leur interrogation sur eux-mêmes et sur leurs difficultés qui passe par cette demande de réduction du symptôme et qu'il importe au plus haut point d'entendre cette demande à ce niveau précis pour permettre dans un second temps au consultant de la faire évoluer.*

Car comme le dit encore C. Chiland (1985, 14/15).

> *Même dans le cas le plus favorable où le client [sic]sait qu'il "a des problèmes", il n'a pas pour autant une idée claire de la nature du service que peut lui rendre un clinicien et de la manière dont va se dérouler l'entretien. Il demande qu'on lui pose des questions et qu'on lui donne des réponses.*

Sa demande est à ce moment de son évolution prise dans "le réseau de ses contradictions conscientes et inconscientes" et il appartient au thérapeute du langage dans le cadre de sa spécialité — qui a été à l'origine de la demande du consultant[9] — de lui permettre de dénouer petit à petit l'écheveau de ces contradictions.

Un travail sur les représentations des consultants

J'ai dit plus haut que le lieu d'une thérapie du langage se devait d'être un lieu hautement permissif du Dire et j'ai montré combien cette situation avait de points communs avec les situations classiques d'analyse dans la mesure où elle se situe à l'intérieur du champ clinique et où elle résulte d'une demande d'aide. J'ai précisé l'importance qu'il y avait à tenir compte de la nature de la demande et affirmé la portée significative, pour le consultant, du choix du type de professionnel. Le consultant s'adresse *au thérapeute du langage pour lui faire part de sa souffrance dans ses rapports avec les objets langagiers et leur apprentissage.* Ses dires vont porter sur la verbalisation de ces rapports, c'est-à-dire sur le champ parfaitement délimité de sa demande d'origine.

D. Bourgain (1988, 143/144) parle à propos de l'objet scriptural, de l'existence de champs de représentations:

> *les représentations de l'écriture comportent en elles-mêmes une zone résultant de l'interférence et des interactions avec d'autres représentations portant:*
>
> — primo, sur la *langue* maternelle, comprise elle-même dans ses dimensions linguistique, sociologique et psychologique. Conformément aux conditions qui sont celles de la mise en place, dans notre société, des comportements scripturaux dans la langue maternelle, ces représentations ont toute chance de constituer, en effet la matrice originelle des représentations attachées à l'écriture (encore que cette matrice soit susceptible d'être modifiée, en retour, par ces dernières);
>
> — secundo, sur *l'individualité,* notamment les représentations que le scripteur a de lui-même en tant qu'entité psychologique, *i.e.* en tant qu'unité/unicité corporelle, affective, intellectuelle, morale, etc.;
>
> — tertio, sur la *société* et son fonctionnement, en même temps que sur la position et les rôles qui sont ceux de l'individu dans cette société.

Quand je parle de "se dire" dans ses rapports avec le vécu des objets langagiers et de leur apprentissage, c'est à ces trois points que je fais référence et ce sont eux qui vont devoir faire l'objet d'une investigation par le thérapeute.

Les verbalisations portant sur le vécu langagier sont fondamentales pour permettre au consultant de se dire dans ses rapports originels avec la langue maternelle dont on sait qu'elle n'est pas un outil qui s'est construit en dehors de l'individu. Au contraire, c'est par et dans la langue que l'individu se construit, s'organise. Dès avant sa naissance il est mis en mots, investi dans le réseau langagier. Il est tissé par cette langue qui constitue son archéologie la plus profonde et il la tisse en retour construisant son rapport au monde et au savoir.

Comme le dit très bien Ch. Revuz (1990, 87) tout individu est mis en mots par ses géniteurs.

> *[...] je suis la manière dont j'ai été investi par la parole de ceux qui ont mis des mots, leurs mots sur mes premiers émois, mes premières souffrances, mes premiers plaisirs. Il n'y a pas de pensée ni même d'expérience "prélinguistique" parce qu'il n'y a pas, pour le petit d'homme, d'existence prélinguistique. Dans cette manière là d'avoir été mis en mots, avant même d'avoir été mis au monde, s'enracine un rapport fondateur de ce que je suis à la langue.*

Parler et écrire, c'est donc, puisque l'on est fait de cette langue, d'une certaine manière, parler et écrire sur soi.

Ces verbalisations porteront également sur le consultant dans sa dimension psychologique et sociale. Le vécu qu'il aura de ses capacités orales et scripturales, de la compétence qu'il devrait/souhaiterait avoir, l'évaluation qu'il fera de ses capacités à atteindre cet idéal, les causes qu'il attribuera à son échec et à ce niveau surtout la part de responsabilité qu'il s'attribuera à lui-même, la place et le statut social dans lesquels il se situera ainsi que les moyens qu'il pensera susceptibles de remédier à ces problèmes vont déterminer de façon importante le suivi thérapeutique.

L'objectif visé dans une thérapie du langage est de mettre le consultant en position de faire émerger à sa conscience des représentations –bien souvent refoulées ou du moins dont il n'a jamais analysé, voire verbalisé le contenu. L'objectif visé en thérapie du langage est de lui permetttre d'effectuer ce retour sur ses représentations concernant les objets langagiers et ses stratégies d'apprentissage, mises en place à travers les interdits sociaux auxquels il s'est trouvé confronté dans la petite enfance, d'une part, et les diverses situations d'apprentissage qu'il a expérimentées, d'autre part, de façon à ce qu'il puisse comprendre comment il s'y prend pour apprendre, pourquoi il agit de telle ou telle façon et qu'il saisisse ainsi où se situent les obstacles qui, à un moment ou un autre, barrent le bon déroulement de cet apprentissage entraînant cette souffrance qui le pousse lui ou sa famille, dans le cas des enfants, à consulter.

Dans le cas de personnes consultant pour des difficultés dans la maîtrise de la compétence scripturale, la thérapie du langage devra amener le consultant par des verbalisations successives de ses représentations à modifier son statut et ses comportements de scripteur. Comme le dit D. Bourgain (1988, 176).

> *C'est bien en passant par une transformation des représentations de l'écriture, telle qu'elle peut se produire en leur sein et comme celles-ci existent à l'entrée du cursus de formation, que se produisent les modifications des comportements scripturaux, et non pas par "dépôt" ou "enracinement" de savoirs et savoir-faire à côté ou "par dessus" des savoirs et savoir-faire antérieurs.*

Ce processus de transformation résultera:

— d'une part du travail de "profération" conduit par les consultants eux-mêmes au cours des verbalisations successives dont leurs représentations vont faire l'objet et qui va leur permettre de prendre un recul de type méta-cognitif. A la faveur du travail de profération[10] qui préside à toute mise en paroles, les consultants se trouvent en posture d'interroger et de s'interroger sur ces savoirs. Il y a, on le sait, dans tout discours travaillant sur la langue et travaillé par la langue, une dynamique de transformation qui permet justement ce jeu de et par la langue et qui place le consultant face à son propre discours et plus largement face à l'espace dialogique en lui, à l'écoute de ce qui s'y construit d'interrogations;

— d'autre part de l'acquisition de nouveaux savoirs et savoir-faire qui sera alors possible pour peu que le thérapeute du langage réussisse par des interventions et/ou mises en situation pertinentes à permettre au consultant de passer "à un autre mode de connaissance qui autorisera un élargissement et une maîtrise autre de ses comportements" (Bourgain, 1988, 179).

C'est là, sans doute, que la thérapie du langage s'écarte le plus de la cure psychothérapique et que se dessine le mieux sa spécificité.

C'est donc ce que chaque consultant peut dire de *son vécu langagier* qui intéressera le thérapeute non pas d'ailleurs comme le souhaitait G. Bachelard pour éradiquer ces dires mais pour permettre dans un premier temps de les faire émerger et de ce fait d'autoriser le consultant à les considérer de l'extérieur, d'un autre point de vue, comme objet placé hors de lui, à distance, et susceptible d'être pris en compte par un interlocuteur neutre et bienveillant. Ainsi ils seront analysables, à charge au thérapeute de permettre au consultant de mener cette analyse et ainsi d'apercevoir les rapports que ces représentations entretiennent avec d'autres problématiques et le rôle qu'elles jouent dans son économie psychologique. On imagine aisément le retentissement qu'une pathologisation des problèmes d'écriture peut avoir, de ce point de vue, sur le consultant. Se considérant comme malade, soit il désirera se faire soigner et se représentera le suivi thérapeutique comme similaire à un traitement médical dans lequel il aurait un rôle tout à fait passif à jouer, soit il jugera son état irrécupérable et n'entreprendra rien. On mesure l'erreur d'une approche orthophonique qui définit les difficultés langagières comme autant de manques à redresser, de lacunes à combler et qui propose pour se faire un modèle langagier surnormé, celui-là même sans doute qui pose problème.

La spécificité du thérapeute du langage

Tout ce travail décrit précédemment passe par la relation qui s'établit entre le thérapeute du langage et le consultant et nécessite donc du thérapeute un certain nombre de compétences. Il est bien évident que pour être à même de "fonctionner" ainsi, le thérapeute du langage va devoir maîtriser un certain nombre de savoirs, de savoir-faire et de savoir-être.

La maîtrise de l'entretien clinique

Le thérapeute du langage doit avant toute chose savoir conduire un entretien. En effet, toute thérapie du langage débutera par une série d'entretiens permettant de cerner la nature de la demande du consultant et de déterminer les causes de ses difficultés Ces entretiens s'inscrivent dans une perspective à la fois psycho-socio-génétique et socio-culturelle. Ils doivent permettre de connaître l'histoire du consultant et de déterminer de quelle nature a été sa socialisation linguistique (son vécu langagier, ses représentations sociales des objets langagiers, ses pratiques langagières, celles de son milieu d'origine, etc.).

Je ne reviendrai pas sur les différentes techniques de reformulation[11] à la disposition du thérapeute et me centrerai uniquement sur les principaux processus psychiques qui le touchent lui et le consultant et qui sont inhérents à tout entretien clinique à visée thérapeutique à savoir: l'identification, la projection, le transfert et le contre-transfert.

On appelle "*identification*" leprocessus psychologique par lequel un sujet assimile un aspect, une propriété, un attribut de l'autre et se transforme, totalement ou partiellement, sur le modèle de celui-ci (J. Laplanche et J. B. Pontalis 1978, 187). Pour pouvoir saisir le fonctionnement du consultant, il faut que le thérapeute parvienne à entrer en contact avec lui, qu'il entre dans une relation inter-subjective avec lui. Ce contact peut se faire de différentes manières. Avec les enfants, souvent il s'effectue par l'intermédiaire d'une activité ludique, graphique, avec les adolescents et les adultes le plus souvent par le langage.

Comprendre l'autre ne signifie:

—ni s'identifier activement à lui: si le consultant, par exemple, parle de problèmes touchant de près le thérapeute et que celui-ci se laisse entraîner dans sa problématique personnelle, il perdra toute disponibilité intellectuelle et affective pour le patient. Soit il projettera sur lui ses propres angoisses et donc aggravera celle du consultant, soit il le surprotégera pour lui éviter de souffrir, le maintenant ainsi en état de dépendance. La projection de soi-même sur le consultant crée bien évidemment un écran peu favorable (!) à la compréhension d'autrui. Or la relation duelle favorise tout particulièrement ce genre d'événements. Il importe donc que le thérapeute en soit conscient[12], de façon à préserver sa capacité d'écoute de l'autre qui, seule, lui permettra d'apporter au consultant un éclairage nouveau sur ses problèmes;

—ni s'identifier à une autre personne qu'à celle de l'interlocuteur, par exemple se mettre dans la peau d'une personne de l'entourage du consultant, en essayant d'adopter son point de vue, ce qui bien évidemment entraverait tout le processus de la compréhension empathique et interdirait au consultant de cheminer, par défaut de l'écoute bienveillante du thérapeute, vers une résolution de ses problèmes. Il est assez fréquent de voir des orthophonistes endosser la position parentale et sermonner l'enfant qui fait des fautes d'orthographe, croyant par là pouvoir le faire changer d'attitude, alors qu'il aurait fallu chercher à comprendre, par une écoute empathique de l'enfant, quel sens il attribue à ses difficultés;

—accepter son "*faux-self*" (D. W. Winnicott. 1970), c'est-à-dire ne pas savoir entendre dans le discours du consultant les désirs qu'il s'est habitué à refouler pour se conformer exclusivement aux exigences sociales ou aux désirs de telle ou telle personne et répondre à une demande de conseil et /ou de

> dépendance qui ne correspond en rien à sa demande profonde. L'exemple le plus fréquent en thérapie du langage est celle de l'enfant suivi pour difficultés à l'écrit et qui réclame de faire des dictées, de la grammaire et de l'orthographe, voulant obéir par là au désir des parents, désir qu'il est cependant incapable d'intégrer à ce moment précis de son évolution. Il faut que le thérapeute du langage parvienne à saisir, sous ce discours de convenance, la vraie nature de sa demande et qu'il aide l'enfant à la faire surgir.

Comprendre l'autre, c'est tenter de ressentir ce qu'il éprouve dans telle ou telle situation, c'est viser une "empathie" maximum avec lui en se plaçant de son point de vue. Cette capacité du thérapeute à savoir garder la bonne distance, va permettre au consultant de s'identifier à son tour à lui et de prendre une distance par rapport à ses difficultés en les transférant sur lui.

On définit "*le transfert*" comme la répétition d'une relation d'objet passé à l'égard d'une personne présente. C'est un processus psychique totalement inconscient. Ce transfert est tout particulièrement convoqué dans les situations d'entretien clinique car il est induit par le statut du professionnel qui est censé, on l'a vu, être entièrement disponible pour l'autre et à son écoute. Le lieu clos où se déroulent ces entretiens, le temps qui leur est imparti et leur régularité ne peuvent que favoriser les attitudes transférentielles sans lesquelles tout travail d'analyse serait totalement compromis. C'est le transfert en effet qui permet l'identification à la personne du thérapeute et donc, comme je le disais plus haut, la prise de distance par rapport à soi-même. Le consultant est alors en position de s'observer ce qui l'autorise à une meilleure compréhension de ses réactions.

On définit "*le contre-transfert*" comme l'ensemble des réactions inconscientes du thérapeute à la personne du consultant et plus particulièrement du transfert de celui-ci. C'est une réponse au transfert et il est important de savoir que si ce contre-transfert est mal géré, il peut aller jusqu'à fixer le transfert dans une attitude régressive et répétitive interdisant au consultant tout progrès. Toute réaction d'angoisse, de gêne ou de dénégation, toute identification active à l'égard des problèmes que lui confie le consultant empêchera ce dernier de s'identifier au thérapeute et de prendre une distance nécessaire lui permettant de surmonter ses difficultés.

L'insécurité professionnelle et/ou personnelle peut conduire le thérapeute à la recherche de résultats rapides, à "brutaliser" le consultant: souhaitant apporter la preuve de sa toute puissance, il fera part de ses interprétations au consultant, poussant ce dernier au-delà du seuil de ses prises de conscience personnelles et augmentant du même coup ses résistances.

Si le thérapeute ne maîtrise pas l'émergence de ses propres pulsions agressives, il sera incapable de pouvoir supporter celles que le consultant libèrera à son égard au cours d'un entretien. Il réagira à son tour à cette agression (que ce soit des silences, des refus de participer, des remarques verbales) par une agression. Il pourra par exemple s'enfermer dans une technique de reformulation qui, utilisée à l'exclusion de toute autre, bloquera, à coup sûr, tout l'échange et le protégera du discours du consultant et de toute nouvelle agression.

Au lieu donc de parvenir à lire, dans l'attitude du consultant, toute l'angoisse dont il tente de se décharger, le thérapeute pris au jeu de sa propre angoisse, n'y verra qu'agression gratuite. Cette réaction transférentielle mal gérée, en empêchant le consultant de se libérer de son angoisse, lui renverra une image négative de lui-même, le fixant davantage encore dans ses difficultés. Elle retardera la mise en place de la relation positive qui aurait pu découler d'une bonne gestion de cette situation, si elle avait pu être vécue différemment par le thérapeute. En effet, une attitude de neutralité bienveillante à l'égard de l'agressivité du consultant aurait eu un double effet sur lui: elle l'aurait autorisé d'une part à se libérer de sa haine et d'autre part la lui aurait rendu moins terrifiante dans la mesure où, contrairement à ce qui se passe dans des situations quotidiennes, elle n'aurait pas entraîné de réaction de rejet et/ou de destruction.

On l'a compris, ne pas savoir gérer ses contre-transferts revient donc toujours pour le thérapeute à encourager le retour de situations néfastes pour le consultant, à le fixer dans des attitudes répétitives, et à favoriser son infantilisation en renforçant son manque de maîtrise de soi.

S'il est ainsi nécessaire que le thérapeute puisse faire face aux dires, aux silences, aux résistances du consultant, de quelque nature qu'ils soient, sans y effectuer la moindre censure, s'il doit être capable de maîtriser ses interventions, dans le calme, la sérénité et la bienveillance[13], il faut donc qu'il apprenne à se connaître, il réduira ainsi notablement le nombre de ses réactions contre-transférentielles mal gérées et pourra, les ayant analysées, se guider sur elles pour interpréter les expressions de l'inconscient chez les autres. C'est l'aptitude à "l'attention flottante" chez S. Freud qui postule, en effet, notamment dans "*Ratschläge für den Arzt bei der psychoanalytischen Behandlung*" (1912) et dans "*Die Disposition zur Zwangsneurose*" (1913), l'existence d'une résonance d'inconscient à inconscient et dit qu'elle constitue la seule communication authentiquement psychanalytique.

La compétence de dévolution

A côté de la maîtrise des principaux processus psychiques, le thérapeute du langage devra faire preuve d'une compétence de dévolution, aspect spécifique de l'attitude de ce thérapeute du langage au cours des entretiens.

L'enfant, l'adolescent et/ou l'adulte qui viennent consulter ce clinicien pour des problèmes, en général d'apprentissage, que ce soit à l'oral ou à l'écrit, se sentent, en quelque sorte, malades[14] du français. Tout comme l'élève, le consultant attend du thérapeute du langage qu'il lui apprenne quelque chose et plus encore que l'élève, le consultant attribue au professionnel un pouvoir quasi magique de guérisseur. Je me souviens d'un enfant de 9 ans que les parents m'avaient confié pour difficultés à l'écrit, et qui, au cours de la première entrevue, me demandait de lui donner quelque chose pour qu'il ne fasse plus de fautes d'orthographe parce qu'il était, disait-il, malade de l'écrit.

C'est à cette représentation d'une transmission miraculeuse des savoirs, puisque la demande se situe, apparemment du moins, au niveau d'une amélioration des apprentissages, que le thérapeute du langage a à faire et il doit dès le premier entretien permettre au consultant de rompre avec ce modèle en l'informant de son statut et de son rôle car, comme le dit P. Jonnaert (1988, 34): "*personne ne peut apprendre à la place d'un autre. Apprendre c'est faire sienne une notion, une procédure, apprendre, c'est découvrir pour soi une signification*".

Pour aider le consultant à se situer à la juste place et donc lui permettre de s'engager dans la verbalisation de ce pour quoi il est venu, le thérapeute du langage doit adopter une position qu'avec G. Brousseau (1984) je nomme de "dévolution". Par l'acte de dévolution, le thérapeute signale clairement son statut et montre qu'*il n'est pas dans son rôle de diffuser des connaissances.* Comme le font très justement remarquer B. Delforce et M. Hédoux (1990, 54).

> *L'apprenant s'exclut de toute position de constitution (et donc d'appropriation) de savoir de type théorique sur les objets. Le formateur "sait", et on attend de lui qu'il détermine ce qu'il faut faire (imposer les normes de l'objet) et comment il faut le faire (fixer les prescriptions, proposer des modèles).*

Or, c'est en résolvant lui-même les problèmes qu'il rencontre au cours de sa thérapie et seulement comme cela que le consultant parviendra à comprendre pourquoi il n'apprend pas. Adopter la position de dévolution, c'est donc, en cédant volontairement l'acte d'enseigner auquel le patient s'attend, lui permettre d'accepter petit à petit d'injecter dans la relation un certain nombre de connaissances tirées de son univers personnel, et de risquer ses savoirs pour en construire d'autres. Adopter la posture de dévolution, c'est placer le consultant en position de prendre en charge son apprentissage et donc sa parole et finalement de s'interroger sur le sens de sa démarche.

Dans l'acte de dévolution, le thérapeute propose au consultant un passage du devoir guérir au droit de se dire pour mieux comprendre, donc mieux apprendre. Ce droit, le consultant va devoir petit à petit le conquérir avec l'aide du thérapeute en acceptant de faire le deuil de la tranquille sécurité d'une relation de laquelle, reléguant tout pouvoir à l'adulte, il s'excluait comme acteur central.

L'essentiel de la relation duelle thérapeute/patient va donc tenir dans la capacité du thérapeute à faire se confronter sa représentation de l'apprentissage et des objets langagiers, représentation d'expert, à celle du consultant, en évitant le piège qui constituerait à faire l'économie de cette situation conflictuelle résultant inévitablement du choc des deux représentations. C. A. Risset (1981, 214 et 215) met en garde contre un tel raccourci et dit que ce qui fait l'essentiel de l'acte pédagogique est justement

> *la confrontation des deux représentations du maître et de l'élève. Le piège que nous voyons dans la situation pédagogique tient à la situation elle-même. Le maître a une expérience plus riche que celle de l'élève au moins*

sur ce qu'il prétend enseigner. La tentation est grande alors de faire l'économie de la situation conflictuelle que représente le choc de ces deux représentations. Cette économie peut tenter le maître et l'élève, qui évitent alors tous les deux une situation passionnelle toujours hasardeuse, et le gestionnaire qui ne comprend pas le détour que représente la prise en compte de la "mauvaise représentation" de l'élève en face de la vérité scientifique tombant de la bouche du maître [...] la confiance que l'élève a dans le maître, [...], dérape à ce moment-là dans une science constituée, [...], et l'acte pédagogique se transforme en une prétendue médiation de l'enseignant entre l'élève et la science, évacuant de l'enseignement ce qui est propre à l'esprit scientifique: l'aspect critique et la démarche à rebours et imbrications...

C'est bien sûr ce genre de dérapage qu'il faut à tout prix éviter dans une thérapie du langage.

Cette confrontation de deux représentations, celle du thérapeute et celle du consultant, qui ne consiste pas, est-il encore besoin de le rappeler, à exposer telle ou telle théorie ou à se livrer à l'interprétation des dires de son patient, est l'équivalent d'un point de vue plus strictement pédagogique de ce que j'appelais précédemment l'utilisation du système théorique du clinicien et va permettre au consultant de s'interroger sur son fonctionnement en lui fournissant justement un système conceptuel rendant ce questionnement possible.

La posture de témoin bienveillant: faire réfléchir le consultant

Au cours des séances, le thérapeute se placera le plus possible en position de témoin bienveillant de la tâche que le consultant souhaite réaliser. Il se rendra ainsi disponible pour observer ce qui se joue dans telle ou telle situation tout en témoignant de son intérêt pour ce qui est accompli devant lui et ce quel que soit le résultat atteint. Au cours de cette observation, il pourra intervenir verbalement en faisant certains commentaires visant toujours à permettre au consultant de prendre du recul par rapport à la tâche réalisée et à son attitude.

Par exemple, lorsque le consultant réussit dans une tâche qu'il avait posée comme hors de ses compétences, le thérapeute le lui fera remarquer de façon à ce qu'il puisse s'interroger sur le sens de ses dires et resituer plus justement ses compétences. Les interventions du thérapeute porteront également sur le matériel verbal, les signifiants utilisés par le consultant[15].

Analyser et proposer des "situations-problèmes"

Les verbalisations et les productions[16] du consultant vont faire l'objet du travail d'interprétation. J'entends par ce terme, comme je l'ai dit plus haut, le recours par le praticien à un système théorique de référence portant à la fois sur les savoirs langagiers et psychanalytiques à l'aide duquel il va pouvoir comprendre comment le discours de son patient s'organise et sur quelle(s) problématique(s) des objets langagiers, d'une part, et de lui-même dans ses rapports avec les objets langagiers[17], de l'autre, il repose. Cette interprétation ne fera pas l'objet d'un exposé au patient, on a vu pourquoi, mais servira au thérapeute[18] pour guider et aider le consultant à y voir plus clair dans ses difficultés.

Il est bien évident que la qualité de cette analyse dépendra,

— d'une part, des compétences du praticien à guider le consultant dans ses verbalisations (voir supra la maîtrise des techniques de l'entretien et des processus psychiques qui lui sont inhérents) et à écouter ses dires et,
— d'autre part, des savoirs savants qu'il est censé posséder à la fois sur le fonctionnement de l'acte scriptural[19] et plus largement sur les objets langagiers, sur les mécanismes de l'apprentissage et sur le développement de la personnalité (voir chapitres suivants). Dans cette perspective, il ne s'agit pas de rechercher la "faute" mais de situer le texte produit par rapport aux normes de fonctionnement de la langue et aux usages sociaux de l'écrit[20]. Il s'agit d'une évaluation diagnostique –et non d'une évaluation normative débouchant, on l'a vu en orthophonie, sur un concept de pathologie– qui permet de cerner les besoins des apprenants.

Le thérapeute devra non seulement être capable d'analyser *pour lui-même,* les verbalisations du consultant pour découvrir la nature de l'organisation structurelle profonde de sa représentation et l'amener par des mises en situation adéquates à la comprendre, mais encore il lui faudra pouvoir élaborer à la lumière de ce qu'il sait de la manière dont le consultant s'est construit son savoir des "situations problèmes" pertinentes pour lui dans la mesure où elles porteront sur ce qui fait obstacle à la fois à ses verbalisations et à son apprentissage. Ces situations-problèmes permettront au consultant d'affiner ses verbalisations et ses prises de conscience.

Ce deuxième aspect, d'apparence plus pédagogique, se doit d'être abordé dans une thérapie du langage[21]. Il est fondamental à la démarche préconisée ici. En effet, se contenter de la seule émergence de représentations et/ou faire l'économie de leur analyse reviendrait à tomber dans la double erreur qui est de croire:

— d'une part qu'il est évident d'avoir accès au savoir dont le consultant est porteur ce qui est loin d'être le cas. Soit on a affaire à de simples représentations initiales, représentations qui correspondent dans la plupart des cas à une sollicitation du moment, par exemple une question du thérapeute ou encore à l'interprétation que le patient se fait de ce qu'il doit répondre à telle question dans telle situation donnée, soit le patient ne parvient tout simplement pas à initier un discours portant sur ses compétences langagières[22],
— d'autre part que la simple expression de ces représentations peut, à elle seule, venir à bout des difficultés du consultant.

Le recours à des "situations-problèmes" et leur analyse au contraire permet de faire le point sur l'évaluation que le scripteur fait de son propre texte permet de découvrir ses critères évaluatifs et de les confronter avec les discours qu'il tient par ailleurs sur la compétence scripturale. M. Dabène (1987, 19) a montré qu'en général les personnes placées dans cette situation et selon la représentation de l'écrit qu'ils ont, produisent des jugements orientés dans trois directions:

ils s'interrogent sur le contenu thématique (direction référentielle), sur la qualité de la langue en général orthographe et grammaire (orientation linguistique) et sur l'efficacité discursive (orientation communicative). Il est du plus grand intérêt de voir laquelle de ces orientations est la plus prégnante car on peut ainsi avoir des précisions sur la nature de la compétence scripturale du témoin.

Le plus souvent des contradictions apparaissent entre ces trois directions évaluatives et le patient cerne ainsi le lieu de ses malaises et de ses blocages à l'écrit.

CONCLUSION

Être thérapeute du langage suppose que l'on ait recours à différents référents théoriques, les uns relatifs à la dimension relationnelle propre à la consultation (essentiellement la psychanalyse), d'autres susceptibles de décrire les pratiques langagières rencontrées en consultation (sciences du langage: linguistique, psycholinguistique, sociolinguistique, etc.) et d'autres encore proposant des modalités d'intervention à propos des objets langagiers (la didactique).

Ayant choisi comme entrée thématique à cet ouvrage la problématique de l'écrit, je centrerai les chapitres suivants sur les référents théoriques du deuxième type.

En effet, pour permettre au consultant de s'interroger sur ce que représente pour lui la gestion de tâches d'écriture et lui faire découvrir, à la faveur de "situations problèmes" les plus proches possibles du niveau de ses questionnements, l'existence du travail scriptural au cours duquel tout scripteur se construit une identité énonciative dans l'interaction avec son ou ses futurs lecteurs, il faut que le thérapeute ait à sa disposition les savoirs savants nécessaires à la construction de type d'approche de l'activité scripturale conçue comme processus de mise en texte.

Je proposerai donc, dans les chapitres suivants, un tour d'horizon le plus exhaustif possible de ces savoirs actuellement disponibles en sciences du langage. Comme le dit M. Dabène (1990, 19).

> *L'élaboration de ces savoirs ne peut relever, particulièrement dans le champ de la langue maternelle, d'une spécialisation étroite. Elle réclame une culture de l'enseignant étendue et diversifiée pour être pleinement opératoire, c'est-à-dire à même de prendre en compte toute la complexité de ce champ qui met en jeu l'individu et sa genèse, la société et son histoire, les usages quotidiens et les manifestations culturelles de la langue, etc.*

Mon souhait est de consacrer la fin de cet ouvrage à un certain nombre de points que je juge fondamentaux dans la recherche de nouveaux référents théoriques pour décrire les pratiques langagières. Le chapitre 2, fera le point sur les théories du langage écrit actuellement disponibles dans la communauté scientifique, le chapitre 3 sera centré sur les problèmes de gestion de l'activité d'écriture.

Ces points, qui une fois éclaircis, connus et intégrés ne peuvent que faire évoluer les représentations des futurs thérapeutes doivent, par conséquent, faire l'objet d'une réflexion quant à leur "transposition" possible dans le cadre d'un projet de formation pour de futurs spécialistes. J'aborderai donc ce dernier aspect dans la conclusion.

NOTES

1. On ne manquera pas de souligner cette contradiction supplémentaire dans le raisonnement des orthophonistes: ils soutiennent que la parole s'explique comme un effet des pensées –s'inscrivant clairement dans une optique mentaliste– et adoptent une démarche rééducative qui repose sur une théorie "exclusivement limité[e] aux données observables du comportement extérieur, moteur, verbal [...] avec élimination totale de la conscience, sans aucun appel à l'introspection [...] "(H. Pieron 1979, 51).

2. Les travaux de G. Bachelard, bien que ne s'inscrivant pas dans le champ des sciences humaines, ont été à l'origine de nombreuses recherches en didactique des langues.

3. Ce concept est le strict contraire de celui de "pré-requis", qui désigne dans la conception de l'auteur les notions strictement indispensables à l'apprentissage et sur lesquelles il doit s'asseoir.

4. L'expression "classe de représentation.", désigne la partie latente de l'iceberg. Il s'agit du regroupement d'une série de "représentations intermédiaires" sous-jacentes à une "formulation de représentation" et organisées en filiations.

5. Pour une définition de ce terme voir partie 2, chap. 3. 3.

6. L'orthophoniste devra être formé à la conduite d'entretiens et avoir entrepris un travail sur lui-même. Pour plus de détails se reporter au chapitre 4 de cette seconde partie.

7. Parler de cadre thérapeutique ne signifie cependant pas que la pratique de thérapie du langage se confonde avec une prise en charge psychothérapique classique bien que l'on puisse pointer beaucoup de ressemblances dans leurs principes de fonctionnement du moins.

8. Pour Freud (1922, 113) la Psychanalyse est le nom:
d'un procédé pour l'investigation de processus mentaux à peu près inaccessibles autrement ; d'une méthode fondée sur cette investigation pour le traitement de désordres névrotiques ; d'une série de conceptions psychologiques acquises par ce moyen et qui s'accroissent ensemble pour former progressivement une nouvelle discipline scientifique.

9. On ne vient pas consulterun thérapeute du langage pour traiter une dépression, cela ne veut pas dire pour autant que le travail de verbalisation portant sur une souffrance par rapport aux objets langagiers ne débouchera pas sur la découverte de difficultés se situant dans un tout autre registre et ne relevant plus directement des compétences du thérapeute du langage.

10. On a vu ce que ce travail de profération a eu comme effet sur les participants du groupe de première année. Il a permis aux participants de s'interroger sur un certain nombre de points essentiels concernant la compétence scripturale et d'ébaucher une remise en cause des certitudes acquises.

11. Voir également pour les techniques de reformulation les ouvrages de Blanchet et ma thèse, partie 1, chapitre 4.

12. Je n'insisterai jamais assez sur l'importance d'une formation personnelle (psychothérapie, analyse, groupe de supervision) lorsque l'on veut s'engager dans cette profession.

13. M. Bouvet (1968, 199) parle de la "bonté nécessaire au psychanalyste". Être bon ne signifie pas pour le thérapeute, sortir de son rôle en prenant, par exemple, en charge le patient, en faisant les choses à sa place ou en se laissant indéfiniment agresser par lui (ses retards, absences, coups de téléphone, détérioration de matériel, etc...). Le thérapeute doit donc à tout prix savoir différencier entre un dévouement positif pour le consultant et celui qui lui devient préjudiciable parce qu'il renvoie à des attitudes contre-transférentielles mal gérées.

14. Les parents d'ailleurs présentent très souvent à leur enfant le lieu de l'orthophonie soit comme un lieu médical, ils parlent de l'orthophoniste comme d'un docteur qui soigne sans faire de piqûre, soit comme un lieu para-scolaire, l'orthophoniste est une espèce de professeur particulier qui a des trucs pour mieux faire apprendre.

15. Je me souviens par exemple d'une patiente qui avait consulté pour des problèmes vocaux et qui décrivait constamment sa voix comme n'étant pas normale. Son analyse ne pouvait pas aller au-delà de ce terme ce qui compromettait toute évolution. Ce n'est que quand elle a accepté de réfléchir sur le sens que ce terme avait pour elle, qu'elle a pu réaliser la nature profonde de sa demande qui allait bien au-delà d'une "simpl" réhabilitation vocale. Un autre patient qui avait, lui, consulté pour des difficultés dans le domaine scriptural, utilisait systématiquement, pour décrire ses incompétences scripturales, le terme de "faute". Je l'ai amené à réfléchir sur le sens que ce terme avait pour lui. Il a pu établir des associations très intéressantes entre ce terme et ceux de "péché", "honte", "punition", le renvoyant à un vécu scolaire et familial passé qu'il avait refoulé. Ne l'ayant jamais verbalisé, il s'interdisait ainsi toute prise de distance possible par rapport à ce vécu douloureux. Le fait d'avoir pu en parler lui permit au contraire de relativiser un certain nombre d'éléments et d'être moins négatif par rapport à l'objet d'apprentissage pour lequel il avait consulté.

16. Concernant plus particulièrement l'activité scripturale, il s'agit de mesurer, comme le dit M. Dabène (1990) le degré d'acculturation à l'écrit des patients à l'aide de trois indicateurs, les productions écrites elles-mêmes, les discours produits par les individus sur l'écrit et l'évaluation que le producteur d'un écrit fait de son texte.

17. On ne peut continuer à ignorer, comme c'est le cas actuellement en orthophonie, que les rapports de l'individu à la langue et à l'apprentissage sont pollués d'affects et de représentations qui en barrent l'utilisation pour les sujets.

18. Dans le cadre d'un suivi de thérapie du langage, différents modes d'action thérapique pourront être utilisés qui iront des simples conseils en passant par des éclaircissements,

un soutien jusqu'à un suivi de type psychanalytique. Ces choix se feront en fonction des objectifs visés par les interactants thérapeute/consultant.

19. Seront ainsi pris en compte à l'écrit, le niveau de la matérialité graphique (organisation de l'espace, graphisme, lisibilité, typographie, orthographie comme habillage graphique de la langue et non comme la langue elle-même), le niveau de fonctionnement textuel (cohésion interphrastique, continuité et progression thématique, cohérence sémantique), le niveau de fonctionnement pragmatique (intentions de communication du scripteur, prise en compte du destinataire et mise en oeuvre de stratégies discursives adéquates).

20. Il faudrait d'ailleurs aussi que le thérapeute du langage s'interroge sur la nature des dysfonctionnements scripturaux qu'il rencontre. Une des toutes premières tâches, me semble-t-il, devrait être la mise en évidence puis l'analyse des dysfonctionnements scripturaux considérés actuellement comme relevant de la pathologie dans le but de voir si ces dysfonctionnements langagiers dont s'occupent les orthophonistes se différencient, et en quoi, du banal échec scolaire.

21. On ne le retrouve pas en analyse, puisqu'il ne correspond pas dans ce cas à la demande de l'analysant ni aux objectifs de la cure.

22. Ce travail demande au consultant des capacités de type "méta" qui lui sont en général peut familières. Je pense par exemple aux difficultés que rencontrent les patients qui présentent des difficulés vocales lorsque je leur demande d'analyser leurs productions sonores.

CHAPITRE 6

LES THÉORIES DU LANGAGE ÉCRIT

Ce chapitre sera organisé en trois sous-parties. La première sera consacrée à un aperçu du statut de l'écriture d'un point de vue historique et à la présentation du concept d'ordre oral et d'ordre scriptural.

La seconde portera sur les conceptions sociales des textes. En effet, ces modèles, tenant compte de la diversité des pratiques langagières et de leurs dimensions sociales, sont à même de proposer une caractérisation de la situation et du sujet énonciateur qui font actuellement défaut dans les approches professionnelles. Par ailleurs, ces théories remettent en cause l'opposition traditionnelle oral/écrit et permettent donc d'introduire un certain nombre de concepts clefs pour penser l'écriture.

La dernière enfin abordera les théories des textes ordinaires et/ou littéraires sous l'angle du concept de travail de la trace et proposera des conceptualisations du sujet-énonciateur.

L'ÉCRITURE

Un véritable obstacle épistémologique

Le thème de la secondarisation qui est très vivace dans le courant orthophonique, a été, en fait, théorisé par les linguistes qui, en toute lucidité et pour délimiter le champ de leur science, ont de tout temps refusé à l'écrit un statut d'autonomie. Il suffit d'ailleurs, pour se convaincre de la véracité de ces dires, de se reporter aux citations classiquement reprises par les chercheurs travaillant sur ce sujet et qui évoquent toujours les mêmes auteurs: F. de Saussure (1916, 44) qui précise.

> *Langue et écriture sont deux systèmes de signes distincts; l'unique raison du second est de représenter le premier. L'objet de la linguistique n'est pas défini par la combinaison du mot écrit et du mot parlé: ce dernier constitue à lui seul cet objet.*

R. Jakobson (1976, 77) qui parle de "l'image graphique [fonctionnant] comme signifiant et le phonème comme son signifié", L. Bloomfield (1961/1970) qui évoque un "procédé extérieur" de conservation de la parole et J. Vendryes (1923/1979) qui postule, quant à lui, l'existence de deux langues: langue orale et langue écrite correspondant finalement à des "niveaux de langue réglés" par des usages sociaux, terminologie que J. Peytard (1970), comme nous le verrons plus tard, remettra en cause.

Ces citations sont effectivement autant de preuves du rejet volontaire de l'écriture hors du champ de la linguistique, il serait difficile de le nier. La linguistique, comme le dit J. Derrida (1967) fonde la signifiance et l'acte de langage dans l'unité articulée du son et du sens, dans la phonie et, par la même, fait de l'écriture un redoublement du signifiant phonétique. C'est pourquoi les linguistes ont rejeté, en théorie, l'écriture et les écrits de leurs préoccupations, et ce faisant se sont fourvoyés sur les objets centraux de leur propre science. Pour eux, l'écriture était étrangère au système donc elle ne faisait pas partie du champ de la linguistique, puisqu'on ne lui attribuait qu'une fonction de représentation[1].

J. Derrida est, en effet, pour beaucoup de chercheurs celui qui a permis la prise de conscience de la part que devrait jouer l'ordre scriptural dans une discipline du langage. Dans *De la Grammatologie,* il fait, le premier, une critique virulente du phonocentrisme, théorisé, dit-il, dans le *C.L.G.* de F. de Saussure et radicalisé, par la suite, par le courant structuraliste européen et américain et propose que se développe une théorie scientifique de l'écriture.

Certes, le postulat de la dépendance de l'écrit par rapport à l'oral a la vie dure, mais faut-il en attribuer la faute si massivement et si exclusivement aux linguistes? F. de Saussure semble avoir commis un péché originel dont, de l'avis de différents chercheurs, il n'est, en fait, pas responsable.

Si je souhaite m'arrêter un instant sur ce point et proposer une lecture un peu différente des textes des linguistes, c'est bien pour faire prendre conscience aux lecteurs du chemin parcouru par les chercheurs en sciences du langage concernant la problématique de l'écriture. En effet, si les linguistes n'ont pas su, dans un premier temps du moins, rompre avec la position phonocentriste dénoncée par J. Derrida, il semble bien, que contrairement aux orthophonistes[2], ils se soient cependant interrogés très tôt sur la pertinence de leur position. L'écriture est, en effet, un des noyaux-clés sur lequel il est possible de délimiter une science du langage.

Lecture critique de quelques linguistes[3]

La position de F. de Saussure

On se souvient, surtout à propos de F. de Saussure (1972, 44), qu'il a théorisé le rejet de l'écriture hors de la langue. *"Langue et écriture sont deux systèmes, distincts; l'unique raison du second est de représenter le premier; l'objet de la linguistique n'est pas défini par la combinaison du mot écrit et du mot parlé; ce dernier constitue à lui seul cet objet"*. On oublie, par contre, qu'il a également écrit quelques lignes plus haut dans le même ouvrage: "Bien que l'écriture soit en elle-même étrangère au système interne, il est impossible de faire abstraction d'un procédé par lequel la langue est sans cesse figurée".

Cette constatation montre bien que F. de Saussure avait très clairement à la conscience que l'écriture était, d'une certaine manière, incontournable et tout spécialement pour un linguiste, ne serait-ce que, et ce n'est pas un mince apport, parce qu'elle a contribué à l'élaboration d'un travail sur les langues, puisque c'est elle qui justement permet un retour réflexif sur l'objet-langue. Force est de constater, cependant, que les différentes lectures dont le *C.L.G.* a fait l'objet, ont davantage mis l'accent sur la dévalorisation de l'écriture, prise de position qui existe effectivement dans l'œuvre de F. de Saussure[4], que sur cet autre aspect tout aussi important et fondamental de sa pensée.

Or la dévalorisation dont l'écriture a fait l'objet, est bien antérieure à F. de Saussure. Elle fait suite à tout un mouvement[5] qui visait à se dégager de son prestige et de sa tyrannie. F. de Saussure n'a fait que prolonger ce mouvement, pensant par là autonomiser la linguistique[6]. Cependant si R. Jakobson (1976, 77) radicalise cette position saussurienne en posant que "l'image graphique fonctionne comme signifiant et le phonème comme son signifié", F. de Saussure, lui, à travers cette dévalorisation même, confère à l'écriture ses principaux attributs. En effet, à chaque fois que le père de la linguistique moderne veut réaffirmer l'indépendance du linguistique par rapport à l'écriture, il se rend compte de l'impossibilité de réaliser cette tâche en dehors du procédé qui rend la langue appréhendable, c'est-à-dire en dehors de l'écriture. Il y a là, chez F. de Saussure, une intuition de ce que sont la véritable nature et fonction de l'écriture, Il entrevoit clairement que l'écriture permet retour et réflexion sur l'objet langue et que c'est elle qui, finalement, autorise d'en découvrir les paramètres définitoires.

F. de Saussure écrit que sans l'*image sensible* qu'offre l'écriture, la langue risquerait d'apparaître comme *une masse informe* (p. 55). Il prête donc à l'écriture le pouvoir de donner, de la langue, une représentation fidèle. C'est d'ailleurs peut-être ce terme qui a été mal interprété par les lecteurs du C.L.G.

En effet, ce terme de représentation renferme une hésitation de F. de Saussure, une oscillation permanente tout au long de son travail entre deux positions diamétralement opposées: l'idée que l'écriture ne peut que défigurer la langue et, qu'à ce titre, elle n'a pas droit de cité dans la linguistique, position de néo-grammairien — c'est l'écriture qui trahit la langue, il faut donc à tout prix s'en défaire pour atteindre sa vraie nature — et l'idée que l'écriture, et elle seule, peut contribuer à établir une science de la langue en permettant un travail de retour sur une trace et donc l'exercice de *la raison graphique* pour employer une expression chère à J Goody.

J. L. Chiss et C. Puech (1983, 7) se demandent d'ailleurs:

> *si, en qualifiant l'écriture de représentation de la langue, Saussure vise une propriété de l'objet qu'il étudie ou s'il ne désigne pas plutôt par là*

> *l'exigence minimale à laquelle est soumise toute science du langage qui se veut telle. Exigence de représentabilité du réel linguistique qui exclurait moins l'écriture en tant qu'objet théorique qu'en tant que donnée empirique, matériau quasi exclusif des linguistiques précédentes.*

Les "héritiers" du saussurianisme

D'autres chercheurs en linguistique, comme ceux par exemple du Cercle de linguistique de Prague, ont eu également une position intéressante par rapport à l'écriture. J. Vachek (1939) explique que pour lui deux normes coexistent à l'intérieur d'un seul et même langage, la norme de l'écrit et celle de l'oral. Il n'y a pas pour J. Vachek et les fonctionnalistes à rechercher d'analogie de configuration et/ou de fonctionnement entre les deux normes puisqu'elles n'ont pas les mêmes fonctions à remplir à l'intérieur de la communauté langagière. Ce linguiste propose de raisonner non pas sur des différences de code mais sur des différences de réalisation de ces deux codes[7].

La norme scripturaire doit par exemple souvent recourir à des moyens linguistiques pour rendre les phénomènes supra-segmentaux ou non-verbaux, elle possède par contre des éléments totalement étrangers à *la norme locutoire* (la ponctuation, par exemple).

J. Vachek en montrant également que, de ces deux normes, c'est l'écrit qui est le *terme marqué*, parce qu'il est utilisé davantage que l'oral à des fins culturellement plus valorisées, fait ressortir la contribution de l'écrit dans la capacité fonctionnelle du langage; en effet, l'écrit permet de stocker visuellement les informations et, de ce fait, rend possible des traitements que la conservation uniquement auditive n'aurait pas autorisés. C'est bien de ce "traitement" dont il sera massivement question chez J. Goody comme on le verra dans la suite du texte.

La problématique défendue par les glossématiciens, plus radicalement formaliste que la précédente, aboutit aux mêmes affirmations d'indépendance des deux codes, parole et écriture sont *deux systèmes non-congruents* qui expriment *la même langue* comme le dit H. L. Uldall (1944) dans *Speech and Writing*, dont sont tirées toutes ces formules.

Dans toutes ces approches est amorcé, on le sent confusément, un déplacement du scriptural dans un champ beaucoup plus large, celui du visible.

Bloomfield

Mais c'est avec L. Bloomfield (1933/1970) que les choses sont les plus nettes, et c'est pour cela que je souhaitais terminer ce rapide tour d'horizon par la présentation de sa position, particulièrement intéressante, puisqu'elle propose de façon tout à fait transparente une extension du concept même d'écriture dont on verra toute la richesse avec des auteurs comme J. Goody et J. Peytard.

Pour L. Bloomfield l'écriture est un *procédé neutre* d'enregistrement de la langue, ce en quoi, il va beaucoup plus loin que son homologue européen F. de Saussure.

La linguistique de L. Bloomfield est née en plein courant behavioriste, elle s'inscrit dans le pragmatisme de l'utilisation du langage, toute prise de parole n'étant rien d'autre qu'un comportement humain d'un type particulier. L'écriture est également définissable comme comportement particulier s'exprimant de façon visuelle au contraire de la parole qui, elle, s'exprime sur le mode phonique. Jamais encore il n'a été fait aussi clairement mention du caractère de *visibilité* de l'écriture.

En analysant les faits de langue comme autant de comportements explicables en terme de stimulus/réponse et en insistant ainsi sur tout ce que ce mode de visualisation permet de faire et de découvrir (mémoire et instrument de diffusion scientifique), L. Bloomfield enracine la différence oral/écrit dans une autre plus fondamentale, celle de *audible/visible*. Ce faisant, comme l'expliquent fort bien J. L. Chiss et C. Puech, (1983, 23) il réinvestit l'écriture de "tous les mérites accordés traditionnellement par l'empirisme à la vision" De ce fait même, il instaure l'indépendance réciproque de l'ordre oral et de l'ordre scriptural. L. Bloomfield (1970, 340) écrit que "même une transcription phonétique parfaitement adéquate deviendrait immédiatement un système de morphèmes visuels *si elle était utilisée dans la communication"* Je souligne la fin de cette citation, car elle me semble fondamentale pour comprendre combien cette position a contribué à l'élargissement de l'écriture au champ du visible. On retrouvera cette position chez J. Goody (1979) dans son livre *La raison graphique*.

J. Derrida avait souhaité que s'élabore une théorie scientifique de l'écriture rendant compte de tous les aspects du problème. Le discours des linguistes sur la question est un de ces aspects. J'espère en avoir démontré l'importance et avoir contribué à casser cette idée, qui fait des linguistes les seuls et principaux responsables de l'enfermement de l'écriture dans les limites strictes de la représentation/duplication de l'oral. Ce discours s'est construit progressivement au cours des cinquante dernières années. Il était contemporain de ceux élaborés par les auteurs du courant orthophonique et on ne peut que regretter que ces derniers ne s'y soient jamais intéressés.

Écrire, l'exercice de la raison graphique

J'ai montré en quoi la réflexion menée par les linguistiques avait permis l'ouverture de l'écriture vers le champ de la visibilité. Je voudrais maintenant développer l'apport de l'ethnologue J. Goody (1979) car c'est bien avec lui que cet "élargissement du concept d'écriture aux dimensions du champ entier de la visibilité" va connaître toute son ampleur. Le travail de J. Goody, dans la mesure où il développe l'idée de l'écriture comme exercice de la raison graphique, permet de mieux saisir le raccourci dont le concept d'écriture fait l'objet dans l'approche actuelle des orthophonistes.

J. Goody (1979, 144) explique que "l'écriture donne à la parole une forme permanente. Les mots ne sont plus des signaux auditifs évanescents mais des objets durables". Cette réflexion propulse l'écriture en dehors de la conception phonocentriste, qui "voyait l'écriture surtout comme un moyen de fournir à la parole un "corrélat objectif", comme un redoublement matériel du discours oral".

En effet, lorsque J. Goody parle des mots en terme d'objets durables, il prête à l'écriture le pouvoir de transformer la langue elle-même, ainsi que sa pratique. L'écriture ne retranscrit pas la parole, elle "transforme nettement et de plusieurs manières la nature même de la pratique de la langue" (p. 143). Cet aspect que développe J. Goody et qui n'est pas sans rappeler les positions de F. de Saussure et de L. Bloomfield me semble tout à fait fondamental, d'un point de vue épistémologique, dans une problématique de l'écriture et totalement ignoré dans la plupart des réflexions portant sur le sujet, notamment celles des orthophonistes.

J. Goody attribue à l'écriture deux fonctions. La première, qui peut sembler classique, car c'est ainsi que l'on définit très souvent le rôle de l'écriture, est de stocker l'information. Mais ce stockage ne se limite pas, chez J. Goody, comme le souligne D. Bourgain à cette "mise en conserve de la parole". Parce qu'elle se réalise dans *l'ordre du visible*, l'écriture rend possible un travail d'observation, d'examination, de reprise, de rumination de cette trace qui s'offre au regard.

Si l'écriture opère, dans un premier temps, un marquage des données, en les enregistrant, elle rend possible, dans un second temps, par le fait de sa visibilité, un retour interrogatif sur elles. La trace qui résulte de l'opération de marquage autorise la manipulation des données, manipulation qui leur fait subir toutes sortes de modifications, de transformations. C'est ce que J. Goody appelle l'exercice de *la raison graphique*, seconde fonction qu'il attribue à l'écriture. Il parle aussi de *raison organisante*. L'écriture est une mémoire auxiliaire mais elle est, aussi et surtout, *une technique* qui permet l'exercice de la *raison graphique*. D. Bourgain (1988, 409) parle d'"une *mémoire* auxiliaire extérieure doublée d'une "raison" particulière". Pour elle, l'écriture

> *participe pleinement de l'activité psychique et [...] elle en manifeste les propriétés. Or, l'une (parmi d'autres) de ces propriétés est, [...], que toute activité psychique s'exerce en opérant une* construction *des données au plan cognitif, en les* transformant, *notamment par abstraction.*

Écrire n'est donc pas mettre par écrit ce qui existe déjà par oral, écrire permet de formaliser ces formes orales et par là de les transformer en quelque chose de nouveau. J. Goody (1979, 50) souligne que c'est la transcription de la parole "qui permet de clairement séparer les mots, d'en manipuler l'ordre et de développer ainsi les formes syllogistiques du raisonnement". On reconnaît ici aussi une intuition de F. de Saussure.

C'est bien l'écriture, en effet, qui a rendu possible l'étude du langage, permettant de couper le flux de la parole, d'en abstraire les mots et de porter attention à leur sens[8].

L'analogie que l'on voit trop souvent entre le langage oral et le langage écrit est due à l'oubli de cette notion de transformation J. Peytard a parlé de cet aspect en critiquant le terme de "codage" et toute la conception "saussurienne" de l'écriture qui la considère "comme simple moyen au service du portage oral" pour reprendre une expression de C. Hagège (1985, 93).

L'écriture, permettant cette décontextualisation des événements, stimule la pensée en les lui donnant à voir dans la visibilité de la trace et en lui proposant de les examiner à la lumière de cet *autrement écrit* J. Goody; dit de l'écriture qu'elle permet "une certaine maîtrise nouvelle de la "réalité" (p. 193). Il ajoute que la domestication de l'esprit est tributaire des éléments matériels qui accompagnent ce processus car ces éléments "ne sont pas seulement une expression de la pensée, de l'invention, de la créativité, ils en modèlent aussi les formes à venir. Ils ne sont pas seulement des nouveaux outils que se donne la communication, ils la déterminent aussi partiellement" (p. 45). L'écriture est donc à concevoir, pas seulement comme un procédé dont s'est dotée la pensée, mais tout autant comme un élément matériel qui, incontestablement, *la conditionne et la nourrit.*

C'est certainement cette distance que l'écriture instaure entre elle et les données du réel — elle permet un stockage de l'information et des connaissances et leur diffusion à tous lecteurs — qui fait qu'elle est perçue comme une des conditions permettant l'émergence de la pensée scientifique. La trace, de par sa matérialité, est une mise à distance, un "hors soi", comme le dit J. Derrida (1967, 47) sur lequel le scripteur peut travailler. Elle autorise une certaine neutralité, un certain détachement à partir duquel des retours sont possibles.

> *Les possibilités de l'esprit critique s'accrurent du fait que le discours se trouvait ainsi déployé devant les yeux; simultanément s'accrut la possibilité d'accumuler des connaissances, en particulier des connaissances abstraites, parce que l'écriture modifiait la nature de la communication en l'étendant au-delà du simple contact personnel et transformait les conditions de stockage de l'information [...] Le problème de la mémorisation cessa de dominer la vie intellectuelle.*

J. Goody montre, en effet, comment l'écriture qui opère des changements à long terme (parce qu'elle formalise les données dans une communication spatio-visuelle) a contribué au développement progressif de la science, grignotant du terrain sur la magie.

Comme le dit D. Bourgain (1988, 413), l'écriture "favorise une exploration objectivante du Réel par la manipulation des données placées au devant de soi, et dans la mesure où elle est, dans sa pratique même, l'émergence d'un sens qui n'était pas déjà donné là". Cet auteur n'hésite pas à voir dans l'écriture plus encore qu'un véritable outil intellectuel. Pour elle, l'écriture favorise la genèse même de la pensée.

> *Aussi, plus qu'un outil intellectuel, ne devrait-on pas considérer que l'écriture est* en soi *une activité cognitive – et non pas une simple technique – qui permet en quelque sorte à la pensée de se prendre elle-même pour "objet-pour-penser-avec" ou "pour-penser-sur soi"? N'est-elle pas en soi un* mode de connaissance *du Réel tout à fait particulier en ce qu'il engage les autres modes de connaissance dans son exercice: la perception et la pensée* (scientifique ou non)? (p.411).
> Et elle conclut: "*l'écriture est tout à la fois outil de thésaurisation des connaissances et procès de théorisation, moyen d'accumuler et de partager les connaissances*" (p. 414).

Acculturation[9] et démocratisation du savoir

On a vu avec J. Goody que l'on pouvait considérer l'avènement de l'écriture comme un fait de civilisation lié "au progrès d'une technologie en perpétuelle évolution" pour reprendre la terminologie de V. Ferenczi (1979, 17). L'écrit va donc avoir un rôle de socialisation important et déterminant sur lequel il importe de s'arrêter un peu.

L'apparition de l'écriture, au sens large de ce terme, a entraîné un bouleversement culturel et suscité le développement d'autres modes de penser. Elle a permis, rendant possible la transmission à distance, à d'autres formes de relations interpersonnelles de naître. Le livre est devenu un moyen d'accès au savoir et la transmission de bouche à oreille a perdu de son importance. Le savoir n'est plus l'apanage, théoriquement du moins, de tel ou tel groupe socio-culturel. Il y a démocratisation de ce savoir par le simple fait que son accès est rendu potentiellement possible à tous. C'est l'institution sociale qui est dépositaire de ce savoir et qui en est aussi le vecteur et notamment par le biais de son système éducatif. De ce point de vue, l'accès à l'écrit (lecture/écriture) conditionne l'accès au savoir et par voie de conséquence au pouvoir. L'écrit assigne à chacun une place comme scripteur/lecteur dans un espace social déterminé, place que chaque individu intégrera comme naturelle. Apprenant à écrire chaque petit Français apprend une manière de penser cette place et son devenir social[10].

Un changement de mentalité

Par ailleurs, l'apprentissage de l'écrit va permettre aux petits Français non seulement d'effectuer une lecture correcte de la société française et de ses valeurs[11], et donc de s'approprier le système de normes reconnu par la société et dans laquelle il sera amené à vivre, mais aussi:

— d'apprendre un nouveau mode de communication (un autre mode d'actualisation de la langue et une nouvelle façon de la pratiquer),
— d'acquérir un nouveau mode de penser, l'apprentissage de l'écrit participant massivement à une mutation de l'activité cognitive de l'enfant[12].

Entrer dans l'écrit, ce n'est donc pas seulement apprendre la clef graphique qui permet l'encodage des sons, c'est bien comme le dit D. Bourgain (1988, 538) "s'approprier [...] une certaine représentation de la correction des produits langagiers dans les ordres scriptural et oral[13]".

> *C'est donc avec l'appropriation de l'écriture que se marque le changement le plus net du rapport des parleurs avec le parler: on ne parle plus sa langue de la même façon, on n'entretient pas le même rapport avec sa propre parlure (celle des autres) selon qu'elle ait ou non fait l'objet d'une formalisation écrite, selon que l'on puisse et soit amené ou non à fréquenter ces objets écrits (telle ou telle "grammaire", tel ou tel "dictionnaire", etc...) dans lesquels sont consignés tout à la fois une façon de penser la langue et les principes de sa mise en œuvre dans des productions particulières.*

"Instrument de réalisation de macro-fonctions sociales et besoin intériorisé[14]"

De plus, si l'apprentissage de la lecture et de l'écriture participe du dressage social, s'il est un moyen très puissant de socialisation, sa maîtrise permet également le plaisir dans l'échange et l'ouverture à sa propre étrangeté.

Si l'écriture n'a pas été, à son origine, le moyen de noter l'expression du moi mais, au contraire, beaucoup plus prosaïquement un moyen de comptage, un moyen pour se dégager de la subjectivité[15], il faut bien admettre qu'elle est aussi ce moyen privilégié qu'ont les hommes de s'entretenir entre eux et avec eux-mêmes.

Écrire, c'est, comme le dit M. Dabène (1987), accomplir "des actes de paroles écrites", c'est pouvoir gérer l'absence de l'autre ou plus exactement son éloignement[16] tant géographique, temporel qu'affectif et social, c'est également pouvoir se gérer soi-même, c'est-à-dire tout à la fois résoudre des conflits, qu'ils soient d'ordre cognitif (l'écriture cogitum) ou affectif (construction cathartique et objectivable du Moi), lutter contre l'oubli, la mort par la matérialisation d'une trace qui perdure par delà le temps, et enfin avoir accès aux plaisirs de la création (travail du matériau linguistique).

Conclusion

Trop longtemps — et trop souvent encore — comme le dit J. Goody (1979, 145), "les recherches et les débats [sur l'écriture] ont surtout été consacrés aux problème de correspondance entre phonèmes et graphèmes […]". J'ai montré, au chapitre 3 de la partie 1 à quelles approximations conduisait une telle focalisation et combien elle avait freiné toute évolution dans la pensée des orthophonistes.

Il est clair maintenant qu'on ne saurait cantonner l'écriture dans le rôle de transcription de l'oral. Je crois avoir montré que, loin d'être un simple enregistrement passif de la parole, l'écriture exerce au contraire, sur cette dernière, une influence certaine — elle permet à la fois une reprise de la trace au niveau du signifiant lui-même[17] et une reprise de la trace au niveau du contenu[18] — et met en jeu des processus cognitifs et sociaux qui permettent à de multiples prises de conscience de voir le jour.

Cette nouvelle approche de l'écriture va me permettre d'introduire un certain nombre de concepts linguistiques totalement méconnus des orthophonistes et de montrer en quoi écrire, c'est s'installer dans l'ordre du scriptural.

Définir l'objet de son discours

Une vieille confusion

Dans un article de *Langue Française* maintenant devenu célèbre, tant il sert de référence à tous les discours scientifiques qui traitent de ce problème, J. Peytard (1970, 34) définit deux ordres, l'ordre oral et l'ordre scriptural de la façon suivante:

> *appartient à l'ordre de l'oral tout message construit de segments phonétiquement articulés (phonèmes) et auditivement perçus,*
> *appartient à l'ordre du scriptural tout message construit de segments graphiques (graphèmes), visuellement perçus.*
> *Ces deux ordres constituant deux sous-ensembles en relation dans l'ensemble général des pratiques sémiotiques. Dit autrement, oral et scriptural sont deux modes de réalisation du langage, et chacun a sa définition et son fonctionnement. Spécifiques et autonomes. mais comme manifestation de pratique(s) langagières(s), non indépendants.*

Ces deux nouveaux termes serviront d'entrée en matière à l'analyse que je souhaite présenter maintenant. Dans la plupart des textes, qu'ils émanent des didacticiens ou des orthophonistes, la langue écrite est présentée comme à la fois supérieure et moins efficace que la langue orale. La terminologie proposée par J. Peytard et qui rappelle les positions déjà évoquées de certains linguistes ou ethnolinguistes permet de couper court à toute une série de métaphores interprétant les différences entre l'écrit et l'oral en différences de niveau de langue.

En proposant de parler d'ordre oral et d'ordre scriptural, J. Peytard va pouvoir cerner de façon beaucoup plus précise le champ du scriptural et se dégager ainsi des discours classiques qui sont tenus sur la langue écrite et la langue orale.

Ordre oral/ordre scriptural

Tout message peut être réalisé et/ou actualisé sur le mode phonique ou sur le mode graphique. Le choix du mode implique des facteurs spécifiques, d'une part, à ce mode même de réalisation et, d'autre part, à la situation dans laquelle est produit le message et qui, elle aussi, est partie prenante dans la détermination du choix du mode. Ces facteurs spécifiques sont contraignants pour le locuteur/scripteur. Écrire ou parler n'engage donc pas l'émetteur dans le même type de réalisation, il ne travaille pas dans les deux cas sur/avec le même matériau et, en plus, il se trouve dans deux situations d'énonciation différentes.

La position de J. Peytard, permet donc une *mise au point théorique de l'approche de l'écriture à l'aide d'outils conceptuels nouveaux.* En parlant d'ordre oral et d'ordre scriptural, J. Peytard situe l'écriture dans la dimension d'une pratique sociale, et la définit comme un acte de communication à part entière ayant ses spécificités.

L'ordre scriptural se réalise sur une aire, dans un espace, et non dans l'air. Le support communicationnel est donc différent de celui utilisé dans l'ordre oral et ce n'est pas sans conséquence ni sur le fonctionnement de la langue écrite elle-même ni sur les stratégies qui sont mises en œuvre dans les deux ordres par les interlocuteurs.

La scription et la scripturation

Lorsque l'on s'adresse à quelqu'un, dans l'ordre oral, la communication repose d'une part part sur le langage verbal lui-même, c'est-à-dire les éléments segmentaux et supra-segmentaux et d'autre part sur les éléments mimo-gestuels, les postures, les mimiques, l'environnement spatio-temporel. Ce n'est pas le cas dans l'ordre scriptural où seul *subsiste,* comme l'exprime fort bien M Dabène (1987, 20), "[...] la chaîne graphique, qui fonctionne, dans une "successivité linéaire", par *dissociation*, à la fois du supra-segmental par rapport au segmental et du non-verbal par rapport au verbal".

Or l'Écrit, défini comme système de traces institué[19], prend en charge uniquement le niveau segmental et, par le biais de la ponctuation, une partie du niveau supra-segmental. J. Peytard appelle cela *la fixation du message par transsubstantiation* ou encore *la scription.* Face à cette contrainte de notre Écrit, système de traces institué, le scripteur doit faire appel aux ressources de la langue. Pour reprendre une fois encore l'expression de J. Peytard, il va lui falloir utiliser *un surplus de discours.*

Lorsque dans l'ordre oral le "savoir-faire court" prime pour laisser à l'interlocuteur la possibilité d'intervenir également dans l'échange, dans l'ordre scriptural, c'est le "savoir-faire long" qui importe, il faut que le scripteur monogère son discours, qu'il sache compléter le message avec tous les éléments qui le constituent *hic et nunc* dans l'ordre oral.

Pour ce faire, le scripteur doit être capable d'analyser les particularités d'une situation de non face à face, et saisir la logique inhérente à l'ordre scriptural. J. Peytard appelle ce niveau *la scripturation*, c'est-à-dire un travail sur la langue qui aboutira à une forme spécifique.

L'écriture, définie comme activité de production de messages graphiés ne se limite donc pas à la simple transsubstantiation, elle est aussi scripturation, c'est-à-dire qu'elle implique du scripteur/lecteur une compétence de communication particulière.

Savoir écrire, ce n'est pas uniquement savoir repérer les éléments situationnels (on entend par "situationnel" à la fois les éléments pris en charge par le discours attributif et ceux ayant rapport avec la gestion des savoirs) manquants et les réinjecter purement et simplement dans la trame de la trace écrite. Savoir écrire, c'est savoir *évaluer* ce qui va être ou non nécessaire de réinjecter dans tel ou tel écrit, à tel ou tel moment, en fonction de tel ou tel interlocuteur. En d'autres termes, ce travail de scripturation n'implique pas moins que *l'évaluation* par le scripteur des connaissances, des savoirs, des partagés communs que son ou ses lecteurs potentiels ont, ou non, avec lui. *Ce travail n'implique pas moins qu'une compétence de communication.*

Le scripteur ne peut échapper à ce que J. Peytard appelle *le geste laborieux de l'écrivain.* Le scripteur ne peut échapper à l'interaction communicationnelle, il ne peut pas ne pas se construire une image de l'autre et une image de lui-même. Car cette absence de l'autre, dont il a été question à propos de la scripturation, doit en fait être considérée, J. Peytard le dit fort justement, comme *double*, absence du lecteur à l'émission et absence de l'émetteur à la réception. C'est dans la projection imaginée, imaginaire de ce que serait la co-présence des deux interactants que le scripteur va reconstruire le face à face. C'est l'absence de l'autre, absence d'espace et de temps commun aux deux interactants au moment de la réalisation du geste d'écriture qui conditionne cette situation de communication de cette manière. Écrire, c'est communiquer avec quelqu'un de physiquement absent et dont il va falloir éminemment tenir compte au point d'être capable de le faire exister dans son texte. Double absence qui, on le voit, doit être très vite réinterprétée comme présence subjective et co-active de l'autre pendant l'émission du message. L'autre n'est pas là, présent en chair et en os, face à son interlocuteur, sa présence n'en est pas moins grande et constante dans la dimension imaginaire et subjective de la représentation qui préside à sa reconstruction. *C'est cette double absence qui va être le lit du travail scriptural.*

Cette absence oblige les deux partenaires de la communication à s'engager dans une suite de calculs relevant de compétences linguistiques certes mais aussi de compétences communicationnelles beaucoup plus vastes.

D. Bourgain (1988, 347/348) résume très bien cette idée:

> *... le travail du scripteur consiste bel et bien non pas tant à analyser les référents ou la situation référentielle dans laquelle il se trouve en tant que scripteur* hic et nunc, *de façon à les intégrer avec des mots et des phrases dans son message (les décrire, les commenter, etc), mais à évaluer ce que sera la situation de son ou ses lecteurs confrontés avec ce message [...] à lui [le scripteur] de conduire dans son travail de scripteur ce dialogue imaginaire avec le lecteur qui co-élaborera son message.*

D. Bourgain conclut quelques lignes plus loin.

> *En somme, l'écriture ne représente pas la parole vive mais le jeu en abîme des représentations, en interaction, que le scripteur et le lecteur ont chacun de soi-même et de l'autre dans un message qu'ils construisent, tour à tour, en l'absence de l'autre en y intégrant leur propre représentation des référents et la représentation qu'ils en prêtent à l'autre. Toute écriture est ainsi de multiples façons le procès créatif d'une projection dans l'imaginaire.*

Avant de passer à une analyse plus approfondie du geste scriptural caractérisé par cette double absence des interlocuteurs au moment de sa réalisation, il importe donc de faire le point sur les théories de l'énonciation qui, toutes, construisent un modèle interactif des interlocuteurs et décrivent les pôles de la communication en d'autres termes que le simple schéma élaboré dans le cadre de la théorie de l'information.

Le texte, produit de l'écriture, est effectivement à concevoir, qu'il soit transitif ou intransitif, comme ancré dans une situation énonciative précise et émis par un individu appartenant à un champ social déterminé, parlant/écrivant de ce lieu précis du champ et construisant son interaction en fonction d'un but et de finalités précises. C'est de la stratégie discursive que chaque interactant met en jeu que participe le texte. Il faut donc bien comprendre comment sont décrits, actuellement, les échanges communicationnels de façon à pouvoir se faire une idée précise du scripteur et de sa tâche dans la construction du texte, résultat d'une interaction entre lui et l'autre, d'une part, et entre lui et la langue, de l'autre.

Il n'est donc pas question, pour l'instant, du travail de la langue dans le texte mais des relations que tout discours entretient avec l'environnement qui lui sert d'ancrage. On abordera dans ce sous-chapitre des problèmes touchant aux instances énonciatrices, à leur statut et à leur rôle.

Les partenaires de la communication, déjà profilés dans leurs rôles et statuts, doivent construire et reconstruire sans cesse, dans l'immanence des échanges, une posture sociale les autorisant à produire un texte de telle ou telle manière avec tel ou tel effet, les autorisant en un mot à prendre la parole. Le discours sera le lieu des échanges, des interactions, des stratégies et de leurs régulations.

DES CONCEPTIONS SOCIALES DES TEXTES

Tout discours[20], participe d'une pratique sociale. Longtemps, on a traité le texte comme un objet fini dont il fallait découvrir le sens. Mais une (re)lecture de E. Benveniste vers les années soixante, la découverte des Formalistes Russes et notamment de M. Bakhtine, la parution des ouvrages de J. Lacan, J. Derrida et, à l'aube des années soixante-dix, les travaux des sociologues américains ont petit à petit déplacé une partie des discours de la linguistique de l'énoncé vers l'énonciation, l'intérêt s'est porté non plus sur le texte comme objet fini, mais sur les rapports que ce texte entretient avec celui qui l'a produit. C'est donc l'énonciateur et les rapports qu'il entretient avec ce qu'il dit ou écrit qui entrent dans le champ des recherches.

Communiquer n'est pas un acte transparent de transmission d'informations

Deux pôles symétriques

Pour les orthophonistes, communiquer est décrit encore en termes d'échange entre deux individus interchangeables, utilisant le code linguistique pour faire transiter les informations et messages qu'ils souhaitent se transmettre. Les problèmes qui peuvent surgir ne sont que d'ordre "matériel": une perturbation sur le canal de transmission, un bruit par exemple, une difficulté du côté de l'émetteur ou du côté du récepteur.

Ces difficultés côté émetteur[21] sont décrites comme des problèmes d'articulation ou de parole ou encore, cas le plus grave, de langage.

Pour être clair, l'émetteur va se trouver, pour une raison plus ou moins explicable, affecté d'un trouble entravant l'émission de son message. Il bégaiera ou bien articulera mal tel(s) ou tel(s) phonème(s) ou bien encore construira mal ses phrases etc. Cet émetteur, peu performant, devra être rééduqué[22] de façon à ce qu'il devienne compréhensible pour son récepteur pétri de bonne volonté, du moins quand il s'agit de son orthophoniste.

Cette présentation que les orthophonistes se font des échanges communicationnels, du rôle des intervenants et des perturbations qui peuvent gêner la transmission du message est héritée, en droite ligne, des schémas de la communication inspirés du modèle cybernétique et de la théorie de l'information et que critique E. Goffmann (1981, 138).

> *L'analyse traditionnelle du dire et de ce qui se dit se conforme tacitement, semble-t-il, au modèle suivant. Deux et seulement deux individus sont en cause. A chaque instant, l'un explicite ce qu'il pense d'une certaine question et exprime, avec plus ou moins de circonspection, ses sentiments, tandis que l'autre écoute. celui qui parle se soucie exclusivement de sa propre parole et de sa réception, Celui qui écoute, de ce qui est dit. Le discours constituerait donc le principal engagement de tous les deux. De ce fait, nos deux individus sont les seuls à savoir qui parle, qui écoute, ce qui se dit, voire qu'il se dit quelque chose –tous les aspects de leur activité imperceptibles par autrui, autrement dit "inaccessibles". Au cours de l'interaction, les rôles de locuteur et d'auditeur s'échangent selon un patron déclaration-réplique tel que le droit reconnu à parler - la scène - ne cesse de passer de l'un à l'autre. Tout cela, enfin, porte le nom de conversation.*

Ce que E. Goffman remet en cause dans cette citation, c'est bien cette conception décrite plus haut et qui privilégie la transmission du message et où les interlocuteurs sont les acteurs non marqués d'échanges consensuels, détachés de tout ancrage socio-politique. Ce schéma scotomise tout simplement les situations sociales dans lesquelles ces interactions ont lieu et en reste à une étude de la langue et non de la parole, du discours. Il évacue tout simplement la place du sujet dans le discours, les enjeux que le sujet se donne et les stratégies qu'il adopte pour construire ce discours et qui le fonde au moins autant que le niveau strictement linguistique.

Cette symétrie posée comme inhérente au modèle de communication de type shannonien est totalement remise en cause par les chercheurs à commencer par R. Jakobson.

Le schéma de R. Jakobson ou l'intuition d'une interaction

L'idée de R. Jakobson a été de détourner ce modèle, de l'ancrer dans des situations vécues et de trouver un processus unique à l'ensemble de ces situations. Cette recherche a donné naissance au fameux schéma de la communication que tout le monde connaît et à propos duquel C. Bachmann, J. Lindenfeld et J. Simonin (1981, 26) font ce commentaire: "Les situations sociales seront décrites par rapport à une "situation canonique", terme calqué sur l'expression mathématique d'équation canonique, et cette situation est représentée par un schéma désormais célèbre".

Inutile de revenir sur les six facteurs de cette situation canonique pour comprendre qu'est maintenue, ici aussi, une conception traditionnelle de la communication bien que R. Jakobson, dans les commentaires qu'il en a faits — et qui sont trop peu connus par rapport à l'utilisation peu fine que son schéma a connu en pédagogie des langues — ait remis en cause deux des postulats traditionnels de l'approche structuraliste, ceux justement de l'objectivité de la description et de la symétrie des interlocuteurs, et jetant ainsi, en fait, les bases d'une théorie de l'énonciation. Il est, aux yeux de C. Bachmann, J. Lindenfeld et J. Simonin (1981, 28), celui qui "a ouvert la voie aux études actuelles qui posent avec acuité le problème de l'acteur social dans les interactions langagières".

D'autres auteurs ont pris position par rapport à ces problèmes et développé d'autres concepts, rompant avec cette conception instrumentale de la langue qui sous-tend les schémas proposés. Le sujet, jusqu'à présent, était vu comme bâtissant une espèce de projet de communication relativement transparent à ses propres yeux et mettant en œuvre une série d'opérations censées mener à bien ce projet. La relation communicative passait pour un échange similaire à ce qui se passe entre deux vases communiquants. Or, il faut concevoir la communication comme une mise en commun et la réintroduire dans la réalité psychosociale dans laquelle elle se déroule.

La position de M. Bakhtine

M. Bakhtine, cité dans l'ouvrage que lui consacre T. Todorov (1981, 67) disait, dès 1926: "la situation entre dans l'énoncé comme un constituant nécessaire de sa structure sémantique". T. Todorov fait ce commentaire:

On part ici d'une constatation: la matière linguistique ne constitue qu'une partie de l'énoncé; il existe aussi une autre partie non verbale, qui correspond au contexte de l'énonciation. On n'a pas ignoré l'existence d'un tel contexte avant Bakhtine, mais on l'a toujours considéré comme extérieur à l'énoncé; or il en est, dit-il, une partie intégrante.

Le contexte d'énonciation englobe, selon M. Bakhtine, trois aspects, "l'horizon spatial commun aux locuteurs, la connaissance et la compréhension, également communes aux deux, de la situation et l'évaluation qui leur est, elle aussi, commune de cette situation" (T. Todorov, 1981, 67).

T. Todorov (1981, 69) mêlant son texte aux citations de Bakhtine poursuit.

Quel que soit le moment de l'expression-énoncé qu'on prend, il sera toujours déterminé par les conditions réelles de cette énonciation, et avant tout par la situation sociale la plus proche. La communication verbale ne pourra jamais être comprise et expliquée en dehors de ce lien avec la situation concrète.

Il propose une comparaison entre le modèle de R. Jakobson et celui de M. Bakhtine et fait ressortir les différences fondamentales qui existent entre ces deux modèles. Pour R. Jakobson, les notions présentées dans son schéma décrivent "les facteurs constitutifs de tout événement verbal, de tout acte de communication verbale" (p. 87). Pour M. Bakhtine, il y a deux *événements* radicalement distincts, nécessitant deux approches différentes: celle de la linguistique d'une part, pour les événements verbaux et celle de la translinguistique de l'autre, pour les événements du discours.

Dans son schéma, M. Bakhtine n'utilise ni le terme de "message", ni celui de "code", ce qui, aux yeux de T. Todorov, n'est pas un hasard:

il [Bakhtine] *refuse tout à fait délibérément le langage des ingénieurs pour parler de la communication verbale. Ce langage risque de nous faire percevoir l'échange linguistique à l'image de quelque chose comme le travail de télégraphistes: l'un dispose d'un contenu à transmettre, l'encode à l'aide d'une clé et le transmet par la voie des airs; pour peu que le contact soit établi, l'autre décode à l'aide de la même clé, retrouvant ainsi le contenu initial* (T. Todorov, 1981, 87)[23].

M. Bakhtine a compris, très tôt, qu'un schéma de communication, comme celui qu'élaborera R. Jakobson, mettait en présence de faux locuteurs/destinataires dans un faux rapport avec la langue. Les liens que les locuteurs entretiennent avec la langue sont totalement passés sous silence, R. Jakobson utilise, on l'a vu, le terme de "code", or, "Le discours n'entretient pas un rapport uniforme avec son objet, ne le"reflète" pas mais l'organise, il transforme ou résoud des situations" (T. Todorov, 1981, 87).

Pour résumer les propos tenus jusqu'à présent, il me semble important de retranscrire intégralement, tant elle est actuelle et pertinente dans mon propos, cette citation écrite trente ans avant la parution du modèle de R. Jakobson par Medvedev — dont on ne sait exactement s'il s'agit d'un compatriote contemporain de M. Baktine ou d'un pseudonyme utilisé par ce dernier, à une certaine époque de sa vie, pour signer ses ouvrages — et qui stigmatise parfaitement la conception toujours très vivace que les orthophonistes se font de l'acte de communication et qui laisse entrevoir une autre piste de réflexion.

> *Ce qui est transmis est inséparable des formes, des manières et des conditions concrètes de la transmission. Or, les formalistes, dans leur interprétation, présupposent tacitement une communication entièrement prédéterminée et immuable, et une transmission tout aussi immuable. On pourrait exprimer cela, schématiquement, de la manière suivante: on a deux membres de la société, A (l'auteur) et B (le lecteur); les relations sociales entre eux sont interchangeables et immuables pour l'instant; on a aussi un message tout fait, X, qui doit être simplement remis par A à B. Dans ce message tout fait X, on distingue le "qu'est-ce-que" (contenu) et le "comment" ("forme"), le discours littéraire étant caractérisé par la "visée de l'expression" ("comment") [cela est une citation du premier texte publié de Jakobson].*
>
> *Le schéma proposé est radicalement faux. En réalité, les relations entre A et B sont en état de transformation et de formation permanentes, elles continuent à se modifier dans le processus même de la communication. Il n'y a pas non plus de message tout fait X, il se forme dans le processus de communication entre A et B. Ensuite, il n'est pas transmis par l'un à l'autre, mais construit entre eux, comme un pont idéologique, il est construit dans le processus de leur interaction* (T. Todorov, 1981, 87/88).

Des modèles interactifs

Tous les chercheurs qui ont réfléchi sur les modèles de la communication ont mis en cause ce que l'on peut appeler le désancrage des échanges et cette tendance à réduire la position énonciative au seul espace des échanges verbaux conçus, de plus, comme émanents d'individus non marqués socio-culturellement. Communiquer ne se résume pas à un acte d'échange d'informations entre partenaires idéalisés.

Le modèle de P. Charaudeau: Les quatre protagonistes

P. Charaudeau, cité par R. Guibert (1989, 119) postule que "tout acte de langage est une combinaison de Dire et de Faire, qu'il correspond à un enjeu de signification et qu'une part de cet acte doit être considéré comme une interaction d'intentions". Il réintroduit par là, dans l'acte de langage, toute la dimension pragmatique et psychosociale. Ce modèle propose une autre définition de la communication qui est conçue, non pas comme l'échange entre deux personnes, mais entre quatre protagonistes à statuts différents. Communiquer, c'est en partie s'engager dans la négociation d'un *contrat socio-langagier.*

P. Charaudeau (1982, 11) définit ce qu'il entend par cette expression et précise que la communication est

> *le fait non pas de deux, mais de quatre protagonistes qui ont des statuts différents et qui déterminent de la sorte deux circuits d'échange:*
> *— un circuit externe qui est le lieu des conditions de production et d'interprétation du langage sur lequel sont mis en scène un sujet communiquant (JEc) et un sujet interprétant (TUi) comme êtres agissants. Ceux-ci sont déterminés par un certain nombre de facteurs:*
> *— ils se donnent un certain statut psychosocial, chacun de ces statuts étant imaginé par chacun des protagonistes; ils sont chacun partie prenante dans un contrat d'échange qui est de l'ordre du Faire, et non du Dire, et qui dépend du statut psychosocial (rapport de pouvoir/soumission).*
> *— ils sont dépendants du canal physique de transmission (oral/graphique, direct/différé, etc.).*

Ce qui est important de noter, dans ce schéma, c'est la dimension de la représentation que les interlocuteurs construisent l'un de l'autre et que l'on retrouvera dans l'ordre scriptural en monogestion cette fois.

— Un circuit interne qui est le lieu du Dire où sont mis en scène un sujet énonciateur (JEé) et un sujet destinataire (TUd) comme *êtres de parole.*

P. Charaudeau et A-M. Houdebine (1973, 11) s'étaient déjà exprimés sur cette relation interlocuteur/situation sociale dans un article intitulé "Types et niveaux de communication".

On s'apercevra alors que tout discours dépend des circonstances de communication particulières et que chacune de ces circonstances est le produit d'un certain nombre de composantes qu'il faut essayer d'inventorier[24]. *Dès lors, on pourra établir une relation étroite entre ces composantes et les caractéristiques des discours qui en dépendent. On pourra donc fonder une typologie des discours sur les composantes du procès de communication.*

On retrouve ici les positions de M. Bakhtine.

Le modèle de J. P. Bronckart

L'approche de J. P. Bronckart (1985) ne peut que nous conforter dans cette idée. Il propose, lui aussi, une analyse très intéressante du circuit de la communication qui n'est pas sans rappeler les concepts élaborés par P. Charaudeau et dont il a été question précédemment.

Il affirme que les types discursifs sont "définis par leur mode d'ancrage énonciatif" et il propose de définir cet ancrage sur le plan du contexte en utilisant deux notions celle de "l'espace de l'acte de production" et celle de "l'espace de l'interaction sociale".

L'espace de l'acte de production [...] regroupe les paramètres physiques rendant compte du caractère matériel de toute conduite verbale, l'espace de l'interaction sociale [...] regroupe les paramètres psycho-socio-culturels attestant de ce que ces mêmes conduites s'inscrivent dans un réseau complexe d'activités humaines.

J. P. Bronckart décrit dans "l'espace de l'acte de production" trois paramètres, le producteur, les interlocuteurs et l'espace-temps. "L'espace de l'interaction sociale" comporte d'autres paramètres qui s'élèvent au nombre de quatre, il s'agit selon l'auteur du

lieu social zone de coopération dans laquelle se déroule (et à laquelle s'insère) l'activité langagière, du destinataire [...] produit d'une repré-

> *sentation sociale, et son statut est différent de celui de l'interlocuteur [...], de l'énonciateur [qui] peut être défini comme l'instance sociale d'où émanent les conduites verbales; comme pour le destinataire, il s'agit du produit d'une représentation sociale, en l'occurrence d'une auto-représentation et enfin du but [qui] représente l'effet spécifique que l'activité langagière est censée produire sur le destinataire.*

On reconnaît, dans cette définition, les deux pôles dégagés par P. Charaudeau, celui du Dire et celui du Faire. R. Guibert (1989, 124) dit à ce propos:

> *(...) Si "producteur" et "coproducteur" sont les interlocuteurs pragmatiques, les personnages réels de l'acte de production-réception, "destinataire" et "énonciateur" sont "les produits" d'une représentation [...], représentation de l'autre et représentation de Soi dans la communication. [...] Ainsi se précise le jeu réciproque et réfléchi de représentations des interlocuteurs dans le discours selon lequel devrait s'effectuer la construction de soi comme émetteur de discours, la modification de l'identité énonciative.*

J. P. Bronckart (1985, 32) précise encore:

> *(...) Dans toute forme d'activité langagière, même dans les échanges oraux les plus "terre-à-terre", il y a lieu de faire la distinction entre les protagonistes matériels et les rôles (ou positions) qui sont assumés au travers des échanges; dans toute situation, il y a "celui (ceux) qui parl(ent)" et "ce au nom de quoi il(s) parl(ent)". C'est cette distinction [...] qui est à la base même du processus de polyphonie si profondément analysé par Bakhtine (1978). Au travers du discours d'un seul producteur, plusieurs "voix sociales" peuvent s'exprimer, plusieurs rôles peuvent se superposer, dialoguer, ou entrer en compétition.*

Je voudrais faire deux remarques à propos de ce modèle. La première concerne la notion d'espace d'interaction sociale. Cette notion est intéressante car elle permet de préciser comment les discours s'articulent entre eux. On retrouvera cette notion sous le terme d'"intertextualité" quand il sera question d'élaborer une définition du texte et de montrer combien un texte est parcouru par l'ensemble des autres textes déjà produits et combien il rentre en rapport avec eux et avec ceux qui seront produits ensuite, comme autant de réponses potentielles.

La seconde remarque porte sur le destinataire et l'énonciateur comme résultant d'une représentation sociale. Cette dimension est fondamentale et déterminante dans l'acte scriptural. R. Guibert (1989, 124) souligne cet aspect dans la citation proposée plus haut: "Si "producteur" et "coproducteur" sont les interlocuteurs pragmatiques, les personnages réels de l'acte de production-réception, "destinataire" et "énonciateur" sont "les produits d'une représentation", représentation de l'autre et de Soi dans la communication." On a vu, à propos de la scripturation, combien il était important que le scripteur sache se construire une image de son interlocuteur. On a vu que cette image était construite dans l'absence de l'autre. On peut voir, dans ce jeu des représentations, une forme d'aliénation à l'autre. Communiquer renferme certainement ce danger d'aliénation du Je à l'autre. Il faudrait s'orienter avec F. Jacques vers une communication médiatisée par un tiers ce qu'il appelle la *plénitude dialogique.* Ce tiers permet, selon lui, d'échapper à ce danger de l'assimilation du Je par l'autre car il médiatise une distance intersubjective entre les participants de l'interaction, ce qui reconstruit d'une certaine manière la triangularisation primaire.

Sans aller jusqu'à cette idée d'aliénation, on le voit, on est loin de l'échange serein d'une communication gommant toutes les différences socio-psychologiques telle que se la représentent les orthophonistes. Si, comme le dit P. Watzlawick (1972, 46) "on ne peut pas ne pas communiquer", on peut ajouter, toutefois, que communiquer ne va pas de soi comme on a trop souvent tendance à le croire.

Une posture énonciative

Faisons un rapide retour sur la situation dans l'ordre scriptural. Les modèles proposés ici permettent de prendre conscience de l'existence de stratégies que les deux interactants ont à développer dans les actes de communication. Le texte produit sera lui aussi la résultante du discours émis par les interlocuteurs à un moment particulier, dans une situation donnée et dans un but précis, c'est-à-dire la résultante d'une suite de stratégies élaborées par le scripteur et le lecteur. Le texte sera donc la résultante de la construction plus ou moins performante et adéquate d'une posture énonciative. La différence notable, par rapport à l'ordre oral, est que l'élaboration de ces stratégies se fera en monogestion ce qui n'est pas sans poser des problèmes aux enfants qui sont en phase d'apprentissage et qui ont beaucoup de mal à se passer du soutien de la dialogie.

Les représentations et les dédoublements que les auteurs proposent entre producteur/énonciateur et coproducteur/destinataire vont permettre, on s'en rend compte, une infinie variété de jeux sur les identités et les instances énonciatives. C'est à mon avis à ce niveau que doit se situer une didactique de l'écriture.

Pour produire son texte, le scripteur va devoir se positionner dans l'ordre du discours, c'est-à-dire qu'il va devoir se situer dans ce double circuit décrit par P. Charaudeau, et mettre en place une stratégie discursive adaptée à son ou ses lecteurs. Ces lecteurs ne sont pas des individus abstraits et interchangeables, mais des êtres à part entière ayant un statut social particulier et qui vont jouer un rôle-clef dans l'élaboration du discours et en fonction desquels discours et scripteurs se modifieront. Ce scripteur ne sera pas, lui non plus, un émetteur neutre, il se trouvera marqué par l'interaction elle-même. J'approfondirai ce point dans la partie consacrée aux compétences scripturales.

Le schéma de la communication qui se dégage maintenant est fort éloigné de ceux proches du modèle cybernétique. Sous les termes d'émetteur et de récepteur, il y a, on le voit, une très grande complexité relationnelle que ces termes rassurants ne reflètent absolument pas.

> *Comprendre un discours, saisir "l'intention qui s'y exprime" ce n'est pas – ou pas seulement – extraire ou reconstituer des informations pour les intégrer à ce que l'on connaît déjà: c'est identifier la fonction de cette information dans la situation de discours où elle est produite.* (Caron, 1983, 16).

La coopération interprétative

A l'écrit comme à l'oral, on l'a vu, communiquer, c'est se construire une posture énonciative, c'est prendre sa place dans l'interaction qui a lieu entre les deux partenaires de la communication. Ce qui nous intéresse maintenant, c'est de voir plus précisément comment cette construction se fait dans l'ordre scriptural.

La relation scripteur/lecteur

U. Eco (1979, 64) analyse la relation scripteur/lecteur en termes de sémioticien. Il se place davantage du côté réception du texte pour montrer l'importance des interactions lecteur-scripteur et du dispositif de balisage monté par l'auteur pour faciliter la tâche du lecteur. L'auteur et le lecteur sont ainsi comparés à des stratèges qui doivent se livrer à un calcul de probabilités. Pour ce faire, l'auteur "prévoira un lecteur Modèle capable de coopérer à l'actualisation textuelle de la façon dont lui, l'auteur, le pensait capable aussi d'agir interprétativement comme lui a agi générativement" et le lecteur devra, lui, repérer correctement les balisages déposés dans le texte par l'auteur.

Comme le dit U. Eco [...] "la compétence du destinataire n'est pas nécessairement celle de l'émetteur" Cette non-équivalence a au moins deux raisons. La première est que les codes des deux interactants peuvent différer, pour partie ou totalement, et la seconde que les codes, que l'on a trop souvent décrits comme des systèmes transparents d'encodage de la pensée à l'aide de mots, sont au contraire des ensembles complexes de règles débordant le simple linguistique. U. Eco (1979, 65) commente ainsi cet aspect: "Donc, pour comprendre un message verbal il faut, outre la compétence linguistique, une compétence diversement circonstancielle, une capacité d'envisager des présuppositions, de réprimer des idiosyncrasies et ainsi de suite". Il qualifie ces contraintes de contraintes pragmatiques et les regroupent dans un tableau.

Il souligne l'importance du débat du sujet avec l'Autre et reprend la notion de "coopération interprétative", évoquée par R. Barthes (1966, 5).

> *J'abordais l'aspect de l'activité coopérative qui amène le destinataire à tirer du texte ce que le texte ne dit pas mais qu'il présuppose, promet, implique ou implicite, à remplir les espaces vides, à relier ce qu'il y a dans ce texte au reste de l'intertextualité d'où il naît et où il ira se fondre.*

Le rôle actif du lecteur, co-constructeur du sens, présent dans l'imaginaire du scripteur lors du travail d'écriture, est fondamental aussi bien dans l'optique de la compréhension que dans celle de la production.

U. Eco (1979, 77) parle de l'auteur comme hypothèse interprétative. Je reprends la citation *in extenso* car elle illustre parfaitement la notion d'interaction vue précédemment en communication orale et que l'on retrouve ici lors de l'émission ou de la réception d'un texte.

Si Auteur et Lecteur Modèle sont deux stratégies textuelles, nous nous trouvons alors face à une double situation. D'un côté, comme on l'a dit jusqu'à présent, l'auteur empirique en tant que sujet de l'énonciation textuelle formule une hypothèse de Lecteur Modèle, et en la traduisant en termes de stratégie qui lui est propre, il se dessine lui-même, auteur en tant que sujet de l'énoncé, comme mode d'opération textuelle en des termes tout autant "stratégiques". Mais d'un autre côté, le lecteur empirique, en tant que sujet concret des actes de coopération, doit lui aussi se dessiner une hypothèse d'Auteur en la déduisant justement des données de stratégie textuelle.

Ce que U. Eco postule ici, c'est la coopération lecteur/scripteur, l'existence de stratégies, d'opérations effectuées tour à tour par l'auteur et le lecteur à différents moments de la production et de la réception du texte. Lire et écrire procèdent d'un schéma de communication interactif où auteur et lecteur sont tour à tour partie prenante, tour à tour actifs. T. Todorov et O. Ducrot (1972, 443) soulignent, eux aussi, la part active du lecteur dans la construction du sens et combien ce lien scripteur/lecteur est fondamental pour la compréhension du mécanisme même de texte. Ils parlent de "la mise en œuvre jusque dans l'écriture de la relation destinateur-destinataire, écriture-lecture, comme celle de deux productivités qui se recoupent et font espace en se recoupant".

On voit très nettement qu'il n'y a rien ici de commun avec une conception où le lecteur serait le récepteur passif d'un message élaboré par un auteur tout puissant. Rien de commun non plus avec l'idée, sur laquelle nous reviendrons en détail plus loin, qui présente l'auteur comme Auteur empirique et le texte comme le reflet d'une tranche de sa vie.

La tâche du lecteur

U. Eco (1979, 78) présente le lecteur comme un interlocuteur actif qui se construit de l'auteur d'un texte une représentation propre à servir d'hypothèse interprétative. Le lecteur sera celui qui saura déduire des données textuelles de l'appareil construit par l'auteur, une interprétation plausible. Le lecteur est celui qui "déduit une image type de quelque chose qui s'est précédemment vérifié comme acte d'énonciation et qui est présent textuellement dans l'énoncé. Il ne faut pas mélanger l'Auteur Modèle avec l'auteur empirique. Mais l'Auteur Modèle n'est pas toujours si clairement discernable et il n'est pas rare que le lecteur empirique ait tendance à l'aplatir (à partir des informations qu'il possède déjà) sur l'auteur empirique en tant que sujet de l'énonciation".

Le lecteur doit prendre en compte les éléments textualisés et non les intentions de l'auteur virtuel comme on le demande très souvent en classe lors des séances d'explication de textes. On propose au lecteur cet aplatissement de l'Auteur Modèle sur l'auteur empirique. U. Eco souligne bien la différence et son importance dans le processus de coopération textuelle. On retrouve ici les modèles de communication proposés ci-dessus. On ne peut interpréter telle ou telle chose, dans tel ou tel sens, que parce qu'il y a dans le texte des indications textuellement manifestées qui permettent cette interprétation plutôt qu'une autre. Pour U. Eco (1979, 78), la coopération textuelle s'entend, non comme l'actualisation des "intentions du sujet empirique de l'énonciation, mais [comme] les intentions virtuellement contenues dans l'énoncé".

Cette idée me paraît fondamentale, si l'on veut bien comprendre la tâche du lecteur. "La coopération textuelle est un phénomène qui se réalise, nous le répétons, entre deux stratégies discursives et non pas entre deux sujets individuels". Il est certain, comme le dit encore U. Eco (1979, 80), qu'on ne peut nier le poids des circonstances qui amènent le lecteur à se faire telle ou telle image de son Auteur Modèle, cependant il importe de faire la part des choses et de retenir que le point fort se trouve dans la capacité que le lecteur aura à se construire une image forte de l'Auteur Modèle, non à travers une suite de présomptions sur l'auteur empirique, mais bien à travers la mise en place d'une stratégie textuelle déduite d'un examen du texte produit. L'hypothèse à émettre n'est pas celle "d'un sujet empirique qui éventuellement voulait ou pensait ou voulait penser des choses différentes de ce que le texte, comparé au code auquel il se réfère, dit à son Lecteur Modèle, mais bien celle d'un Auteur Modèle [...] quand on se représente le sujet d'une stratégie textuelle telle qu'elle apparaît à partir du texte examiné".

Cette façon de présenter la communication replace *le lecteur dans un rôle actif* et lutte contre l'idée répandue qu'il serait le simple réceptacle d'un message, transcrivant fidèlement la pensée de l'auteur, message totalement élaboré par cet auteur et déposé intact sur le papier où, par transparence, il livrerait sans autre forme de procès, son contenu. Ce contenu s'imposerait ainsi le plus simplement du monde, comme une évidence à la compréhension du lecteur. Or, il n'en est rien, comme nous le verrons plus en détail dans la partie de ce chapitre consacrée au texte.

La tâche du scripteur

Ce qu'il faut bien comprendre dans le cadre de cette recherche sur la genèse de l'écriture, c'est que ces deux productivités dont parlent T. Todorov et O. Ducrot. ou cette activité coopérative dont il est question chez U. Eco sont, pendant l'acte d'écriture, le fait du seul scripteur. Le scripteur doit monogérer, entre autres choses, ces deux pôles énonciatifs qui, dans la situation de l'ordre oral, se trouvent tout naturellement polygérés, les deux interactants étant co-présents lors des échanges langagiers. Ce qui est nouveau dans cette situation d'écriture, ce n'est pas tant en effet les stratégies de co-construction du sens que le fait qu'elles doivent être menées dans la solitude de l'acte de production ou de l'acte de réception selon que l'on se place d'un côté ou de l'autre de la boucle communicationnelle.

Lorsqu'on écrit ou lorsqu'on lit, l'autre, co-constructeur du sens, n'est pas présent en chair et en os. Le lecteur et/ou le scripteur n'ont d'autres recours pour élaborer le sens que le balisage linguistique, dans la communication orale, d'innombrables

> *renforcements extra-linguistiques (gestuel, ostensif, etc.), de multiples procédés de redondance et de feed-back interviennent et se soutiennent réciproquement. Ce qui veut dire qu'il n'y a jamais de communication linguistique au sens strict du terme, mais bien une activité sémiotique au sens large, où plusieurs systèmes de signe*s se complètent l'un l'autre (U. Eco, 1979, 65).

Dans la situation de communication écrite, il faut que le texte compense l'absence des autres systèmes de signes, l'absence du sémiotique, en intégrant des stratégies, en s'assurant la coopération du ou des lecteurs. U. Eco (1979, 65) précise: "un texte est un produit dont le sort interprétatif doit faire partie de son propre mécanisme génératif". Du point de vue de cette recherche, c'est la situation du scripteur face à ce problème qui nous intéresse. Le scripteur doit prévoir son lecteur, il doit le construire, intégrer son image et baliser le texte de telle façon que, non seulement ce texte prévoit le lecteur mais qu'encore il le fasse exister. "L'auteur présuppose la compétence de Son Lecteur Modèle et en même temps il *l'institue*" (p. 68).

Dans une situation de communication orale, les choses se passent différemment. Les interactants travaillent ensemble et en même temps avec l'autre comme image. Ils se gèrent l'un l'autre dans la réalité dialogique des échanges vécus *hic et nunc*. Il y a interventions possibles de l'un et de l'autre dans le discours, co-construction effective, autant d'aides à la gestion de la cohérence et de la continuité. Le fil du discours est sans cesse soutenu par ces interventions des interactants, on parle de discours, de coopération active, de travail véritable au cours des échanges et qui mènera peut-être les individus en présence à passer — comme l'on dit de fil en aiguille — d'un thème X à un autre plus ou moins éloigné du premier.

Dans la situation de communication écrite, tout doit être monogéré par l'émetteur, tout, c'est-à-dire pas seulement l'autre dont le scripteur doit se faire une image bloquée par rapport à laquelle il construira son message mais aussi le thème, dont il doit être l'inventeur et assurer seul la continuité et la cohérence. Le scripteur doit aussi se construire lui-même comme énonciateur de ce texte et gérer ce pôle en interaction avec les deux autres précédemment cités. Il doit enfin s'occuper du comment, autre entrée du scriptural et certainement la plus caractéristique, régler les superstructures, choisir le type de texte qui servira au mieux l'objectif choisi etc.

Voilà ce que l'on peut appeler le passage de la "polygestion discursive" à la "monogestion discursive". C'est cet apprentissage qui mène le scripteur à pouvoir gérer conjointement et seul les différents pôles de la production d'un texte à savoir:

— la constitution de soi en tant qu'émetteur de tel texte à tel moment de son existence et dans tel but, en un mot, la construction de soi dans une posture énonciative,
— l'élaboration de l'autre, futur lecteur, de celui que U. Eco appelle le Lecteur Modèle, à qui s'adresse le message, élaboration qui ne doit pas se contenter de prévoir l'autre mais qui doit se donner les moyens par l'élaboration textuelle de le construire et de le faire réellement exister,
— l'élaboration du quoi, c'est à dire l'invention de ce qu'il y a à dire,
— la gestion du comment, quelle(s) forme(s) choisir, comment assurer la continuité et la cohérence thématique.

Le scripteur devra gérer ces quatre pôles en même temps et l'un par rapport à l'autre. Il a donc en charge beaucoup plus de choses dans cette situation de communication scripturale qu'à l'oral où il peut s'appuyer sur l'autre présent et sur le dispositif matériel de la situation, le contexte situationnel.

J. F. Halté (1990, cours de D.E.A.) interprète les angoisses devant la page blanche comme une difficulté à gérer conjointement et, en quelque sorte hiérarchiquement, ces différents pôles, difficulté qui peut entraîner, chez le non-expert, une surcharge cognitive. Le jeune scripteur, et quelquefois le moins jeune, ne sait pas quelle orientation heuristique il doit privilégier, ni par où il doit commencer sa tâche. Doit-il se concentrer sur le "quoi dire" et organiser les autres pôles à partir de cette entrée, doit-il au contraire se fixer sur le destinataire de son texte etc. autant de questions qui pourront être proposées, dans une didactique de l'acte scriptural, comme des problèmes à résoudre par l'écriture. Je reviendrai sur cet aspect dans le point intitulé "le courant didactique".

L'instance scripto-lectorale: le balancement énonciatif

Si on a, jusqu'à présent, disjoint le rôle du scripteur et celui du lecteur en deux pôles nettement distincts, et placé ces deux rôles dans deux personnes différentes, c'est pour inscrire l'écriture dans sa dimension sociale d'acte de communication et bien faire comprendre les mécanismes de fonctionnement de toute communication.

Quel que soit le type de texte, le scripteur s'inscrit et inscrit l'autre dans la trame textuelle; jouant sur les identités et les instances énonciatives, il élabore le sens dans le double circuit de "l'espace de l'interaction sociale et de l'espace de l'acte de la production" pour reprendre la terminologie de J. P. Bronckart.

Or, loin d'habiter deux individus différents, ces rôles et tâches sont dialogiquement inclus dans une seule et même personne, celle du lecteur et si l'on se place du côté de l'écriture — point de vue qui nous intéresse dans cette recherche — celle du scripteur. C'est ce point qu'il faut aborder maintenant. Pour ce faire, il convient de s'arrêter plus longuement sur ce qui fait la spécificité de l'ordre du scriptural, la trace visible dans sa matérialité, l'espace qui s'offre au regard du lecteur et du scripteur et où le scripteur va devoir gérer l'absence de l'autre.

Notre analyse s'est, en effet, arrêtée à la notion de la double absence posée comme disséminée dans le temps et l'espace: c'est le lecteur qui est absent lors de l'élaboration du message, c'est le scripteur qui est absent lors de la lecture du message. Or, le concept d'absence demande à être précisé, car ainsi défini, il ne peut cerner la situation d'écriture dans sa spécificité. Écrire, c'est avant tout se lire, lire c'est en quelque sorte réécrire le message pour en construire le sens.

On se souvient qu'il avait été question plus haut de travail scriptural et que le lieu de ce travail se trouvait être l'espace dialogique de la double absence. Cette double absence se trouve construite matériellement dans la page. Le scripteur élabore son espace textuel "sur mesure", construit *cette nouvelle topologie* sur un entrecroisement de projections qui prend sa source de ce dialogue imaginaire qu'il parvient, plus ou moins bien d'ailleurs, à établir avec son lecteur potentiel et, on va le voir, avec lui-même. La double absence, lit du travail d'écriture, se love dans le scripteur, se matérialise à travers son geste d'écriture.

Il importe donc de s'arrêter de faire un gros plan sur ce scripteur et de montrer en quoi être scripteur implique la maîtrise de ce qu'on pourrait appeler l'"instance lecto-scripturale". J. L. Lebrave (1983, 15) dit, à propos de ce balancement entre les deux pôles énonciatifs, balancement interne au scripteur, "La genèse d'un texte écrit constitue certainement un cas unique d'interaction entre ces deux positions énonciatives, dans laquelle un même sujet est successivement — voire simultanément — scripteur et lecteur ".

Le scripteur n'est pas seulement celui qui écrit, il doit être aussi celui qui lit, qui se lit. Il est, en quelque sorte, son propre et premier lecteur. Le scripteur doit donc assumer tour à tour les tâches et rôles de lecteur et de scripteur, ce qui conduit à une complexification du schéma précédent. La dissémination des rôles des interactants doit se transformer en une "synchronie interactantielle", le scripteur est son premier interlocuteur. T. Todorov (1981, 71) reproduit cette citation de M. Bakhtine qui éclaire bien mon propos.

> *L'interaction verbale est la réalité fondamentale du langage. Le dialogue, au sens étroit du mot, n'est bien sûr qu'une des formes, il est vrai la plus importante, de l'interaction verbale. Mais on peut comprendre le dialogue au sens large, en entendant par là non seulement la communication verbale directe et à haute voix entre une personne et une autre, mais aussi toute*

communication verbale, quelle qu'en soit la forme (12, 113). *On peut dire que toute communication verbale, toute interaction verbale se déroule sous la forme d'un échange d'énoncés, c'est-à-dire sous la forme d'un dialogue* (18, 68).

Le scripteur, devant sa page blanche, se trouve en face à face avec lui-même. L'espace scriptural, on s'en souvient, s'inscrit dans l'ordre du visible, il renvoie le scripteur à lui-même et l'oblige à conduire cette interaction solitaire qui le mènera à travers le dialogue à l'élaboration de l'autre dans le texte. Pour opérer cette avancée théorique, j'emprunterai à J. Peytard deux concepts dont il a déjà été question avec J. Goody. Il s'agit des concepts de *visibilité et de surséance.*

C'est parce que le scripteur a le loisir de retenir son message aussi longtemps qu'il le souhaite, dans la dimension de l'aire scripturale, espace proposant la matérialité de la trace à son regard, qu'il va pouvoir justement investir, *pour son propre compte,* la double absence, le dialogique au sens défini plus haut. D. Bourgain (1988, 369) dit: "C'est dans ce double intervalle, celui d'une aire et celui d'une durée, et parce qu'il est tel, que peut s'instaurer l'activité-écriture, i.e le travail, dont le scripteur est l'opérateur".

Écrire consiste à jeter sur du papier ou sur un support quelconque des choses qui se trouveront ainsi fixées dans leur littéralité, que l'on pourra donc retrouver intégralement et traiter autant de fois qu'on le souhaitera.

La trace concrète obtenue dans l'immédiateté du premier jet va s'offrir au regard. Elle devra être lue pour ce qu'elle est, coupée de sa matrice de production, libérée du cordon qui la relie au paysage mental du scripteur. Ce que je tente d'exprimer ici, c'est qu'écrire développe et implique une activité de lecture de la trace comme hors-soi, comme étrangeté, lecture capitale et décisive car, elle seule, autorise les opérations intellectuelles fines, elle seule débouche sur un travail d'écriture, elle seule permet la monogestion dialogique.

C'est la lecture de sa propre trace qui requiert du scripteur une intériorisation de l'instance lecto-scripturale, une intériorisation du balancement entre les deux pôles, c'est la lecture de sa propre trace qui signe l'existence de la composante dialogique. Ce travail, cette lecture est le fait du seul scripteur qui, se déprenant de ce qu'il vient de coucher sur le papier, se mute en lecteur de cette trace dans la *différence*[25].

D. Bourgain (1988, 368) parle de “circuit fermé. Jusqu’à ce que le scripteur se sépare — ou se trouve séparé — de son écrit, il en est le seul récepteur: il est *son propre et premier lecteur,* si ce n’est quelquefois le seul”. Elle ajoute, que l’écriture “est fabrique, manufacture entre le Je qui écrit et le Je qui se lit”.

Dans la différence, le scripteur conduit un soliloque, entretien dialogué avec soi-même où l’autre est construit et/ou déconstruit puis reconstruit tour à tour, au fil des scrutations dont le texte fait l’objet et dans l’immanence du moi. C. Oriol-Boyer (1988) parle dans sa thèse de “la spirale de l’écriture”, autre manière de décrire le travail du scripteur, le dialogue du scripteur avec lui-même, dans la “surséance” et la “visibilité” de la trace écrite. Pour elle, la naissance du sens est tributaire de “l’art de l’autre”. J’ai longuement développé ce qu’il faut entendre par “autre”. Un aspect dans cette altérité, cependant, n’a pas encore retenu mon attention, c’est le rapport que le scripteur doit installer entre le “texte s’écrivant” et lui. Il s’agit d’un rapport de mise à distance, on s’en doute par ce qui a été dit des rapports lecteur/scripteur, et qui va conditionner la naissance du sens. Il faut, pour qu’il puisse modifier ce qu’il lit et poursuivre son travail d’écriture, que le scripteur prenne de la distance par rapport à son texte. Apprendre à écrire, c’est donc apprendre à gérer deux positions énonciatives.

C’est, d’après les entretiens que j’ai pu faire dans le cadre de ce travail, justement ce passage ou plutôt cette alternance continue d’un rôle à l’autre, d’un pôle énonciatif à l’autre, dans la déprise de la trace, qui pose problème aux enfants et aux adultes, la prise de conscience de l’existence de cette alternance comme processus fondamental du geste d’écriture n’étant d’ailleurs que très rarement faite.

Ce qui autorise la réécriture, c’est la (re)lecture[26]. Ce qui autorise cette (re)lecture, c’est la maîtrise du passage entre les deux pôles énonciatifs évoqués plus haut. Pour pouvoir écrire, il faut pouvoir se lire, se faire lecteur de ce que l’on a écrit. C’est dans ce passage lecteur/scripteur que se construit le sens par reformulations successives. C. Oriol-Boyer (1989, 92) précise: “Le premier lecteur d’un texte est celui qui est en train de l’écrire. Le pur lecteur est un scripteur qui s’ignore, le pur scripteur est un lecteur inconscient de l’être”.

J. Ricardou (1978, 22/23) va encore plus loin dans l'épaisseur interactive qu'il prête au scripteur.

Ce que le présent volume s'efforce de faire paraître, c'est, nous l'avons dit, la métamorphose du scripteur. En le cours de son exercice, l'écrivain subit une division multiple et un changement irréversible. Une division: il est l'effet de l'interaction de plusieurs rôles. D'une part, il est celui qui écrit, mais aussi, qu'il le veuille ou non, celui qui théorise ce qu'il a écrit. Un changement: ce qu'il écrit, nous le verrons, transforme ce qu'il était. Praticien, théoricien, lecteur, scripteur, en cours de métamorphose, c'est la désignation de l'unité contradictoire de ce pluriel minimal que nous avons essayé de réussir".

C'est en tous cas dans cette intériorisation des deux rôles lecteur/scripteur, dans cette dilatation interagissant alternativement d'un pôle sur l'autre, dans l'épaisseur dialogique, que progresse pas à pas le travail d'écriture, de naissance du sens.

Pour qu'il y ait une possibilité de réécritures, il faut que le scripteur puisse entrer dans un rapport de connaissance avec lui-même, qu'il se divise, qu'il se lise comme étranger. Le texte est, en fait, le support concret où le scripteur peut scruter ses propres visages. Le scripteur est cet être schismé, ce *pluriel minimal* dans la terminologie de J. Ricardou, ce Raskolnikov, qui tout au long de son travail d'écriture maintient ce dialogue avec l'autre, les autres en lui. Il y a là, un "Passage" au sens fort du terme, comme le franchissement du Styx, un espace à parcourir qui se matérialise dans la trace, une trace-trajet tissée et tissant, entre tous les "Je" qui prennent naissance dans le textuel, un fil qui parcourt le labyrinthe scriptural où le "Je" scripteur doit accepter de se perdre pour mieux retrouver la trame de l'écriture.

Mais ce travail qui a lieu dans la surséance et la visibilité de la trace est assimilé à un sentiment d'incompétence scripturale. Pour le sens commun, écrire ne fait pas l'objet d'un travail et toute reprise de la trace ne peut être vécue que comme quelque chose de "douloureux". La sensation d'effort et de reprise lors de l'acte d'écriture — sensation d'autant plus forte que la maîtrise des opérations impliquées dans le travail d'écriture sera faible — est vécue comme la preuve de l'existence de problèmes d'écriture par le scripteur qui se voit dans l'obligation de retravailler son texte. Tout travail d'une trace est synonyme d'incapacité.

J'ai montré au cours de l'analyse de mon corpus que, même si la notion de travail n'est pas totalement absente de la représentation des interviewés, elle ne suffit pourtant pas à légitimer le scripteur car elle est, dans ce cas aussi, vécue comme la preuve de son incompétence à transcrire la toute puissance de sa pensée dans l'"eutocie" et l'"eucrasie"[27]. En effet, ce sentiment de pénibilité, d'effort, de reprises, ne peut faire bon ménage avec l'idéologie dominante du Don.

La mise hors-jeu et/ou hors-JE de cette notion et plus largement du concept de langue/matériau à construire dans la dimension de l'interactivité est le dernier ancrage dont je voulais parler tant il me semble constituer le point aveugle sur lequel repose tout le raisonnement de l'instance orthophonique. C'est en effet, me semble-t-il, sur cette notion de travail, acceptée et maîtrisée par le scripteur, que repose toute perspective d'amélioration de la compétence scripturale.

ÉCRIRE, C'EST CONSTRUIRE DU SENS

Positionnement du problème

Postuler qu'il existe, à l'intérieur même du texte, produit d'une relation étroite entre le scripteur et la langue, un double travail qui s'enroule du texte au scripteur et du scripteur au texte, c'est casser quelque part le lien qui fossilise la langue dans une traduction plus ou moins fidèle de la pensée et rompre avec l'idéologie du don dont on a vu la prégnance dans le courant orthophonique.

C'est donc sur cette notion de "*travail de la langue*" que je souhaite réfléchir, car elle me semble être *un invariant de l'acte scriptural, axe transversal à toutes les pratiques d'écriture qu'elles soient d'exception ou ordinaires*. Écrire, c'est construire le texte comme espace d'interactivité et de productivité. Cette nouvelle approche, parce qu'elle inclut la dimension du travail du matériau-langue, permet, d'une part, de casser l'idée reçue qui fait de la parole et de l'écriture une simple manipulation de mots dont la transparence est le garant de la compréhension et, d'autre part, de construire la compétence scripturale comme *mise en scène de la langue*.

Je montrerai, dans un premier temps, en quoi le texte-reflet, reposant sur l'idéologie du don, est l'expression d'une conception de la langue comme véhicule de la pensée et proposerai une approche différente du texte en développant la notion de langue en travail et en centrant mon analyse sur cette notion même de travail de la langue de façon à en faire ressortir toute la pertinence, d'une part, dans le cadre d'une théorie sur le texte et donc sur le Sujet écrivant et d'autre part, dans l'optique de contribuer à l'élaboration du concept d'invariant de l'écriture.

L'idéalisme du sens institué

Le mythe de l'écrivain

L'auteur est encore et toujours ce génie secret souffrant de quelque mal mystérieux, inspiré par quelque Pythie, un incompris, un rejeté, vivant en marge de la société et qui a besoin pour produire de mener cette vie de quasi débauche en rupture avec la norme.

A. Robbe-Grillet (1963) dénonce cette vision éthérée de l'écrivain dans laquelle il ne se reconnaît pas du tout. A. Robbe-Grillet n'est pas le seul à s'être exprimé sur ce sujet. J. Ricardou (1984, 22) écrit.

> *Selon cette croyance, on le sait, l'écrivain serait un* auteur *ou si l'on préfère, une outre: une* outre *rebondie. Statutairement, en effet, il serait empli d'une double richesse: celle d'un* avoir *(l'avoir à dire), celle d'un savoir (le savoir-dire). Bref, conjointement, l'écrivain serait le propriétaire, et d'une profusion interne (le quelque chose à dire), et du don de la faire sortir (l'expression).*

R. Barthes (1957, 32) décrit lui aussi très bien cette conception dans *Mythologies*. Pour le sens commun, et souvent aussi pour les spécialistes, la production littéraire est assimilée à une sorte de sécrétion involontaire, à une logorrhée et l'écrivain perçu comme la proie de cette production intarissable. R. Barthes dit que "l'écrivain est la proie d'un dieu intérieur qui parle en tous les moments, sans se soucier, le tyran, des vacances de son médium. Les écrivains sont en vacances, mais leur Muse veille et accouche sans désemparer". Point de place ici, on le voit, pour la moindre notion de travail.

Le portrait[28] que les personnes — des non-spécialistes — interviewées par D. Bourgain dans son enquête, se font de l'écrivain, renvoie aux descriptions stigmatisées par R. Barthes ou J. Ricardou. L'écrivain passe pour un être hors du commun, paré de qualités quasi magiques voire surnaturelles. Il est par excellence celui qui est doué pour écrire et qui y parvient sans la moindre difficulté. D. Bourgain (1988, 1131) résume les choses ainsi: "Bref, il se voit *installé dans un espace social qui lui est réservé*; il s'y trouve *enfermé*". Elle apporte une hypothèse explicative à cette mise à l'écart de l'écrivain[29], hypothèse fort intéressante pour cerner les difficultés que peuvent rencontrer des scripteurs lorsqu'ils sont confrontés à une tâche d'écriture. Cette marginalisation permet aux scripteurs ordinaires de se protéger d'un modèle trop idéal face auquel ils se sentent totalement impuissants. L'écrivain est "le professionnel" et par conséquent, il est non seulement l'inégalé mais l'inégalable dans l'absolu. Ainsi inaccessible, l'écrivain peut être vécu comme non dangereux.

> *La meilleure protection à ce que l'on ne peut par ailleurs qu'admettre et/ou subir n'est-elle pas de le concevoir en un maximum de différences de telle sorte qu'il ne représente plus rien de commun avec soi et qu'il puisse ainsi être aisément opposé à soi (à ce que l'on est et ce que l'on fait).*

R. Barthes souhaite remplacer cette vision de l'écrivain inspiré par une vue beaucoup plus proche de la réalité où la "valeur-génie" cède le pas à la "valeur-travail". Il parle d'"écrivain-artisan", qu'il compare à un ouvrier travaillant la pierre au burin. L'écrivain est celui qui s'attaque à la matière-langue, la taille, la polit, en dégage une forme. Il est difficile cependant d'envisager la tâche de l'écrivain comme celle d'un artisan tant que l'on attribue à la langue le rôle de représenter le réel.

Le texte-reflet

Le mythe de l'écrivain va de pair avec ce concept de "texte-reflet". La citation suivante de R. Barthes (1964,1013) le met clairement en évidence.

> *Qu'est-ce-qu'un texte, pour l'opinion courante? C'est la surface phénoménale de l'œuvre littéraire; c'est le tissu des mots engagés dans l'œuvre et agencés de façon à imposer un sens stable et autant que possible unique. [...] Le texte participe à la gloire spirituelle de l'œuvre dont il est le servant prosaïque mais nécessaire.*

C'est tout à fait cette représentation que les orthophonistes se font du texte et du langage.

Le texte est considéré comme une “œuvre” produite par un “auteur”, propriétaire magique d’un message dont on ne sait trop d’où il vient. Dans cette dimension, la part laissée au travail de la langue et du lecteur dans la construction du sens est plus que congrue. En effet, le texte est conçu comme le miroir de la pensée de celui qui le produit, le lecteur se trouve simplement appelé à un décodage respectueux du sens précieusement déposé par le prestataire dans les lignes à l’aide de l’outil langage selon le mythe de la transparence.

Le texte, conçu comme “œuvre d’auteur”, s’enlise dans le concept de *signification.* Le texte se doit de signifier, c’est-à-dire de présenter un sens unique, transparent et stable. On retrouve ici le leurre de l’existence du sens institué, dénoncé par J. Ricardou (1978, 25).

> *Cette idéologie qui cruellement domine, nous la connaissons bien. Elle consiste, redisons-le, en le credo suivant. Toujours à la base du texte, comme son fondement irréductible, comme la condition de sa possibilité, doit nécessairement gésir un quelque chose à dire. Ou, si l’on préfère, ce que nous nommons un sens institué, établi avant même qu’ait eu lieu l’acte d’écrire. Puis s’accomplit l’acte d’écrire, qui est alors conçu comme une manifestation du sens institué. Si le sens institué concerne des aspects du Moi, la manifestation est habituellement nommée une expression. Si le sens institué se rapporte à des aspects du Monde, la manifestation est communément appelée une représentation.*

Prévalant sur tout travail d’écriture, le texte est “expression-représentation”. A. Robbe-Grillet dans son livre *Le nouveau roman* explique, lui aussi, comment toute l’écriture est sacrifiée à “l’histoire” que l’écrivain se doit de produire en reproduisant le plus fidèlement possible le réel. L’écriture se trouve ainsi cloisonnée dans ce credo qui ne laisse plus de place au travail véritable de la trace.

Ces conceptions, qui gomment totalement la place et le rôle de l’écriture dans la réalisation d’un travail, donnent lieu à des *lectures-retrouvailles*, sur lesquelles je reviendrai plus tard, et dont le seul but est de vérifier si l’écrit produit est bien conforme à la réalité, sincère, original, plein d’imagination. Le texte, dans cette conception, reflète en somme les qualités de son auteur. La matrice productrice de sens n’est pas le texte mais le scripteur lui-même, qui accouche d’un sens préexistant que lui aura soufflé quelque muse.

Il n'est, ici, aucunement question de *la pratique signifiante* dont parle J. Kristeva, et le fait comme le dit R. Barthes (1964, 1015) que "la signification ne se produit pas de la même façon non seulement selon la matière du signifiant [...], mais aussi selon le pluriel qui fait le sujet énonciateur (dont l'énonciation — instable — se fait toujours sous le regard — sous le discours — de l'Autre)" n'est absolument pas pris en compte.

Être travaillé par la langue, travailler la langue

Être travaillé par la langue

Pour R. Barthes (1964, 151), cette conception de l'écriture-expression chez les écrivants, terme dont il se sert pour les différencier des écrivains, est à mettre sur le compte de l'utilisation qu'ils font de la langue:

> *voilà donc le langage ramené à la nature d'un instrument de communication, d'un véhicule de la "pensée" Même si l'écrivant apporte quelque attention à l'écriture, ce soin n'est jamais ontologique: il n'est pas souci. L'écrivant n'exerce aucune action technique essentielle sur la parole.*

Or la langue n'est pas ce prêt à porter de la pensée, elle est un matériau vivant et par essence ambigu, elle travaille. La langue dès qu'elle se trouve textualisée génère du sens, comme l'huître façonne, secrète la perle, le texte place la langue dans l'enroulement sémantique et la convie à déposer dans la trame textuelle les couches successives de gréement de sens livré au travail du scripteur/lecteur. Pour J. Peytard (1986, 144/145) "écrire est un travail du langage (en maintenant l'ambiguïté de l'expression: le scripteur opère un travail sur, dans le langage; le scripteur est en même temps travaillé par le langage)". D. Bourgain (1988) évoque, elle-aussi, l'existence de ce travail double, celui effectué par le scripteur sur la langue dans la visibilité et la surséance et d'où émerge un sens et un autre travail, effectué cette fois par la langue sur le scripteur et dont lui-même sortirait autre.

Il n'a pas encore été question de ce travail qui sourd et émane du matériau linguistique lui-même lorsque la langue est textualisée, mise en discours et qui opère une série de retournements plus ou moins à l'insu du producteur et du récepteur du message.

On a vu dans la partie consacrée à la communication qu'il fallait concevoir la langue comme un tissu dans lequel chaque interactant se trouvait pris. C'est parce que la langue est, par essence, non transparente que le scripteur est en retour travaillé par elle. Écrire, tout comme parler, exige d'un individu une interrogation constante du langage. Les partenaires d'une interaction dans l'ordre oral comme dans l'ordre scriptural ne peuvent pas faire l'économie de cette interrogation s'ils veulent atteindre un véritable échange. Ils doivent constamment mettre leur discours sous haute surveillance. Dans l'ordre scriptural, les choses se complexifient du fait de la monogestion.

Cette idée de l'existence du travail du matériau lui-même sur l'utilisateur de la langue n'est absolument pas répandue. Elle est d'autant moins répandue qu'elle va à l'encontre de la représentation dominante de la langue comme véhicule de la pensée. Or parler ou écrire ne se réduit en aucun cas à cette utilisation passive des mots déposés dans une langue-nomenclature. Parler et écrire, c'est faire sa langue.

Faire sa langue

Le texte est à définir comme un lieu où la langue travaille et est travaillée, comme le lieu d'"altérations" possibles. Pour J. Peytard (1984, 18) un texte, un document peuvent "induire d'eux-mêmes, à partir d'eux-mêmes, quelqu'objet, 'autrement dit', 'autrement fait'". Cet auteur qualifie le travail de la langue dans le texte littéraire de "déconstruction incessante". Il cite à ce propos l'expression que M. Proust écrivait à Madame Strauss en 1908 lorsqu'il tentait de définir le travail de l'écrivain, "faire sa langue". Le travail de l'écriture dans ce contexte est un travail de "mise en question du sens déjà là dans les lieux les plus communs du langage" et qui va déboucher sur la construction de "sa propre langue".

Le texte est donc autre chose que la résultante de choix "éclairés" opérés dans le stock lexical d'une langue préposée et proposée, autre chose que des prélèvements de tissus langagiers qui seraient greffés avec plus ou moins de bonheur selon le degré de génie du greffeur, selon son "style" compris au sens de "lieu de distinction".

Dans cette conception du texte-greffé, c'est le sens institué qui est le cœur et l'objet de la greffe. La langue, loin de produire, loin d'être mise en travail, reproduirait, livrerait les significations enfermées depuis des siècles dans sa trame. A chaque mot correspondrait une et une seule chose, le texte "œuvre d'art" résulterait du bon et beau choix des bons et beaux mots, c'est-à-dire de ceux qui s'écartent le plus des usages communs[30]. Or un trait constant et fondamental de la langue est cette possibilité qu'elle offre de ne pas tout dire, d'instituer des rapports implicites.

L'écriture conduit à l'exploration de la langue et de ses possibles. J. Peytard (1984, 23) dira que la langue

> *procède, c'est-à-dire n'avance que d'une déconstruction sémantique irrépressible [...] non pas dans le "désordre" [...] mais dans "l'inpulsion" d'une langue qui "se fait" dans/par le travail des potentialités de la langue-source naturelle* et sa déconstruction incessante.

Ce travail, précise D. Bourgain (1988, 387), "est agi lui-même par la langue, favorisé et contenu à la fois par les potentialités du système compris dans sa totalité".

Le travail de la langue dans les écrits littéraires et scientifiques

On a vu plus haut que R. Barthes utilisait à propos de la conception de l'écriture-expression le terme d'*écrivants*. Cette séparation que R. Barthes fait entre les écrivains, d'une part, et les *écrivants*, les scripteurs ordinaires, d'autre part, est quelque peu gênante et laisse penser qu'il n'y aurait pas travail dans tous les cas et que seule l'écriture de la littérarité exigerait du scripteur un travail de sa trace.

Or, comme le montre J. Peytard (1984, 22/23), le discours de la science, au même titre que le texte littéraire, est le produit d'un travail de la langue. Tous deux se construisent dans une rupture avec le sens déjà là. C'est le lieu de ce travail qui varie. Dans le texte littéraire, le scripteur réalise son geste dans la double dimension du conscient et de l'inconscient, opérant "calculs et opérations [qui] se réalisent de segments à segments, de signifiants à signifiants, [ainsi] on ne peut toucher un point du tissu textuel sans modifier l'équilibre et la valeur de l'ensemble[31]". Le document scientifique fonctionne, lui, sur un invariant "celui qui est constitué par l'appareil conceptuel, recteur des analyses, des démonstrations, des opérations, bref, des documents discursifs qu'il produit". Le travail de réécriture par conséquent s'effectuera autour de ce noyau dur qu'est l'appareil conceptuel. En ce sens, on ne pourra pas parler de la même façon de différence, puisque la réécriture s'accompagne d'un travail de conceptualisation qui repose sur la mise en place d'un métalangage justement "non altérable". C'est, dans le texte scientifique, sur l'appareil conceptuel et le discours dans son mouvement que va travailler la langue, "en vue d'instaurer en son terme une monosémisation, qui conduira le lecteur à une seule et nécessaire interprétation".

Il n'y a donc pas, dans un cas, travail de l'écriture et dans l'autre absence de ce travail ou, exprimé autrement, opacité linguistique d'une part, et transparence linguistique de l'autre. Dans les deux cas, il s'agit de travailler la langue contre le sens institué. Le trait commun entre les deux discours est cette lutte contre un avant-sens, une doxa dépositaire des sens répertoriés et lâches, lutte de la langue pour, soit dilater, épaissir l'espace variable de la dimension sémantique, soit le restreindre le plus possible. C'est dans cet espace que se montent les mailles du sens. La différence qu'il y a entre ce travail dans le cadre d'une écriture littéraire et dans celui d'une écriture scientifique ne réside donc pas dans la présence ou l'absence de cette interrogation que la langue se fait à elle-même car cette interrogation participe toujours à l'acte d'écriture:

> *[...] la littérature n'est peut-être pas aussi différente et éloignée qu'on se plaît à le croire du dur discours de la science, à condition de prendre l'une et l'autre par le biais d'un geste qui leur est commun, celui de la "reformulation" entendue comme l'ensemble des transformations qu'un discours (littéraire, scientifique) admet d'une même et unique source, pour devenir "autrement" équivalent.* J. Peytard (1984, 22-23).

La différence réside dans l'objectif visé par le scripteur. C'est cet objectif qui va permettre au scripteur d'orienter le travail de la langue soit vers la réalisation d'une monosémisation –dont on sait qu'elle ne peut jamais être totale– articulée autour de ce que J. Peytard (1984, 28) appelle la conceptualisation, noyau dur du texte scientifique, colonne vertébrale en régulant l'avancée, soit vers une plurivocité, une polysémisation; le centre du texte dans ce cas est la langue elle-même, dans cette reprise constante et continue qu'elle effectue sur elle, dans cette "distance" autothélique où elle situe le lieu du texte, qui chemine d'un dire à un "pas encore dit" en train de s'élaborer dans l'épaisseur infinie de la création scripturale.

Le discours de la science comme celui de la littérature se constitue d'un double mouvement de mise en cause et en question du flou notionnel, domaine de la doxa, selon deux voies: la monosémisation pour le document scientifique, la polysémisation pour le texte littéraire. J. Peytard (1984, 22-23).

Le travail comme axe transversal dans les pratiques d'écriture

Mais parler d'écrits "extraordinaires", comme je viens de le faire en m'appuyant sur les travaux de R. Barthes et de J. Peytard, sous-entend l'existence d'écrits "ordinaires" et introduit, comme le fait justement remarquer M. Dabène (1990) une hiérarchie de valeur dans la description.et c'est, une fois encore, parler par rapport à un standard, le littéraire et/ou le scientifique.

Or, même dans ces productions qui ne sont pas décrites comme appartenant aux pratiques scripturales d'exception (écrits de la vie quotidienne, personnelle, professionnelle, écrits à diffusion restreinte) et sur lesquelles il faudrait d'ailleurs se pencher plus à fond[32], le "quelque chose à dire" ne va jamais sans ce "quelque chose à faire" dont je viens de parler longuement à propos des pratiques dites d'exception. Comme le souligne M. Dabène (1987, 217-218).

Tout travail du matériau graphique n'est pas forcément du domaine du superflu. Tout travail d'écriture-lecture, quel que soit le domaine où il s'exerce et quelles que soient les intentions du scripteur-lecteur, est un travail de production de significations. Seul diffère le domaine de référence auquel elles renvoient. Entretenir l'idéologie de la différence de nature entre pratiques ordinaires et pratiques d'exception nous parait introduire dans l'ordre du scriptural une cassure qui n'y est pas fondamentalement inscrite.

Ces pratiques dites "ordinaires" sont bel et bien aussi le lieu d'une activité scripturale à part entière "mettant en œuvre, selon les finalités de l'activité [...], des savoirs et des savoir-faire différents, sans qu'il y ait entre eux de différence de nature" (p. 219).

En insistant sur ce concept de travail et en en faisant un élément transversal recoupant les différentes pratiques scripturales, j'ai voulu combattre ce que M. Dabène (1990, 11) appelle la "dichotomie qualitative", c'est-à-dire cette tendance classique qui consiste à la fois à prendre sans cesse la pratique de la littérarité pour seule et unique référence d'un travail de l'écrit et à faire du système linguistique un outil neutre, extérieur aux interlocuteurs.

Par l'effort d'une telle théorisation, on a une idée plus claire des "prérequis" nécessaires à la bonne compréhension du geste scriptural, de la façon de le travailler et ce, indépendamment de toute référence à une quelconque pratique d'exception élevée au titre de modèle. S'il y a travail d'écriture, de et par la langue, dès que l'on se saisit de son stylo ou de son ordinateur, voire avant[33], il n'y a plus aucune raison pour privilégier telle pratique plutôt que telle autre. Il sera ainsi possible de faire le point sur les rapports entre les différentes pratiques et de rétablir une parité entre elles.

Vers une autre conception

On va voir à présent quelle définition du texte et du sens se dégage d'une approche qui souligne à ce point l'activité intrinsèque du matériau linguistique, celle des interactants qui, loin d'être des partenaires interchangeables, doivent négocier et se positionner dans et par leurs discours et celle qu'entretiennent les interactants avec cette langue dont ils sont pétris et qui les tisse.

Le texte, si l'on a bien saisi ce que cette triple activité signifie, ne peut plus être décrit comme le dépositaire sacré d'une signification, c'est-à-dire du sens qu'un individu produit et adresse à un autre individu qui, lui, a pour tâche de le décrypter. Il n'y a ni message, ni vérité, qui se dissimule sous un texte qui de tissu se serait muté en *voile* comme le dit R. Barthes. Le texte est au contraire à concevoir comme le lieu de passage de cette mouvance qui caractérise le scripteur dans ses relations avec la langue et l'autre. Il n'est de texte que dans cette interaction. Le texte, comme le dit encore R. Barthes (1968, 1015), produit de la signification, il est le lieu où se recoupent "d'un seul mouvement le débat du sujet et de l'Autre et du contexte social".

Le texte comme productivité

Si j'ai si longuement insisté sur cette notion de langue en travail, c'est pour éviter que le lecteur ne s'imagine qu'il n'y a travail que dans le cadre de la littérarité et que par conséquent cette pratique est la seule qui mérite le nom d'écriture. En effet, les théories du texte dont il va maintenant être question n'évoque que la pratique scripturale littéraire. Je crois avoir montré avec suffisamment de soin que tout texte, quel qu'il soit, ne peut être décrit que comme productivité, à la fois parce que ce texte est le résultat d'une interaction dialogique monogérée par un scripteur — le débat du sujet avec l'Autre — qui écrit d'un lieu précis de la société et qui s'est constitué une posture énonciative particulière et aussi parce qu'il est fait de langue et que la langue est le matériau vivant que l'on sait, qui coupe et recoupe les problématiques communicationnelles et participe d'une pratique sociale.

Comme le dit D. Bourgain (1988, 432), le texte ne saurait plus être pris "pour un signe, dont, du signifiant, pouvait se déduire mécaniquement le signifié". Le texte n'est plus un "donné à découvrir" mais "un objet à construire". Il importe de situer plus clairement l'optique dans laquelle s'inscrit cette conception du texte. Depuis une quinzaine d'années se développe une nouvelle conception du texte. Des auteurs, comme R. Barthes et J. Kristeva, qui s'inscrivent dans la mouvance de la revue *Tel Quel,* proposent une approche du texte qui diffère totalement de celles qui en font une œuvre d'auteur, le reflet de sa pensée.

Mise en texte, la langue est à considérer comme "un système en tant que tel" (J. Bellemin-Noël, 1979, 13), un système qui sécrète du sens par la simple mise en forme de signifiants. C'est ce que j'appelle le texte matrice. C'est cette mise en texte qui déclenche la "signifiance" pour utiliser un terme du vocabulaire de J. Kristeva (1969). Dans un autre de ses ouvrages, J. Kristeva (1981, 334) pose le texte "*comme pratique spécifique dans son rapport au signifiant*".

Le texte *est conçu en tant que permettant un fonctionnement du langage.* Il n'est plus considéré comme simple produit, comme œuvre à décrypter, mais bel et bien comme *productivité.*

L'intertextualité

L'intertextualité représente un deuxième niveau de la productivité. R. Barthes (1964, 92) souligne le travail que le texte effectue sur la langue.

> *C'est le texte qui en vérité, travaille inlassablement, non l'artiste ou le consommateur. [...] Le texte travaille quoi? La langue. Il déconstruit la*

langue de communication, de représentation ou d'expression (là où le sujet, individuel ou collectif, peut avoir l'illusion qu'il imite ou exprime) et reconstruit une autre langue, volumineuse, sans fond ni surface, car son espace n'est pas celui de la figure, du tableau, du cadre, mais celui, sténographique, du jeu combinatoire.

C'est un premier niveau de cette productivité, celui où la langue se transforme sous l'effet du texte. Mais ce texte lui-même est à concevoir comme un énoncé toujours en relation avec les autres énoncés, relation qui est nommée par M. Bakhtine "dialogisme". R. Barthes (1968, 1015) définit cette intertextualité comme

condition de tout texte, quel qu'il soit. [Elle] ne se réduit évidemment pas à un problème de sources ou d'influences; l'intertexte est un champ général de formules anonymes, dont l'origine est rarement repérable, de citations inconscientes ou automatiques, données sans guillemets... C'est tout le langage contemporain, qui vient au texte, non selon la voie d'une filiation repérable, d'une imitation volontaire, mais selon celle d'une dissémination.

L'intertextualité est constitutive de tout texte, elle rétablit le texte dans son contexte, et ne le considère pas comme un objet réifié, coupé de la dimension dynamique qui le structure, mais comme la frontière entre la conscience de deux sujets, le moment de leur rencontre. L'étude de l'intratextualité, de la logique interne du texte doit se faire bien sûr, mais elle doit avoir lieu en relation avec le hors texte. C'est cette triade vivante du Je, de l'autre et du contexte qui est constitutive du texte et dont il ne faut pas le couper. Le texte se trouve réinséré à la fois dans l'univers du discours et dans l'univers social.

Tout texte est donc traversé par de multiples textes, de multiples voix, comme dirait M. Bakhtine, ce qui explique sa polysémie foisonnante. Dans un texte, d'autres textes se réinvestissent, se détrament et se mutent en un nouveau tissu qui garde tous les échos de ces passages.

Aborder cette notion d'intertextualité, c'est insister une fois encore sur l'ancrage du texte dans le débat du sujet et de l'autre dans un lieu social donné. En d'autres termes, parler d'intertextualité, c'est passer de la langue au discours, c'est-à-dire se tourner vers son auteur et de ce fait, on l'a vu dans la partie consacrée à la communication, vers le destinataire.

Parler d'intertextualité, c'est donc aussi s'intéresser au texte, non seulement dans sa dimension textuelle au sens d'une unité close, coupée de tout contexte, mais aussi comme lieu, moment de rencontre de deux consciences, celle de l'auteur et celle du destinataire.

J. Kristeva, contrairement à J. Bellemin-Noël (1979), tentera, dans le courant qu'elle a baptisé sémanalyse et à partir de la notion de "pratique signifiante" "d'instaurer le sujet écrivant et son texte dans le mouvement de leur *relation indissoluble*, à l'intérieur même du cadre général d'une théorie de l'activité signifiante" (D. Bourgain, 1988, 448) ce qui se rapproche davantage du schéma que j'ai tenté de suivre ici en montrant l'importance de l'instance de l'énonciation dans le geste scriptural.

Le texte est d'abord comme le dit R. Barthes ce qui est écrit par un sujet écrivant et ce qui est lu. Le sens est ce qui se construit et continue à se construire à travers les différentes lectures dont il fait l'objet. R. Barthes (1973, 100) propose cette définition du texte.

> *Texte veut dire tissu; mais alors que jusqu'ici on a toujours pris ce tissu pour un produit, un voile tout fait derrière lequel se tient, plus ou moins caché, le sens (la vérité), nous accentuons maintenant le tissu, l'idée générative que le texte se fait, se travaille à travers un entrelacs perpétuel; perdu dans ce tissu – cette texture – le sujet s'y défait.*

Il y a double interaction, celle qui existe entre le sujet et la langue et celle qui s'instaure par l'écriture entre le sujet et l'autre.

L'instance de l'énonciation

Ce que la notion d'intertextualité souligne aussi, c'est cette dimension interactive déjà évoquée dans la partie consacrée aux schémas de la communication. L'énoncé est une coproduction discursive entre le locuteur et le destinataire. L'auteur n'est pas seul responsable du discours, le destinataire y participe pleinement dans l'ordre oral comme dans l'ordre scriptural.

On comprend pourquoi il est impossible de réduire le sujet écrivant à un "Je" qui mènerait dans la pleine conscience de son moi cette langue à dire un sens préétabli. C'est, en fait, elle qui le travaille et le mène d'emprunt en emprunt à l'orchestration d'une polyphonie dont il n'est que l'objet transférentiel. Le "Je" est lui aussi le produit d'un travail de la langue, les relations qu'il entretient avec elle le font entrer dans le jeu distancié du dialogisme, médiation où il s'interroge lui-même par le travail qu'il accomplit dans son dire. La langue qu'il utilise le renvoie à son propre moi tout en extériorisant son image. Il passe d'un "intérieur à soi" à un "hors soi" qui laisse la place à l'altérité et qui va permettre l'émergence de la personne.

On comprend aussi pourquoi il est également impossible, contrairement à ce que fait J. Bellemin-Noël (1979) de gommer le sujet écrivant au profit d'un inconscient du texte lui-même. Il est possible de considérer l'inconscient du texte dans sa dimension de signifiance. Il importe cependant de maintenir la relation que ce texte, qui travaille la langue, a avec l'instance énonciatrice qui elle aussi est travaillée par cette langue. M. Collot (1985, 88/89) l'explique fort bien.

> *Car il n'y a pas d'énonciation sans énonciateur. Le rôle du lecteur est certes décisif, mais il consiste à actualiser les marques d'énonciation et les associations latentes inscrites dans le texte: ce n'est pas lui qui les produit, il les réénonce [...] il me semble impossible de reconnaître l'importance des percepts et ces phénomènes d'association et d'énonciation dans l'économie libidinale d'une œuvre sans admettre qu'ils portent la marque d'un sujet investi dans et par l'écriture.*

C'est pour cette raison que l'approche de J. Kristeva semble plus complète en ce sens qu'elle tente, comme le formule très bien D. Bourgain (1988, 446), "une jonction jusque là impensée des approches de la psychanalyse et du matérialisme dialectique". Elle tente ainsi de montrer en quoi un texte est à la fois "un espace polysémique, où s'entrecroisent plusieurs sens possibles" et en quoi il est le résultat du rapport dynamique qui s'instaure entre lui et le sujet écrivant, instance de l'énonciation. Ce sujet écrivant, est, lui aussi, le lieu d'un travail de la langue et d'un travail interactif qu'il mène sur la langue pour son propre compte avec l'autre dont il se fait une représentation.

Deux productivités qui se recoupent

On se souvient que la conception dominante du texte comme texte-reflet, produit par un écrivain élu des dieux, scotomisait totalement la notion d'auditoire[34].

Avec cette nouvelle approche, l'auditoire, l'autre, retrouve sa place. Si le scripteur doit se construire dans sa posture énonciative, il doit aussi construire l'autre absent à qui son texte s'adresse (voir supra pour plus de détails). R. Guibert (1989) parle de *"texte flottant"* pour caractériser toutes les productions qui sont émises en l'absence de construction d'un public déterminé. On verra dans le chapitre suivant que c'est en grande partie cet auditoire qui détermine la stratégie d'élaboration du texte. S'interroger, par exemple, sur l'identité sociale psychologique du lecteur potentiel est fondamentale dans l'élaboration du texte lui-même et dans les stratégies que le scripteur va mettre en place pour construire son texte.

Tout texte est ancré dans un contexte d'énonciation, il répond toujours à une demande qui émane d'un public potentiel. Un des noeuds de l'échec des enfants, des adolescents et des adultes me semble résider dans cette incapacité qu'ils ont à se construire l'image de leur futur lecteur. Cette incapacité est d'ailleurs consécutive à une pédagogie qui est ancrée dans cette maxime dont C. Abastado (1981, 5) nous fait part: "De quoi que ce soit que vous parliez, parlez en toujours comme si vous vous adressiez à un homme intelligent mais ignorant". On voit combien un tel conseil est une entrave à la construction d'une attitude de coopération interprétative, seule garante de la pertinence et de l'efficacité du discours.

R. Guibert (1989, 149) montre dans sa thèse les difficultés qui se posent à des adultes à qui l'on demande de produire un mémoire de diplôme de fin d'études. Elle considère que ces difficultés proviennent justement de la non-prise en compte par le scripteur de son/ses lecteur(s) et montre combien il est difficile, pour des étudiants notamment, de se positionner, dans leur texte, comme émetteurs à part entière tant les rapports qui existent entre eux et leur auditoire sont complexes. Ces étudiants doivent, en effet, "s'efforcer de convaincre des personnes qui leur sont par définition "supérieures" en savoir, en âge, en reconnaissance sociale". Or, ce qui caractérise l'attitude du scripteur-expert et que ces étudiants ne parviennent pas à adopter, tant sont lourds les enjeux évaluatifs et la perspective de promotion sociale, c'est d'être capable

> *pour atteindre son objectif, [de mettre] en œuvre une stratégie discursive: celle-ci comprendra entre autres une stratégie argumentative, elle-même établie en fonction de l'auditoire visé, le plus souvent auditoire particulier*

et non auditoire universel, bien différent du locuteur idéal. Ici se posent essentiellement les problèmes de communication, objet complexe qu'aucune discipline ne peut s'approprier (p. 108).

On mesure bien toute l'importance de la présence de l'auditoire dans la constitution du texte. Une telle prégnance de l'auditoire donne souvent l'impression, surtout lorsqu'il est posé en terme bakhtinien de dialogisme, qu'une lourde aliénation pèse sur le "Je". Il doit sans cesse se faire l'écho de l'autre qui est en lui. Ce "Je" semble prisonnier des fantasmes qu'il se fait sur l'autre et de l'image que l'autre se fait de lui, image qu'il s'efforce de découvrir pour la modifier, car il semble en proie au désir qu'il veut que l'autre ait de lui. Le "Je" est habité de cet autre démultiplié à l'infini et dont il est l'écho. Cette aliénation n'est pas irrémédiable dans la mesure où le "Je" parvient à rencontrer l'autre dans l'espace textuel en introduisant un tiers. Ce tiers, c'est la langue qui permet au "Je" cette interrelation avec d'autres, par le texte. Il faut comprendre l'interaction dialogique du "Je" et du "Tu", non comme une collusion dans laquelle l'un l'autre se perdraient dans la quête à l'identique de leur identité respective, mais comme une mise à distance intersubjective, un champ entre le moi et l'autre, entre l'autre en moi. La rencontre du "Je" et de l'autre se traduit par cette relation de collaboration visible, tracée, où la tentation de réduire l'autre au même n'a plus cours. T. Todorov et O. Ducrot (1972, 443) insistent sur cette relation qui s'instaure entre les interactants, ils parlent de "la mise en œuvre jusque dans l'écriture de la relation destinateur-destinataire, écriture-lecture, comme celle de deux productivités qui se recoupent et font espace en se recoupant".

La notion d'écrivain

Le texte ainsi conçu fait éclater la notion d'auteur. J. Ricardou (1984, 22/23) donne quelques indications du rôle qu'il attribue au scripteur dans ce nouveau cadre théorique: "Premièrement: pour écrire, l'écrivain n'a nul besoin d'avoir, au préalable, un quelque chose à dire. Deuxièmement: pour écrire, l'écrivain doit d'abord comprendre qu'il ne le sait que peu". Pour J. Ricardou loin d'être un médium transcrivant docilement ce que lui dictent les muses, l'écrivain est celui qui a un travail à accomplir. "Pour réussir à écrire, l'écrivain doit donc comprendre qu'il ne le sait que peu parce que c'est en transformant ce qu'il a écrit qu'il écrit".

Tout comme R. Barthes, J. Ricardou se positionne contre l'idéologie du don et celle de l'inspiration. La valeur-génie doit faire place à la valeur-travail, c'est l'écrivain-artisan de R. Barthes (1953, 1972, 46): "L'écrivain-artisan qui s'enferme dans un lieu légendaire, comme un ouvrier en chambre et dégrossit, taille, polit, et sertit sa forme, exactement comme un lapidaire dégage l'art de la matière, passant à ce travail des heures régulières de solitude et d'effort".

L'écrivain va être celui qui opère un travail sur le matériau linguistique. Les liens tissés entre l'homme et son œuvre sont rompus. Le cordon ombilical qui reliait l'écrivain et son œuvre est coupé. Tout doit être à chaque nouvelle écriture construit dans l'espace tridimentionnel du moi-langue, du moi-autre, de la langue-texte. D. Bourgain (1988, 435) précise.

> *Ce dernier [l'auteur] éclate en plusieurs lieux: l'auteur –personne sociale– intéresse moins que le scripteur et/ou le lecteur. [Ce scripteur] diffère de la personne qui incarne le rôle social de l'écrivain... Par delà le scripteur, c'est désormais le Sujet écrivant qui se profile dans l'éclairage contrasté de plusieurs courants de la critique littéraire.*

Cette nouvelle approche du texte s'attache aussi à ne pas confondre le "moi social de l'écrivain" avec le "sujet écrivant". R. Barthes poursuit ainsi de ses foudres Ch. Mauron représentant de la psychocritique l'accusant de chercher derrière le texte autre chose que le texte lui-même et notamment l'auteur. La technique de C. Mauron "succombe [...] au vertige du "portrait de l'artiste" nous dit également J. Bellemin-Noël (1978, 100).

Ce qui ne veut pas dire qu'il faille gommer toute instance d'énonciation comme le fait cette fois J. Bellemin-Noël. Certes, l'écriture est un processus irréductible à la personne de l'écrivant mais on ne saurait concevoir de définition de l'écriture en dehors d'un sujet écrivant. J'ai montré combien étaient fondamentaux le rôle et la tâche du sujet écrivant qui devait se construire avec soin une posture énonciative. J. Bellemin-Noël (1978, 95), dont il a été déjà question plus haut, sépare très nettement le texte du sujet écrivant à tel point qu'il ne parle plus de l'inconscient du scripteur mais de celui du texte. Il formule les choses ainsi:

le texte se lit dans l'espace de la textualité, c'est-à-dire hors de la réalité (la littérature n'est pas le réel), hors de la causalité (la fiction n'a pas d'autres sources que le geste de feindre ou de reprendre des fictions toujours préexistantes), hors de la légalité (un écrit n'a pas un seul sens et l'intention de l'écrivain ne jouit d'aucun privilège).

On le voit, le texte acquiert ici une très grande autonomie au point de perdre ce qui, en fait, le fonde, l'instance d'énonciation. C'est en quelque sorte le texte lui-même, indépendamment de tout sujet écrivant, qui s'auto-génère, la forme même du texte génère le sens et les lecteurs l'actualisent d'autant de manières qu'ils effectuent de lectures, "une part appartient au texte, une part à celui qui le fait signifier" (Bellemin-Noël, 1979, 194). L'instance énonciative est endossée par le lecteur, le scripteur est totalement éludé, ce qui est en totale contradiction avec le schéma interactif de la coopération interprétative que j'ai proposé plus haut.

CONCLUSION

De cette nouvelle approche du texte, il faut retenir en priorité les notions qui soulignent l'importance de l'interaction entre un sujet écrivant se déterminant comme tel et s'engageant dans une pratique scripturale qui a pour objet le langage et l'autre. Ecrire c'est utiliser la langue, cette langue dès qu'elle va se textualiser sera elle-même le lieu d'un travail. A "signification" on opposera "signifiance" que T. Todorov et O. Ducrot (1972, 449), reprenant l'approche de J. Kristeva, définissent comme "travail spécifique dans et sur la langue avant toute énonciation structurée, à un niveau d'altérité par rapport à toute langue d'usage". Le texte est donc en soi une matrice de production de sens, il tisse sans cesse de nouveaux rapports entre la langue et le scripteur.

Le texte est, d'autre part, le lieu de la matérialisation d'un échange entre le scripteur et l'autre, lecteur potentiel. Ce lieu va requérir du scripteur qu'il mette en place toute une série de stratégies discursives, régulées en fonction des buts et de la nature attribués à cet écrit. C'est dire si cette optique est novatrice. En effet, elle s'inscrit tout à fait en porte à faux par rapport aux théories précédentes qui peuvent se résumer en trois mots: une œuvre, un auteur, un style, "système selon lequel un sujet", comme l'expriment O. Ducrot et T. Todorov (1972, 444),

> *situé au centre d'un monde qui lui fournit comme un horizon, apprend à en déchiffrer le sens supposé préalable, voire originaire au regard de l'expérience qu'il en fait. [...] A l'idéalisme d'un sens antérieur à ce qui l'exprime, le texte opposerait alors le matérialisme d'un jeu du signifiant qui produit des effets de sens.*

Enfin cette approche a également pour conséquence de montrer d'autres voies d'accès et de travail de l'écrit, on le verra plus tard plus en détails mais on peut, d'ores et déjà, se rendre compte que cette théorie du texte permet de rompre les liens-ancrages entre l'écriture conçue comme transcription de sons, d'une part, et l'écriture conçue comme transcription d'une pensée préconstruite, de l'autre. On a montré qu'il y avait dans toutes les pratiques scripturales une constance, la présence de la dimension laborieuse. Tout texte, qu'il soit discours de l'épistémè, discours de la *poiesis* ou de la *doxa,* est, chacun à sa manière, le lieu d'un travail de la langue et d'un travail du scripteur. Cet enroulement de la langue sur elle-même dans une labyrinthisation d'où il faut parvenir à faire émerger le(s) sens, cette lutte que tout scripteur doit mener sur le front du langage permet de dégager l'écriture des pratiques d'exception où elle se trouvait enfermée depuis des lustres.

En effet, il ne semble plus d'aucune utilité de s'épuiser dans des discussions visant à faire la preuve que telle ou telle pratique est supérieure à telle autre. Toute pratique scripturale fait intervenir un "comment" de l'écriture, un travail de la trace, un retour lectoral. Ce travail, axe transversal de toutes les pratiques scripturales, se verra, par contre, investi différemment selon les optiques heuristiques que se sera fixé le scripteur.

C'est donc bien de ces optiques qu'il s'agit quand on se place d'un point de vue didactique. L'apprentissage de l'écriture sera conçu comme l'apprentissage de postures scripturales, postures qui varieront selon la finalité que le scripteur donnera à son écrit et le type de texte qu'il choisira pour l'atteindre.

NOTES

1. On a vu les conséquences d'une telle attitude chez les orthophonistes et les pédagogues, on a décrit également quelles étaient les retombées pratiques d'une telle position dans la didactique du français langue maternelle. Lorsque l'on évacue ainsi du champ d'une science un objet et qu'on est, malgré tout, amené à en parler, on en parle en le *surchargeant* – au sens où G. Bachelard utilise ce terme – par des ensembles de valeurs plus proches de la *morale* que de la science.

2. On a vu le traitement que les orthophonistes en ont fait et combien leur silence était significatif d'une position théorique précise qui refusait à l'écriture toute autonomie.

3. J'ai opté dans ce point pour une présentation sélective, visant surtout à faire le point sur un certain nombre d'idées reçues. Je voudrais montrer que loin d'avoir été écartée du champ de la linguistique, et/ou d'avoir été purement et simplement reléguée au rang de reflet de l'oral, l'écriture a été, chez tous les auteurs, lieu de problèmes voire le point de départ de problématiques riches.

4. La prise de position de F. de Saussure par rapport à l'écriture, –il voulait rétablir *le rapport légitime et réel entre l'écriture et la langue,* un rapport de secondarité, suivant en cela un mouvement ébauché dans le dernier tiers du XIXè siècle par les ancêtres des phonéticiens actuels– s'inscrit tout à fait dans l'évolution de la linguistique de son époque, signant de façon radicale le tournant que cette science en formation s'apprêtait à prendre depuis un quart de siècle.

5. Dès la fin du XIXème siècle les chercheurs sont de plus en plus sensibles à l'aspect dynamique du langage et souhaite observer le sujet parlant et les idiomes populaires. C'est en 1888 d'ailleurs qu'est née cette première écriture universelle, l'Alphabet Phonétique International [API], qui se veut écriture de la parole.

6. Exister à part entière en tant que science passait peut-être par l'affirmation maximaliste du rejet de ce qui avait été jusqu'alors l'unique voie d'accès à l'étude du langage dans les siècles précédents, l'objet écrit, ce qui n'oblige en rien les lecteurs actuels d'effectuer des interprétations passionnelles de ces textes.

7. Position qui rapelle ce que J. Peytard développera dans les années 70.

8. Au commencement était la parole et non le mot, le mot est le résultat d'un exercice de la raison graphique, l'écriture a permis d'analyser, fragmenter, disséquer, recomposer la parole. Pour J. Bruner (1983), le langage brise l'unité naturelle du monde perçu, ou du moins lui inspire une autre structure, puisque les morphèmes, phonèmes et autres éléments de la parole sont organisés de façon discontinue. C'est l'écriture qui, extériorisant, cristallisant et accentuant cette discontinuité, lui confère une dimension spatiale et visuelle qui permet de la soumettre ensuite à d'éventuels réarrangements. Cette évidence que l'on a maintenant à parler avec des mots, dans un ordre précis et de pouvoir placer ces mots dans des catégories, n'est dû, en fait, qu'à notre long passé d'écriture.

9. Par "acculturation" il faut comprendre comme le dit G. Rocher (1968) *le processus d'acquisition des connaissances, des modèles, des valeurs, des symboles, bref "des*

manières de faire, de penser et de sentir" propres aux groupes, à la société, à la civilisation où une personne est appelée à vivre (*Introduction à la sociologie générale*, p. 133/134).

10. On comprend mieux pourquoi il s'avère totalement surréaliste de proposer comme remédiation des approches complètement déconnectées des environnements sociaux dans lesquels elles visent pourtant à réinsérer les enfants et qui ne prennent en compte que l'acquisition d'une technique d'encodage.

11. On propose aux enfants de lire et de produire des textes reflétant les valeurs chères au système social en place et on espère par là qu'ils vont construire leur monde social en accord avec celui dans lequel ils vivent, qu'ils vont se socialiser et intégrer de manière harmonieuse le groupe social de leurs pairs. On mesure ici toute l'importance de l'enjeu de cette acculturation confiée à l'école et qui transite par l'apprentissage de la lecture et de l'écriture. Voilà pourquoi l'entrée à l'école primaire et notamment au cours préparatoire est à ce point vecteur d'angoisse pour tous les partenaires impliqués. C'est là que se joue, dans l'implicite culturel, tout l'avenir de l'enfant.

12. Le refus que certains enfants développent par rapport à l'écrit est, on le voit, lourd de conséquences et de significations. Ce n'est pas tant le problème de la non-acquisition de la lecture et de l'écriture qu'il faut traiter que le problème du rapport au savoir que cette acquisition permettrait d'installer et que justement l'enfant refuse. Il s'interdit ainsi l'accès à un mode de raisonnement autre, étranger à lui et qui sans doute l'effraie.

Il importe de prendre conscience de ce que signifie lire et écrire pour les enfants en difficulté, et de ce que signifie pour les illettrés d'être illettrés. Quelle image l'illettré ou plus largement le "mal-apprenant" a-t-il de lui dans la société et qui conditionne tous ses apprentissages futurs? Il y a là incontestablement un large champ de recherche qui ne croise pas forcément et par hypothèse le champ de la pathologie.

13. La langue devient un système formalisable qui obéit à des règles de grammaire. Les modèles littéraires, très présents dans le système scolaire, proposent à l'enfant un système de valeurs hiérarchisées où se mêlent les représentations de ce que l'on peut, de ce qu'il faut considérer comme bien ou mal dit, correct ou incorrect, pouvant ou non s'écrire etc... Bref, tout un système de valeurs s'élabore au fil des années de scolarisation, système dont on a vu la prégnance dans la représentation que les orthophonistes se font de l'écriture.

14. Martins-Baltar, M. "L'écrit et les écrits".

15. C. Hagège dit que la naissance de l'écriture est *liée au développement d'une comptabilité de plus en plus envahissante* [...] *Tout comme l'argent résulte d'une substitution de signes aux choses, de même l'écriture, au Proche Orient, est une invention de marchands* (*L'homme de Parole*. p. 99). D. Bourgain, (1988, 408) elle aussi, le dit:.*on pourrait dire qu'elle* [l'écriture] *a été inventée en premier lieu pour écarter les risques de cette subjectivité, imposer un ordre de raison, ne pas laisser prise aux absences du Sujet lui-même et, à commencer, pour pallier les défaillances de sa mémoire.*

16. Certes, avec le développement des moyens de communication, l'écrit n'est plus le seul vecteur des échanges à distance. Le téléphone, le télétexte, les moyens vidéo, le

minitel sont autant d'outils à la disposition des individus. On remarquera d'ailleurs, avec M. Dabène,(1987, 23/24) que les progrès technologiques ont aboli *"certaines spécificités originelles des deux ordres* de réalisation des messages, *notamment par rapport aux variables de la situation des interlocuteurs dans le temps et l'espace à tel point que l'on peut parler de continuum communicatif qui passe par la conversation téléphonique (maintenant - ailleurs), la cassette enregistrée et expédiée (à un autre moment -ailleurs), le vidéophone (maintenant - ailleurs mais ici quand même) etc..., dans une combinaison de plus en plus complexe des variables originairement dévolues à l'oral (ici - maintenant- non-verbal) ou à l'écrit (ailleurs - à un autre moment -sans non-verbal)".*

17. *L'écriture, surtout l'écriture alphabétique, rendit possible une nouvelle façon d'examiner le discours grâce à la forme semi-permanente qu'elle donnait au message oral* (J. Goody, 1979, 36).

18. *Ce moyen d'inspection du discours permit d'accroître le champ de l'activité critique, favorisa la rationalité, l'attitude sceptique, la pensée logique* [...] (J. Goody, 1979, 36).

19. D. Bourgain appelle Écrit, avec un "E" majuscule, le système de traces institué qui permet de noter, de fixer les phonèmes.

20. J'utilise le terme de "discours" pour désigner l'ancrage du dire, du texte dans la réalité sociale. Pour J. P. Bronckart (1985, 11) il s'agit d'"une entité qui n'est appréhendable qu'en prenant en compte un ensemble de paramètres de nature sociale".

21. les problèmes du récepteur se décrivant essentiellement en terme d'audition, il n'y a pas grand' chose à en dire. Il s'agit de problèmes inhérents à l'oreille moyenne et qui justifient des traitements médicaux ou il s'agit de surdité de l'oreille interne et là, se met en place une éducation dite spécialisée dont il n'y a pas lieu de parler ici, bien que l'approche préconisée par ces spécialistes du langage que sont les orthophonistes vaudrait que l'on s'y arrêtât longuement.

22. Cette rééducation ne visera qu'à le rendre plus performant dans la production (articulation, construction de phrases, etc...) et ne prendra aucunement en compte les aspects de stratégies que tout locuteur construit face à son interlocuteur, en fonction de ses enjeux communicationnels. Ce qui intéresse les orthophonistes, qu'ils appartiennent au courant techniciste ou au courant relationnel, ce sont les ratés, les "fautes" de prononciation, de construction, qui sont interprétées en terme de bruit, c'est-à-dire, si on se réfère à la définition de ce terme, comme quelque chose de non-intentionnel et qui n'appartient pas au message. On peut dire, sans exagérer, que le courant orthophonique n'a pas encore intégré les approches inspirées par les théories de l'énonciation.

23. Le lecteur aura reconnu dans ces quelques lignes la conception qui est celle des orthophonistes et qu'ils développent dès qu'on les interroge sur ce qu'est communiquer. On a vu également que cette conception repose sur une représentation erronée du langage, qui le réduit à un "sac à mots".

24. Je ne peux m'empêcher de penser qu'il y a, à ce niveau, toute une réflexion à mener sur la situation orthophonique. Quel type d'interactions suscite-t-elle, quel statut donne-t-elle aux intervenants, quel statut le consultant se construit-il de lui lorsqu'il se trouve placé face à ce professionnel, quel impact aussi les discours circulants sur la profession a

dans les représentations des consultants et des professionnels eux-mêmes. etc. Il est difficile de faire l'économie d'une telle réflexion quand on sait le poids que joue le cadre situationnel dans la construction des échanges.

25. J'emprunte ce terme à J. Derrida (1967).

26. Je reviendrai plus loin sur cette notion de lecture et proposerai une description des différents types de lecture que le scripteur produit lors des retours qu'il effectue sur son texte.

27. J'emprunte ces termes à D. Bourgain.

28Ce portrait ressemble trait pour trait à celui qu'en dressent les orthophonistes de mon échantillon et dont on aurait pu attendre pourtant une autre représentation puisqu'il s'agit, dans le cas de mon expérimentation, de professionnels.

29. C. Abastado (1979, 11) développe un point de vue un peu différent sur cette question. Il pense que l'écrivain a à se justifier de son existence et à se faire accepter. "L'écrivain est un homme en procès, contraint de justifier pour les autres et pour lui-même, sans que jamais la cause soit entendue, son existence et sa pratique; entre la méconnaissance et la consécration, il est condamné à une identité incertaine". Cette conception, toutefois, me semble quelque peu entériner le mythe de l'écrivain.

30. J. Peytard (1970, 256) montre ce que cette *théorie de l'écart* doit à la tradition des penseurs grecs. Il y a *rupture entre pensée et langage.* Cette rupture conduit à placer le scripteur en dehors de la langue elle-même comme s'il n'était pas *pris à l'intérieur du langage.* Ce faisant, le scripteur va pouvoir bien évidemment cueillir avec soin les mots qui conviennent dans ce système linguistique extérieur à lui et les disposer pour qu'ils fassent sens et traduisent "bellement" sa pensée.

31. Tout texte littéraire bénéficiant du travail de réécriture sera donc "autre", la réécriture aura effectué une redistribution des valeurs des éléments qui constituent ce texte. J. Peytard (1984, 23) l'exprime ainsi "[...]la finalité du texte littéraire n'est pas de susciter, en la dirigeant, une lecture univoque, fondée sur une production monosémique, mais bien de capter le lecteur en le "sensibilisant" aux effets de plurivocité ".

32. Consulter à ce sujet le numéro 3 de la revue *Lidil* de 1990.

33. Le travail de l'écrit est, avant même d'être une trace, et donc a fortiori une reprise de cette trace, toujours *une gestation mentale.* D. Bourgain (1988) parle de la "mentalité d'écriture" qui existe chez tout scripteur et qui fait que lorsqu'un individu a à élaborer un document, il le prépare déjà mentalement dans sa tête, en termes d'écrit et non de parole. Cela n'a rien à voir avec la conception de l'écriture comme simple transcription d'un sens préexistant dans la tête de l'individu et qu'il lui suffirait de coucher sur le papier. Cette mentalité de l'écriture nous vient de notre passé d'écriture qui ne s'est pas construit en un jour.

34. Le modèle scolaire reproduit ce schéma à travers les exercices de rédaction notamment.

CHAPITRE 7

POINTS DE VUE PSYCHOLOGIQUE ET DIDACTIQUE

J'ai parlé, à propos des théories du texte, de la place et du rôle du scripteur dans la gestion de l'acte scriptural, mais j'ai conduit cette analyse en me situant en dehors de "l'écriture en train de se faire". Il me faut donc maintenant adopter un autre point de vue pour décrire de manière plus fine la façon dont procèdent les scripteurs lorsqu'ils sont confrontés à une tâche d'écriture. La question de la gestion de l'activité d'écriture est abordée par deux courants de recherche, le courant psychologique, d'une part, qui s'attache à décrire les processus que suivent les scripteurs à partir des commentaires que ces derniers en donnent lorsqu'ils sont confrontés à une tâche d'écriture et le courant didactique, de l'autre, qui met des individus en situation de produire des textes dans les ateliers d'écriture. De ses deux approches se dégagera un modèle assez riche des tâches et stratégies que le scripteur met en œuvre lorsqu'il se trouve confronté à un problème d'écriture.

LES MODÈLES PROCÉDURAUX

Le processus de mise en texte

Dire que le travail d'écriture est l'axe transversal à l'ensemble des pratiques scripturales ne suffit pas à saisir en quoi il consiste ni surtout comment le scripteur le gère. Il importe donc de présenter d'autres éléments qui permettent de se faire une idée plus juste sur les processus mis en jeu et sur la façon dont ils sont gérés par le scripteur.

La question est de savoir comment le scripteur procède pour construire son texte.

Le modèle de J. R. Hayes et L. S. Flower

Des chercheurs américains, psycholinguistes, se sont intéressés à la gestion des tâches d'écriture et ont essayé de décrire le processus que des scripteurs "ordinaires" suivaient pour élaborer leur texte. Leurs travaux se donnent pour objectif de comprendre les pratiques d'écriture de façon à trouver des moyens pour les améliorer.

Pour élaborer ces modèles et en quelque sorte pour contourner la "boîte noire" du scripteur qui fait toujours écran dans ce type de recherche, J. R. Hayes et L. S. Flower (1980) n'utilisent ni l'analyse des avant-textes, ni l'observation des scripteurs en train d'écrire mais l'application d'un protocole[1]. Ces deux auteurs demandent à des sujets confrontés à une tâche d'écriture de verbaliser à voix haute tout ce qu'ils font et/ou pensent pendant qu'ils écrivent et pour réaliser cette tâche. Les commentaires produits sont enregistrés et ce sont eux qui font ensuite l'objet d'une analyse par les chercheurs. Voyons à présent les diverses opérations qui interviennent lors de la rédaction d'un texte.

On sait déjà que, pour atteindre son objectif, le scripteur va devoir mettre en place une stratégie discursive, comprenant elle-même d'autres stratégies (argumentatives, informatives, narratives, descriptives), qu'il devra tenir compte simultanément de ce que sera son ou ses lecteurs et gérer le savoir partagé commun. On avait parlé à ce propos de la gestion monologale de la tâche d'écriture. Cette gestion doit donc prendre en charge différentes opérations que je vais citer rapidement.

La première est une opération de planification, c'est-à-dire la prise en compte dans l'élaboration du texte du destinataire et du but. Une seconde opération est la textualisation qui regroupe les processus de linéarisation du texte. Une troisième opération est la relecture.

J'ai déjà eu l'occasion de dire que le travail d'écriture est aussi un travail de préparation mentale. Écrire se prépare silencieusement dans la tête et suit un mécanisme mental qui fait que, avant même de tracer la moindre ligne, le scripteur échafaude une construction de ce qu'il projete de dire et ce en termes d'écrit. J. R. Hayes et L. S. Flower parlent à ce propos de compétence de planification. Les opérations de planification se divisent en trois sous-procès: la conception, l'organisation, le recadrage[2]. Pour les auteurs, savoir planifier, c'est être capable de définir les enjeux de son texte et en prévoir la configuration. Il faudra ensuite que le scripteur gère les paramètres de la communication écrite, et non seulement savoir à qui et pourquoi il écrit, quelle forme il doit choisir pour exprimer ce message, mais aussi émettre des hypothèses sur les connaissances qu'il estime être du commun partagé avec son lecteur et qu'il pourra donc passer sous silence et enfin se représenter lui-même comme énonciateur de son écrit.

Le scripteur devra puiser les informations nécessaires à sa production dans sa mémoire à long terme, puis les organiser correctement dans le texte. Le point le plus développé, dans cette approche, est celui de l'organisation qui insiste sur l'ordre de présentation et la hiérarchisation des différents éléments récoltés en mémoire à long terme. Les aspects, pourtant fort intéressants, concernant le niveau pragmatique ne sont qu'évoqués dans l'étape recadrage.

Il s'agit, après avoir sélectionné le type de texte adéquat au message projeté, de sélectionner un ordre de présentation et de hiérarchiser les éléments retenus pour élaborer telle ou telle argumentation, description, information, en fonction de l'effet à produire sur le lecteur. Tout comme chez C. Oriol-Boyer, dont je décrirai l'approche dans un second temps, ces opérations se concrétisent sous la forme de prises de notes, fragments et ébauches de phrases et sont suivies des opérations de rédaction à proprement parler.

La seconde étape concerne les opérations de mise en texte. C'est à ce niveau que le scripteur doit gérer les contraintes globales imposées par le type de texte choisi (macro-structure, cohérence), et les contraintes plus locales qui portent sur le niveau microstructurel (linguistique de phrase, choix des mots, orthographe). C. Garcia-Debanc (1986, 28) fait ce commentaire.

> *Le sujet doit gérer une suite d'énoncés, cette fois sous la forme d'énoncés syntaxiquement et orthographiquement acceptables. Pour cela, le scripteur doit faire face simultanément à des contraintes locales (syntaxe, orthographe, choix des mots...) et des contraintes globales*[3] *(type de texte, cohérence macrostructurelle). Plus le scripteur est jeune, plus les problèmes locaux risquent de lui faire perdre de vue les contraintes plus globales.*

La phase qui succède à la mise en texte concerne *les opérations de révision.* Ces opérations se font en deux temps, un temps de lecture critique et un temps de mise au point. Le scripteur effectue une relecture à la fois pour vérifier l'adéquation de sa production par rapport aux normes syntaxico-orthographiques et pour s'assurer qu'il n'y a pas, dans le texte produit, de ratés communicationnels qui nuiraient à la bonne compréhension de ses propos. Cette relecture est tout entière tournée vers le destinataire. Le deuxième temps de mise au point consiste en fait en une réécriture reposant sur les repérages effectués pendant la lecture critique et permettant d'élaborer la version définitive du texte en gommant du texte toutes les erreurs morpho-syntaxiques et orthographiques, et en ajustant le texte le mieux possible au lecteur.

Un modèle qui se veut non-linéaire

J. R. Hayes et L. S. Flower (1980) insistent, dans leur deuxième texte *"The dynamics of composing: making plans and juggling constraints"*, sur le fait que ces procédures sont à envisager non dans une successivité mais en interdépendance et récursivité. Le scripteur efficace fait en effet des aller et retours entre les différents niveaux. De plus, les opérations présentées ici sont récursives, le scripteur peut les reprendre plusieurs fois. J. R. Hayes et L. S. Flower se préoccupent d'une écriture transitive et leur modèle inclut par conséquent une dimension pragmatique. Pour eux, il semble que ce soient les enjeux pragmatiques, c'est-à-dire l'adéquation au but et à l'auditoire qui déterminent les opérations dans les autres niveaux. Toutefois, bien qu'évoquant des notions importantes, à mon sens, comme celles du rapport lecteur/scripteur, l'objectif et le but que le scripteur se donne au moment où il produit son texte, et surtout l'importance pour le scripteur lui-même de se constituer comme énonciateur de son propre discours, J. R. Hayes et L. S. Flower restent ancrés dans une représentation linéaire de l'écriture qui ressemble fortement aux modèles traditionnels.

La critique du modèle de J. R. Hayes et L. S. Flower

Le modèle de J. R. Hayes et L. S. Flower semble présenter un certain nombre d'insuffisances et surtout réitérer des pans de représentation que le sens commun se fait de l'écriture.

Il est vrai que pour élaborer ce modèle, les deux auteurs ont opté pour la technique du protocole. Les commentaires produits par les testés, outre le fait qu'ils ne peuvent pas être exhaustifs, vont de toute évidence proposer des verbalisations émanant des représentations que les scripteurs tout-venants et même experts se font de l'écriture. Dans leur premier texte, J. R. Hayes et L. S. Flower proposent, quoiqu'ils en disent, une image très linéaire du processus rédactionnel qui tend à se confondre avec une simple tâche d'expression.

Lorsque ces auteurs parlent de planification, ils réduisent le travail de l'écriture à la simple traduction d'idées préexistantes en mots. Les idées puisées dans la mémoire à long terme et ainsi rassemblées sous forme de notes, font simplement l'objet d'une organisation, d'un classement. Elles sont ensuite reprises en écriture de phrases complètes. R. Guibert (1989, 185) voit dans cette approche la preuve de la linéarité du processus d'écriture décrit par J. R. Hayes et L. S. Flower. Elle en dit ceci.

> *La mise en texte ne peut donc être qu'une phase médiane dans un processus linéaire. La correction est la seule opération qui semble échapper à cette linéarité. C'est effectivement cette phase qui est choisie par les auteurs pour justifier le fait qu'ils présentent leur schéma comme itératif au niveau global, sinon les itérations sont limitées aux processus intervenants à l'intérieur de chaque phase, donc seulement à un niveau local. [...] Le scripteur choisi par eux pour tester leur modèle suit la démarche linéaire traditionnelle: il pense, puis il écrit, puis éventuellement il corrige.*

On recherche d'abord les idées et ensuite seulement on écrit. On a vu combien cette approche est remise en cause par différents auteurs et quel rôle l'écriture elle-même a dans la convocation de ces idées et dans leur évolution.

Les opérations de mise en texte semblent se réduire à la mise en forme de l'étape précédente. Le scripteur, après avoir fait la collecte d'idées, les hiérarchise sous forme de bribes de phrases et ensuite les traduit en texte sans autre forme de procès. L'écriture à ce niveau non plus n'a pas le pouvoir de remettre en cause ce qui a été préalablement construit. Les auteurs précisent.

> *Le rôle de la planification est de tirer des informations à la fois du contexte de production et de la mémoire à long terme et de les utiliser pour se fixer des objectifs et pour établir un plan d'écriture qui permettra de guider la production du texte vers la réalisation de ces objectifs.* (J. R. Hayes et L. S. Flower, 1980, 12).

R. Guibert (1989, 188) fait ce commentaire.

> *la mise en texte n'est qu'une traduction; le langage n'est qu'un instrument. Cette conception organise le déroulement du processus dans le temps selon une démarche qui reste linéaire quelles que soient les affirmations contraires et répétées des chercheurs. Il n'y a pas de retour de l'écrit sur la pensée. L'écriture n'est pas productive, "epistemic".*

La place dévolue à la lecture est également assez réduite. Il est question, on l'a vu, de lecture critique axée surtout sur le repérage d'erreurs portant soit sur le système linguistique lui-même — "Le processus de révision [...] a pour but d'améliorer la qualité du texte en repérant et corrigeant les faiblesses de ce texte dans le respect des conventions linguistiques et la fidélité au sens". (J. R. Hayes et L. S. Flower. 1980, 18) — soit sur des erreurs de type pragmatique. Certes ces deux aspects sont importants. Un autre type de lecture me semble cependant totalement oublié, c'est celui décrit par J. Ricardou et qu'il appelle la lecture scrutation. L'idée sousjacente à cette lecture est que le scripteur va devoir aborder sa production de façon distanciée avec le regard de l'autre. Il va ainsi, non pas vérifier un "quelque chose de produit", mais s'interroger sur la nature de ce "produit" et y découvrir les résultats du travail de la langue mise en texte.

Une fois de plus donc le modèle de J. R. Hayes et L. S. Flower reste ancré dans l'idée de sens institué. Les idées proviennent de la mémoire à long terme, d'un "quelque chose à dire" et le "quelque chose à faire" reste très limité à une suite de procédures de mise en forme sur lesquelles l'écriture elle-même n'a aucun effet. Chez C. Oriol-Boyer (1989, 296) les idées, on va le voir, proviennent d'un *rapt*, de la relecture de sa bibliothèque. La relecture, chez elle, mène également à la *récriture*. Le scripteur s'appliquant à découvrir ce que son texte détient, est amené à le produire autre, à le modifier pour y intégrer les effets de l'écriture elle-même.

> *Une maille rongée emporte tout l'ouvrage vers la confection d'un autre dont elle consolide les réseaux. Lire/écrire en rat, c'est faire, avec le texte, l'apprentissage d'une expérience délibérément nouvelle, accourir à chacune de ses sollicitations mais aussi détacher sans arrêt pour ne pas se laisser enfermer dans ce nouveau filet grâce auquel on en a défait tant d'autres.*

Chez J. R. Hayes et L. S. Flower la relecture semble inoffensive, elle n'apparait pas comme un moteur de la réécriture. Ils ne la situent d'ailleurs qu'en fin de mise en texte et ne l'envisagent pas comme interrompant ce processus.

La spirale d'écriture-lecture-récriture[4]

Description du schéma

Le lecteur sera sans doute surpris de voir cette approche classée dans cette sous-partie. C. Oriol-Boyer, en effet, ne propose pas de modèle de mise en texte à proprement parler, mais la description qu'elle donne de l'écriture m'a semblé très intéressante pour deux raisons.

La première est que son approche complète en quelque sorte celle de J. R. Hayes et L. S. Flower. En effet si ces deux auteurs ont le mérite d'avoir essayé de présenter un modèle global regroupant l'ensemble des stratégies mises en œuvre par le scripteur lors de l'élaboration de son texte, ils ont totalement occulté un aspect fondamental de l'acte scriptural qui est la dimension langagière. C'est donc encore une conception instrumentale du langage qui sous-tend ce schéma. La langue n'est pas du tout perçue comme moteur inconscient de la production. C. Oriol-Boyer, pour sa part, va envisager cet aspect au premier chef puisqu'elle s'intéresse exclusivement à une écriture intransitive. Elle propose un schéma où l'écriture, ancrée dans le champ de l'avant-écriture, procédera en différentes phases et parle de la spirale d'écriture-lecture-récriture articulant les différentes phases du circuit de production scripturale et élargissant le champ de la production à l'avant-écriture.

La seconde est qu'une telle approche ouvre des horizons sur un autre type de travail d'écriture, qui peut être intéressant dans l'optique de la thérapie du langage à plus d'un titre. Il s'agit des ateliers d'écriture. Pour C. Oriol-Boyer, écrire c'est d'abord écrire de la littérature. Son modèle souligne donc principalement les processus d'écriture littéraire. Mais son propos est de jeter les bases d'une pédagogie de la langue écrite recentrée sur un usage littéraire de l'écriture. Elle pense qu'une approche de ce type peut permettre aux scripteurs de se réconcilier avec l'écriture et de la réapprivoiser.

Pour C. Oriol-Boyer la production d'un texte se fait dans ce trajet spiralé d'enchaînement de tâches à effectuer, dans un ordre précis, à un rythme différent, certaines phases pouvant être plus ou moins dilatées. Voyons en quoi consistent ces différents parcours.

Le premier parcours à effectuer est celui du *Rapt,* c'est-à-dire d'une relecture de sa bibliothèque, entrée dans l'inter-textualité et le dialogique. Ce rapt fait partie de ce travail préliminaire à l'écriture elle-même. Elle rejoint en cela M. Butor, pour qui les "déjà écrits" surdéterminent les premiers éléments choisis par le scripteur et souvent à son insu. M. Butor (1982, 42) parle de "surdétermination intertextuelle de la première sélection.". "Le déjà écrit" est à percevoir comme un réservoir pour les écritures futures.

Cette seconde phase, est celle de la *prescription.* C. Oriol-Boyer la définit comme une phase de constitution d'un programme d'écriture où le scripteur passe tour à tour de l'écriture à la lecture avec surlignages, emprunts, bref où il se livre à une série de travaux préparatoires, à des excisions lectorales qui vont rapidement se constituer en avant-textes lors de la troisième phase, celle de la rédaction.

C'est pendant la phase de *rédaction* que se réalise le premier texte. Le scripteur s'attachera à raccorder, homogénéiser les éléments récoltés, le scripteur placera sur la ligne d'écriture un ensemble non encore ordonné de similitudes.

La quatrième phase est consacrée à la relecture. Le scripteur se livrera à une recherche de ressemblances intratextuelles et intertextuelles dans le but de peaufiner sa première version. On se retrouve ici, en fait, dans une phase similaire à la première celle du *rapt* et qui y reconduit. Le scripteur s'appuie à nouveau sur des lectures de textes préparateurs, il se ressource en quelque sorte, il apporte d'autres éléments à son texte pour l'étayer et le poursuivre. Cette phase est bien sûr suivie de la troisième phase d'écriture résultant de la récolte textuelle préalablement effectuée et débouche sur une première réécriture, la nouvelle version du texte. La spirale s'enchaînant ainsi d'une tâche à l'autre, jusqu'à ce que le scripteur estime avoir atteint le point de non retour.

> *De versions en versions le parcours se reproduit jusqu'à ce que la différence entre deux versions soit tellement minime que l'on arrive à parcourir non plus une spirale mais un cercle. [...] le procès de lecture-écriture fait basculer d'un sens à l'autre: le trajet s'accomplit depuis l'art de Rapt jusqu'à celui de la Rature* (C. Oriol-Boyer, 1989, 275).

C. Oriol-Boyer ajoute, en parlant de la nature des ratures produites au fil des relectures, qu'il y a une différence entre un texte informatif et un texte littéraire. Elle situe cette différence dans le fait que, pour elle, le texte informatif travaille les relations horizontales et linéaires et qu'il tend par le fait vers la clarté. Le texte littéraire au contraire s'adonne à une pratique généralisée de la rime, recherche la cohérence des complexités translinéaires. Cette approche que l'on retrouve chez J. Ricardou (1978, 8) rappelle d'une certaine façon les tentatives de J. Peytard pour définir les traits pertinents du travail d'écriture sur des textes littéraires et scientifiques. Il est clair qu'il y a, dans les deux cas, un travail, ce travail ne semble pas s'attaquer au même niveau textuel ni viser les mêmes résultats mais il est produit à chaque fois par les retours lectoraux du scripteur.

Les lacunes d'un tel schéma: une focalisation sur les pratiques littéraires

L'aspect pragmatique reste totalement secondaire dans le modèle de C. Oriol-Boyer, ce qui s'explique dans une certaine mesure très bien puisque l'auteur opte pour une écriture littéraire dont le centre est la langue elle-même "dans la successivité linéaire et sur l'aire scripturale".

Les opérations visées ici sont donc comme le dit toujours J. Peytard (1984, 23) “des opérations [qui] se réalisent de segments à segments, de signifiants à signifiants”.

Pour C. Oriol-Boyer (1989, 224), observer le système, c'est observer l'objet d'art scriptural en menant une enquête lectorale qui devra s'intéresser à tout ce qui, dans le paradigme, envahit le syntagme. Pour elle, en effet, un texte est une “mise en scène de structures formelles choisies consciemment *et* inconsciemment par le scripteur. Une fois terminé, il n'est jamais conforme à l'idée que l'auteur pouvait en avoir avant de l'écrire”. Écrire c'est donc, dans cette optique, mettre en œuvre des règles implicites et explicites, la lecture scrutation consistera en la découverte de ces règles implicites qui se sont imposées au scripteur, à son insu. “Inscrit à partir de consignes explicites, le texte est toujours en fait le produit de règles implicites, inconscientes, mais actives au moment de l'écriture” (p. 224).

Apprendre à écrire, c'est donc apprendre à réécrire, à être ce lecteur-scrutateur. “Les améliorations apportées au texte en cours seront alors décidées non en fonction de critères arbitraires reposant sur des valeurs esthétiques morales ou métaphysiques, mais en fonction du matériau textuel déjà structuré sur la page ” (p. 224).

C'est ainsi que C. Oriol-Boyer (1989, 225) définit en quoi consiste ce travail de la trace qui permet au sens de surgir petit à petit. La lecture aura pour but de mettre à jour ces règles implicites qui ont présidé à l'écriture, de se donner une ou plusieurs de ces règles rendues explicites comme consigne d'écriture, bref de maîtriser ces règles plutôt que d'être manipulé par elles à son insu.

> *Apprendre à écrire de la fiction, c'est donc apprendre à lire et à réécrire sans fin ses métamorphoses. Médiation de soi à soi, facteur de changement, le texte est le lieu et le moyen d'une plus grande liberté. En permettant au scripteur de communiquer avec “l'autre en lui”, il fonde ses possibilités de communiquer avec autrui. Cela justifie qu'on distribue à tous le pouvoir de le produire et qu'on élabore une didactique capable de développer ce que l'on pourrait nommer l'alteraction.*

On le comprendra aisément, dans une telle optique, la description de C. Oriol-Boyer (1989, 23) “ne cherche pas essentiellement et primordialement, à expliciter ses étapes, ses articulations, sa démarche”. L'objectif du travail de la trace n'est pas de déboucher sur la possibilité d'une lecture univoque, au contraire. J. Peytard le dit bien, lui aussi, ce qui est visé dans l'écriture de la littérarité, c'est la *plurivocité.* Le texte doit imploser et diphragmer le plus possible. Les interrogations sur la pertinence et la clarté des propos, prises en compte par J. R. Hayes et L. S. Flower n'ont donc ici pas lieu d'être. Le texte ne travaille pas la langue pour que le lecteur soit conduit vers une construction monovalente du sens, le texte au contraire travaille la langue pour qu'elle autorise des lectures plurielles.

C. Oriol-Boyer se centre sur le seul pôle du "comment" et dans ce pôle, sur les opérations portant sur le signifiant au détriment des autres compétences scripturales. Certes le "comment" est, de loin, l'entrée la plus spécifique du savoir-écrire et il est important de la valoriser puisque c'est, en fait, le "comment" qui va permettre au "quoi dire" de se découper progressivement sur la surface textuelle. Mais ce "comment" est réduit, dans cette approche, à un jeu sur le signifiant et n'envisage pas du tout les traitements tout aussi importants qui ressortissent du niveau macro-structurel. De plus, l'auteur semble oublier également que le scripteur doit gérer ce pôle conjointement avec les trois autres qu'évoque J. F. Halté, à savoir celui du scripteur, celui de l'auditoire et celui du "quoi dire". L'approche de C. Oriol-Boyer me semble passer un peu trop sous silence cet aspect de la monogestion dialogique. La tâche du scripteur est de parvenir à une parfaite monogestion des différentes opérations à assurer dans la gestion d'un travail d'écriture. Or cette tâche est loin d'être simple et entraîne facilement des phénomènes de surcharge psycho-socio-cognitive. Le modèle de J. R. Hayes et L. S. Flower, tout critiquable qu'il soit, a néanmoins le mérite de prendre en compte cette réalité du geste scriptural. Par ailleurs, par sa présentation objective du processus de mise en texte, il contribue très fortement à démystifier l'écriture.

> *Le fait même que ce processus soit analysé et puisse être* décrit le démystifie à leurs *[ceux des étudiants] yeux. Il devient une suite d'opérations qu'ils effectuent plus ou moins facilement et plus ou moins efficacement, mais dans lequel ils ont la possibilité de se repérer, qu'ils pourraient apprendre à organiser, par exemple en déterminant des niveaux de travail.* (R. Guibert, 1989, 191).

Le courant didactique

Déplacer le questionnement

Confronté à l'enseignement de la compétence scripturale, J. F Halté (1989, 9) propose une approche complétant de façon tout à fait intéressante la réflexion sur les stratégies scripturales. Pour cet auteur, tout d'abord, il est vain de chercher à élaborer une définition du "savoir écrire". Cette notion est peu consistante et il est difficile de dégager une spécificité du "savoir-écrire" par rapport à d'autres types de savoirs langagiers. Le "savoir-écrire" est tissé par des éléments transversaux à la pratique langagière et discursive[5]. "Le savoir-écrire excède les savoirs particuliers relatifs à l'écriture".

Dans les situations d'ordre oral, on mobilise, tout comme dans les situations d'ordre scriptural, des types textuels, on agence des phrases entre elles, on se constitue une posture d'énonciation dans une situation où il faut gérer les différents paramètres psycho-socio-culturels. Écrire, au même titre que parler, signifie entrer en interaction avec un lecteur par la médiation de la symbolisation du langage. Dans l'ordre scriptural, il s'agira aussi de référer, et d'opérer tous les actes de langage réalisables dans l'ordre oral.

Il s'avère donc difficile de définir le "savoir-écrire" autrement que comme cette espèce de "méta-savoir-faire". "Le Savoir-Écrire est un méta savoir-faire cognitif. Il organise, sous l'orientation donnée par le projet d'un scripteur, des savoir-faire disponibles, particuliers et complexes. Il se caractérise par un haut degré d'inventivité" (p. 9).

Mais lui non plus n'est pas spécifique à l'activité d'écriture puisque savoir écrire convoque, comme savoir parler, les savoir-faire évoqués plus haut, des routines qui se sont automatisées progressivement dans la pratique quotidienne.

Et si, à bout de souffle et d'arguments, on définit le "savoir écrire" comme la capacité de savoir mobiliser toutes ces routines pour les agencer de la façon la plus congruente, rien n'est davantage gagné parce qu'alors, c'est l'apprentissage de cet agencement qui pose problème. Cet agencement ne s'apprend pas. En effet, comment fixer un début à la construction de ces routines langagières et à leur fin, comment définir un terme à l'acquisition de ce "savoir-écrire" puisqu'à chaque tâche d'écriture tout est à refaire. Ce savoir-écrire se dilue même dans les modèles procéduraux présentés ci-dessus. Mise à part l'opération de révision, ils ne lui donnent pas davantage que les autres approches de caractéristiques spécifiques.

Pour toutes ces raisons, J. F. Halté (1989, 9) propose de déplacer le questionnement de la notion du "qu'est-ce-que savoir-écrire" à celle du "qu'est-ce-qu'un problème d'écriture":

> *[...] inscrire le savoir-écrire dans le cadre extrêmement général de la résolution de problèmes, le rapprocher de quelque manière, d'activités ordinairement très éloignées dans l'appréhension pédagogique – les problèmes, ce sont les mathématiques – n'est pas sans conséquences pratiques.*

Délimiter des problèmes d'écriture

J. F. Halté retient trois aspects caractéristiques du savoir-écrire: la monogestion, la trace, la "différance". Je ne reviendrai pas sur ces notions qui sont maintenant familières au lecteur. Je les rappelle simplement car elles vont servir à délimiter des problèmes d'écriture nécessaires à la construction d'une didactique de l'écriture. Autour de ces trois points s'articulent trois problèmes. L'essentiel du travail de l'écriture se résume dans le fait de savoir lire sa trace dans la "différence". Cette lecture propulse le scripteur dans une interrogation des quatre pôles constitutifs de la situation d'écriture et lui permet d'élaborer la triangulation scripturale ou si l'on préfère de clore la quadrature du cercle de l'écriture. J'appelle triangulation cette capacité dont le scripteur va devoir faire preuve pour parvenir à faire converger, vers un seul et même but, toutes les voix qu'il tisse dans son texte. Cette triangulation matérialise sa réussite scripturale. Le scripteur, quel que soit son choix heuristique, quelle que soit la voie qu'il a choisie pour entrer dans le jeu scriptural, est parvenu à produire un texte efficace qui gère tous les points de vue. Le scripteur s'est construit dans la matérialité du texte, par rapport à un "quoi" ou à un "comment" ou encore à un "à qui" cette posture énonciative qui, lorsqu'elle est suffisamment maîtrisée, fait s'entrecroiser plusieurs voix[6].

On l'a dit plus haut, selon le choix heuristique du scripteur le trajet d'écriture suivi sera différent. Selon le pôle que l'on privilégie, il va falloir construire son geste d'écriture tout en gérant les autres pôles conjointement. Le publiciste, par exemple, privilégiera le pôle de l'auditoire, son souci majeur n'est pas "quoi dire" mais "comment convaincre". C'est à partir de ce questionnement sur le "comment convaincre", qu'il devra articuler le "quoi dire" et le "comment le dire".

La planification, on le voit bien ici, se fait en fonction de ce premier choix du scripteur, l'important est ensuite, à partir de ce choix, de pouvoir se déterminer dans le "comment j'entre dans la construction du discours". Ce "comment j'entre dans l'écriture de mon texte" peut ou non selon les capacités gestionnelles de l'individu, le placer dans une situation problématique. Dans cette situation problématique le scripteur est prisonnier de la page blanche qu'il ne sait comment inaugurer. Il procède alors à tâtons, essayant de régler au hasard les tâches qui surgissent devant lui comme autant d'incertitudes. Ces situations problématiques ne sont en rien constructives d'une quelconque compétence scripturale et pourtant que de fois les enfants s'y trouvent confrontés. "Écris ce que tu as envie d'écrire" dit-on, au nom de la grande liberté et l'on projette l'enfant contre cette page blanche qu'il ne peut, faute de questionnement, interroger. C'est au contraire dans des *situations problèmes* qu'il faut placer le scripteur. Ces situations problèmes sont balisées par le problème même qu'elles posent. Elles indiquent donc une voie/voix à emprunter, elles ancrent le scripteur dans la tâche qu'il a à résoudre, elles le fixent sur un des pôles de la situation, soit qu'elles le lui imposent, soit que le scripteur se le donne.

J. F. Halté (1989, 10) décrit très bien cette position.

> *Par exemple, la position du scripteur n'est pas la même selon qu'il pratique l'écrit journalistique ou l'écrit littéraire. Dans le premier cas, la rédaction du texte est plutôt orientée par la cible, c'est-à-dire par l'effet à produire sur le lecteur. En quelque sorte, il s'agit pour le scripteur de bâtir une image forte de son lecteur et d'adapter son écrit à l'image. Le texte alors est construit sous la dépendance du lecteur-cible qui en régule proactivement la production (quel effet veux-je produire sur qui?).*
> *Dans le second cas, la rédaction du texte oriente… la rédaction du texte. Il s'agit pour le scripteur de produire un texte conforme à l'image des textes ou du projet "textuel" dont il dispose. Le texte proprement dit régule alors la relation au lecteur, à ce point qu'il le sélectionne (ou le trouve) sans*

qu'il soit absolument prédéterminé. L'activité est alors guidée par le matériau langagier et textuel lui-même (quel travail veux-je produire sur quoi?).

Le travail peut aussi être orienté par le référent mais dans tous les cas, quel que soit le choix (orienté sur la cible, sur la textualité, sur le référent) le scripteur sera amené, à partir de ce choix, à faire un certain travail sur les autres aspects. Il faut bien s'occuper du comment de la textualité lorsque l'on se fixe comme but de convaincre un auditoire de se procurer tel ou tel produit. L'orientation heuristique va donc simplement proposer plusieurs trajets et il sera bon de les faire parcourir dans tous les sens à l'apprenti-scripteur et de lui faire prendre conscience des retombées de tel choix sur le traitement des autres pôles.

Ce qui importe, c'est que, quelle que soit l'entrée que se choisit le scripteur, il parvienne à construire la quadrature du cercle. Dans cette construction, l'activité de lecture est bien sûr importante. Cette lecture peut être faite dans au moins trois directions, à chaque lecture correspondant un questionnement différent. On cerne beaucoup mieux maintenant dans quel sens cette lecture doit avoir lieu. Elle doit s'interroger sur le comment et pas seulement au niveau de la micro-structure, c'est-à-dire au niveau de problèmes de signifiant/signifié, mais aussi au niveau macro-structurel, choix du type de texte, problèmes de genres[7], réglages des superstructures, etc.

La lecture doit s'interroger aussi sur le "à qui" et ce par rapport à quel "je", et enfin elle ne doit pas oublier le "quoi".

Ce n'est que s'il y a une bonne articulation entre ces quatre pôles que le discours sera efficace. Les lectures doivent permettre de dépister un éventuel dysfonctionnement et surtout dessiner des orientations stratégiques pour un travail de réécriture.

Pour J. F. Halté, on ne peut pas enseigner à écrire, on peut simplement aider les enfants à apprendre en leur permettant de formuler et de résoudre des problèmes d'écriture Or, comme l'explique P. Meirieu (1987) lorsque qu'un sujet, confronté à un problème, est mis en situation de surmonter les obstacles cognitifs qu'il recèle, il est en position de développer un apprentissage. La démarche proposée par J. F. Halté est donc des plus pertinentes dans la mesure où elle conduit l'apprenant à travers les tâches d'écriture à repérer et délimiter clairement les obstacles qui entravent sa progression et à les formuler eux-mêmes et pour eux-mêmes en problèmes d'écriture. Ce problème ainsi posé va amener des solutions réglant le dysfonctionnement scriptural.

NOTES

1. On entend par "protocole" "une description des activités ordonnées dans le temps qu'un sujet prend en charge en réalisant une tâche". (J. H. Flawell, trad. in C. Garcia-Debanc (1986, 25).

2. J'utilise ici les traductions de Cl. Garcia-Debanc dans les numéros de *Pratiques* 49 et 61.

3. Cette dernière remarque est importante dans l'optique de l'orthophonie, où l'accent est, comme on le sait, exclusivement mis sur les contraintes locales. Au lieu de veiller à ce que l'enfant parvienne à maintenir son cap d'écriture, c'est-à-dire qu'il ne perde pas de vue les contraintes globales, les orthophonistes lui demandent de se concentrer uniquement sur les contraintes locales.

4. Voir schéma en Annexe.

5. C'est pour cette raison, entre autres, qu'une formation à l'écriture pour un public de thérapeutes du langage devrait d'abord s'interroger sur cette pratique langagière et discursive.

6. Voir schéma en Annexe.

7. A ce propos focaliser les enfants sur le récit d'un souvenir, c'est par exemple se bloquer sur le quoi, le référentiel. L'enfant va puiser dans sa mémoire un "quelque chose à dire" et se laissera guider dans la rédaction, par l'événement tel qu'il s'est déroulé dans la réalité. Le résultat sera une chronologie et non du récit. Le récit n'est pas organisé comme le monde dans lequel on vit. Il faut dans le récit logiciser la chronologie, de façon à ce que le début conduise vers une fin. Le récit met en scène d'une certaine manière, il organise le monde à sa manière. Mettre le réel en mots n'a jamais permis à aucun apprenant d'acquérir le "comment" de cette compétence générique.

CONCLUSION

Au cours de cette seconde partie, j'ai reconstruit la profession d'orthophoniste en définissant ce que devrait être une thérapie du langage et en esquissant ce que pourrait être une véritable formation de ces futurs thérapeutes.

En remplaçant le concept de rééducation par celui de thérapie et le concept de codicité par celui de communication écrite, il m'a été possible de cerner la spécificité de ce que j'ai appelé "la thérapie du langage". J'ai montré quelles compétences requérait l'exercice de cette profession de la part du thérapeute en insistant sur son rôle et son statut, d'une part, et sur ses savoirs et savoir-faire, de l'autre. Etant donné le thème de cette recherche et l'indigence des propos des orthophonistes dans le domaine de l'écrit, j'ai bien évidemment consacré une part importante à l'écriture et aux discours dont elle fait l'objet dans la communauté scientifique.

J'ai fait un sort à un certain nombre d'ancrages qui parasitent les discours se rapportant à l'écriture et dégagé, à travers l'analyse des discours tenus par les linguistes et notamment à l'aide du concept de "visibilité" développé par J Goody, et de celui d'"ordre" développé par J. Peytard, l'écriture de la fonction essentiellement phonographique dans laquelle elle se trouvait cantonnée. J'ai montré en quoi on pouvait la considérer comme un nouveau phénomène linguistique et culturel dans la mesure où elle a joué un rôle non négligeable dans l'acculturation des individus et le développement de la pensée scientifique. Petit à petit, l'écriture s'est spécialisée dans certaines pratiques sociales, certaines fonctions que j'ai rapidement évoquées. Plutôt donc que le développement d'un nouveau système "langage écrit", l'écriture permet, comme le formule B. Schneuwly (1985, 51) "[...] la diversification et complexification d'opérations langagières à différents niveaux pour des situations de communication de plus en plus complexes".

J'ai montré ensuite pourquoi il était important, pour bien comprendre en quoi consistaient les tâches d'écriture, d'être au clair sur le concept de communication et plus largement d'activité langagière. J'ai ainsi pu définir la spécificité de la tâche du scripteur dans la situation de gestion monologale.

Pour lutter efficacement contre l'idéologie du Don si prégnante également en orthophonie, il m'a semblé fondamental d'insister sur le concept de "travail de la trace". J'ai expliqué en quoi le fait d'écrire, loin de refléter un prêt-pensé, doit se définir comme un travail du langage compris dans la double dimension de l'ouvrage du scripteur sur la langue et de la langue sur le scripteur qui se trouve à son tour ouvré par elle. A travers les concepts de monosémie clôturante et de polysémie ouvrante, j'ai posé cette dimension de travail comme axe transversal à toutes pratiques d'écritures, qu'elles soient d'exception ou ordinaires.

J'ai présenté les approches cognitivistes qui abordent, de façon incomplète et provisoire certes, mais malgré tout intéressante, la construction de certains processus psychiques (planification, révision...) utilisés par les scripteurs lors des tâches d'écriture.

J'ai montré en quoi une réflexion sur les processus d'écriture permettait de comprendre ou du moins d'entrevoir les stratégies mises en jeu par les scripteurs dans l'activité scripturale.

Pour conclure, j'ai développé ce que pourrait être une approche pédagogique de l'écriture, dans laquelle les textes seraient présentés aux apprenants comme une solution, parmi d'autres possibles, au problème d'écriture que s'est posé le scripteur. En invitant les apprenants, placés dans des situations d'écriture, à verbaliser à leur tour les problèmes qu'ils rencontrent lors de la production de leur texte, on les met en position de s'interroger sur leurs stratégies scripturales. On leur permet ainsi "de considérer les dysfonction-nements [non] comme des erreurs à corriger, [mais] comme des symptômes traduisant des solutions plus ou moins bonnes à des problèmes plus ou moins bien posés" (J. F. Halté, p. 12).

Je laisse à B. Schneuwly (1988, 50) le mot de la fin, il formule le problème du langage écrit et de son apprentissage de la façon suivante: "Apprendre à produire des textes écrits implique toujours d'apprendre à agir langagièrement dans des situations nouvelles".

CONCLUSION GÉNÉRALE

Ce travail ne visait pas à redéfinir la profession car un tel objectif aurait nécessité de sélectionner des référents théoriques non seulement langagiers mais aussi cliniques, de les articuler entre eux et d'en tester l'efficacité dans le cadre de recherches relatives à la thérapie du langage.

Vu son ancrage en sciences du langage, une seule interrogation a été posée dans ce travail, celle des référents théoriques langagiers à privilégier si l'on renonce aux principes techniques d'une rééducation orthophonique rétrograde et préconise une thérapie du langage qui tienne compte de la diversité des fonctionnements langagiers.

Cette démarche devrait maintenant permettre:

— de suggérer des pistes de recherche visant à mieux cerner la spécificité des dysfonctionnements langagiers dits pathoogiques et tout particulièrement de ceux qui portent sur le langage écrit. Souligner l'inconsistance d'un concept comme celui de dyslexie/dysorthographie ne signifie pas pour autant que l'on nie l'existence de toute pathologie éventuelle ou, du moins, de tout dysfonctionnement et le recours à des modèles théoriques tenant compte des dimensions sociales du langage, de la diversité des discours et des registres ne doit pas dispenser le chercheur de vérifier s'il y a lieu ou non de parler d'une spécificité des dysfonctionnements généralement considérés comme pathologiques. Il faudrait donc à partir des savoirs savants disponibles en sciences du langage d'une part, et en clinique d'autre part, s'interroger sur l'existence d'une pathologie spécifique de l'écriture et mener une étude plus fine de ce dysfonctionnement scriptural signalé par les orthophonistes en étudiant, par exemple, les productions des consultants. Seule une étude de ce type permettrait de cerner la ou les réalité(s) d'une éventuelle pathologie du langage écrit et aiderait du même coup à déterminer le champ d'intervention, la nature et le bien fondé de pratiques typiquement thérapeutiques, d'une part, et, d'autre part le type de savoirs savants et de savoir-faire que devraient maîtriser les thérapeutes du langage pour mener à bien le suivi de leurs patients.

— de proposer des principes de formation initiale et continue relatifs aux conceptions du langage à transmettre aux étudiants.

Dans ce cadre, il faut:

— non seulement réfléchir sur les contenus de formation en relation avec les besoins véritables des futurs professionnels: quels contenus sont à privilégier? A ce niveau, il ne faut pas perdre de vue les dangers qu'il y aurait à vouloir faire l'économie de toute transposition didactique des savoirs savants ou de la limiter, comme le disent J. P. Astolfi et M. Develay, (1989, 47) "au "texte du savoir", sans envisager les activités correspondantes. Car la définition d'un contenu d'enseignement ne se ramène pas à la simple réduction régressive du savoir universitaire correspondant, mais suppose une réélaboration originale";

— mais aussi réfléchir à ces contenus en terme de capacités à développer chez ces apprenants de façon à permettre véritablement leur appropriation par les étudiants et donc leur réinvestissement ultérieur dans des tâches professionnelles.

Par ailleurs, une formation bien conçue doit permettre à l'étudiant de changer de système d'apprentissage, d'abandonner progressivement les stratégies qui caractérisent le fonctionnement du sens commun et qui lui ont servi jusqu'alors à se construire comme non-spécialiste, une théorie sur tel ou tel objet, et d'adopter petit à petit les exigences de la pensée scientifique qui seules lui permettront d'accéder à un statut de spécialiste. Par exemple, vouloir former des étudiants à une approche de l'écriture en situation de thérapie du langage, c'est travailler en tout premier lieu leurs représentations pour les amener à la faveur de situations variées à remettre en cause un certain nombre de leurs certitudes.

Cette formation me semble donc devoir être conçue comme "un ensemble de tâches impliquant une activité (individuelle ou en petits groupes) visant à transformer les représentations, les savoirs ou les savoir-faire des participants" (C. Garcia-Debanc, 1990, 45) et "la mise en œuvre [de cette] situation de formation [me semble devoir s'inscrire] dans une perspective d'apprentissage comme résolution de problème".

Ici encore, il ne suffira pas de permettre aux étudiants de verbaliser leurs représentations, il faudra leur permettre, en les plaçant en position d'acteur central de leur formation, de *changer de mode d'interrogation à leur égard et donc plus largement de mode de connaissance.*

C'est là la condition pour qu'une formation soit efficace et ne débouche pas, comme on a pu le constater à l'issue de l'expérimentation rapportée dans le dernier chapitre de la première partie, sur un renforcement des représentations idéologiques.

Mais en l'absence, d'une part, de description plus fine des dysfonctionnements scripturaux et de leurs significations pour le consultant, autrement dit en l'absence d'une nosographie tenant compte des "avancées les plus récentes des recherches en sciences du langage, psycholinguistique, didactique" (C. Garcia-Debanc, 1990, 45) clinique, et, d'autre part, d'une pratique thérapeutique spécifique, il est tout à fait utopique de croire possible l'élaboration d'une pratique d'enseignement-apprentissage en direction des futurs thérapeutes.

C'est donc bien une recherche en thérapie du langage qu'il faut maintenant entreprendre. La voie d'avenir n'est pas celle où serait maintenue une dichotomie entre, d'un côté le chercheur coupé de toute réalité, et élaborant des savoirs en totale rupture avec les problématiques du terrain et, de l'autre, le thérapeute aux prises avec l'urgence de l'action et confronté à la complexité des situations concrètes mais celle où sera possible la conduite de recherches élaborées par le thérapeute lui-même sur le terrain de sa pratique, à partir des situations qu'il rencontre.

C'est, en effet, du travail de chacun, situé en ce lieu précis de la sphère thérapeutique et s'appuyant sur des concepts opérationnels solides construits sur la co-articulation de référents langagiers et cliniques que pourra naître cette nouvelle voie que j'ai tenté de tracer pour la profession, celle de la thérapie du langage.

BIBLIOGRAPHIE

Abastado, C. (1979). *Mythes et rituels de l'écriture.* Bruxelles: Éd. Complexe.

Abastado, C. (1981). La composition française et l'ordre du discours. *Pratiques, 29,* 3-21.

Aimard, P., & Morgon, A. (1987). *Orthophonie, Documents et témoignages.* Paris: Masson.

Anis, J. (1983). Préparatifs d'un texte. *Langue Française, 59,* 3-4.

Annuaire orthophoniste Lorraine-Champagne-Ardennes (1990). Metz: Éd. Syndicat Régional Lorraine-Champagne-Ardennes.

Arnault, A., & Lancelot, C. (1660). *La grammaire générale et raisonnée.* Paris: Republication Paulet (1969), Int. de M. Foucault.

Arnault, A., & Lancelot, C. (1662). *La logique ou l'art de penser.* Éd. critique de P. Clair, & F. Girbal, (1965). Paris: P.U.F.

Artigue, M. (1984). Modélisation et reproductibilité en didactique des mathématiques; *Cahier de didactique des Mathématiques, 8,* I.R.E.M. de Paris VII.

Astolfi, J.-P., & Develay, M. (1989). *La didactique des Sciences.* Paris: P.U.F., Coll. *Que sais-je?* n° 2448.

Atlan, H. (1986). *À tort ou à raison. Intercritique de la science et du mythe.* Paris: Éd. du Seuil.

Bachelard, G. (1975). *La formation de l'esprit scientifique. Contribution à une psychanalyse de la connaissance objective.* Paris: Librairie Philosophique J. Vrin, Coll. *Bibliothèque des Textes Philosophiques* (1ère éd. 1938).

Bachelard, G. (1975). *Le rationalisme appliqué.* Paris: P.U.F., Coll. Bibliothèque de Philosophie Contemporaine (1ère éd. 1949).

Bachman, G., Lindenfeld, J., & Simonin, J. (1981). *Langage et communication sociale.* Paris: C.R.E.D.I.F.-Hatier, Coll. LAL.

Bakhtine, M. (1929/1977). *Le marxisme et la philosophie du langage. Essais d'application de la méthode sociologique en linguistique.* Paris: Éd. de Minuit, Coll. Le sens commun.

Bardin, L. (1977). *L'analyse de contenu.* Paris: P.U.F., Coll. Le psychologue 69.

Barth, B.-M. (1987). *L'apprentissage de l'abstraction. Méthodes pour une meilleure réussite à l'école.* Paris: Éd. Retz.

Barthes, R. (1957). *Mythologies.* Paris: Éd. du Seuil, Coll. Points n° 10.

Barthes, R. (1964). *Essais critiques.* Paris: Éd. du Seuil, Coll. Points n° 127.

Barthes, R. (1968). Théorie du Texte. In *Encyclopædia Universalis.* XV. Paris: Éd. Encyclopædia Universalis.

Barthes, R. (1972). *Le degré zéro de l'écriture.* Suivi de *Nouveaux essais.* Paris: Éd. du Seuil, Coll. Points n° 35 (1ère éd. 1953).

Barthes, R. (1973). *Le plaisir du texte.* Paris: Éd. Seuil, Coll. Points n° 135.

Barthes, R., & Nadeau, M. (1980). *Sur la littérature.* Presses universitaires Grenoble.

Baylon, C., & Fabre, P. (1978). *La Sémantique.* Millau. Paris: Nathan, Coll. Université Nathan information formation, linguistique française.

Beaume, E. (1985). *La lecture. Préalables à sa pédagogie.* Paris: A.F.L.

Bellemin-Noël, J. (1978). *Littérature et psychanalyse.* Paris: P.U.F., Coll. *Que sais-je?* n° 1752.

Bellemin-Noël, J. (1979). *Vers l'inconscient du texte.* Paris: P.U.F., Coll. Écriture.

Bellemin-Noël, J. (1978/1982). Avant-texte et lecture psychanalytique. In *Avant-texte, Texte, Après-texte.* Paris-Budapest, Éd. du C.N.R.S. Akademiai Kiado. Actes du Colloque International de Textologie à Màtrafüred, Hongrie, 13-16 oct., 158-172.

Bellenger, L. (1987). *La négociation.* Paris: P.U.F., Coll. *Que sais-je?* n° 2187.

Benveniste, E. (1966). *Problèmes de linguistique générale.* Paris: Gallimard, Coll. Tel n° 7, deux tomes.

Bereiter, C. (1980). Development in writing. In G. Steinberg (Éd.), *Cognitive processes in writing.* New York: Lawrence Erlbaum Éd. 1980.

Berelson, B. (1956). *The study of public Opinion in The State of Social Sciences.* Chicago: L. D. White Ed., University Chicago Press, Illinois.

Bernstein, B. (1975). *Langage et classes sociales. Codes socio-linguistiques et contrôle social.* Paris: Éd. de Minuit, Coll. Le sens commun.

Besse, H., & Porquier, R. (1984). *Grammaire et didactique des langues.* Paris: Hatier-Credif, Coll. LAL.

Bing, E. (1976). *Et je nageai jusqu'à la page. Vers un atelier d'écriture.* Paris: Éd. des Femmes.

Blanchet, A. *et al.* (1985). *L'entretien dans les sciences sociales. L'écoute, la parole et le sens.* Paris: Bordas, Sciences humaines Dunod, avec le concours du C.N.R.S.

Bloomfield, L. (1970). *Le langage.* Paris: Payot, Bibliothèque Scientifique.

Boileau, N. (1939). L'art poétique. In *Œuvres complètes.* Paris: Les Belles Lettres.

Borel-Maisonny, S. (1963). Des origines au statut légal, *Rééducation Orthophonique, 1,* 1-9.

Borel-Maisonny, S. (1973). *Langage oral et écrit.* Tome 1. Neuchâtel: Delachaux et Niestlé (1ère éd. 1966).

Borel-Maisonny, S. 1979. L'accès à l'écriture. *Rééducation Orthophonique, 17, 106.*

Borel-Maisonny, S. (1982). Langages; expression écrite. *Rééducation Orthophonique, 20, 126,* 299-339.

Borel-Maisonny, S. (1982). *L'orthophoniste, 15,* Isbergues.

Bottero, J. (1982). De l'aide-mémoire à l'écriture. In *Écritures. Systèmes idéographiques et pratiques expressives.* Actes du Colloque organisé par l'Université de Paris VII, avril 1980. Paris: Éd. Le Sycomore.

Boudon, R. (1979). *La logique du social. Introduction à l'analyse sociologique.* Paris: Hachette Littérature, Coll. Esprit critique.

Bourdieu, P. (1977). L'économie des échanges linguistiques. *Langue Française, 34,* 17-35.

Bourdieu, P. (1982). *Ce que parler veut dire. L'économie des échanges linguistiques.* Paris: Fayard.

Bourgain, D. (1977). Fonctions et représentations de l'écrit. *Études de Linguistique Appliquée, 28,* 57-77.

Bourgain, D. (1979). Approches psychologiques de l'écrit. In *L'écrit et les écrits: problèmes d'analyse et considérations didactiques* (pp. 25-33). Strasbourg: Conseil de l'Europe, C.R.E.D.I.F.

Bourgain, D. (1988). *Discours sur l'écriture. Analyse des représentations sociales de l'écriture en milieu professionnel.* Thèse de doctorat d'État.

Bourgain, D. (1990). Écriture, représentations et formation. *Éducation Permanente, 102,* 41-50.

Bourgain, D. (1990.). L'écriture évanescente. A propos de quelques écrits de plus ou moins courte durée. *Lidil, 3,* 71-96.

Boutet, J. (1989). *Construction sociale du sens dans la parole vivante. Études syntaxiques et sémantiques.* Thèse pour le Doctorat d'Etat. Université de Paris VII.

Boutet, J. (1990). *Buscila.* Présentation et résumé de la thèse de J. Boutet. *Bulletin de l'association des sciences du langage, 26, 2,* 52-57.

Bouvet, M. (1968). Le transfert. In *Œuvres psychanalytiques.* Tome II, Paris: Payot, 1968.

Brassart, D. (1988). Pourquoi et comment analyser et représenter le texte argumentatif (écrit)? *Recherches, 9,* 123-164.

Bresson, F. (1977). Enseigner l'oral. *Le Français aujourd'hui, 3,* 67-75.

Brice-Heath, S. (1983). *Ways with words. Language, life and work in communities and classrooms.* Cambridge: Cambridge University Press.

Bronckart, J.-P. (1977). *Théories du langage. Une introduction critique.* Bruxelles: Mardaga.

Bronckart, J.-P. (1985). *Le fonctionnement des discours. Un modèle psychologique et une méthode d'analyse.* Neuchâtel: Delachaux et Niestlé.

Bronckart, J.-P. (1985). *Les sciences du langage. Un défi pour l'enseignement.* Paris, Unesco. Lausanne: Delachaux et Niestlé.

Brousseau, G. (1984). Le rôle central du contrat didactique dans l'analyse et la construction des situations d'enseignement et d'apprentissage des mathématiques. In *Actes de la 3ème Ecole d'Eté de Didactique des Mathématiques.* Olivet, 2-3 juillet 1984, Laboratoire I.M.A.G. Orléans.

Brun, J. (1981). A propos de la didactique des mathématiques. *École, 100-101.*

Bruner, J. S. (1983). *Le développement de l'enfant. Savoir faire, savoir dire.* Paris: P.U.F.

Bulletin officiel 25/72: Nomenclature. Arrêté du 27.03.72, article 2: Rééducation de la voix, du langage et de la parole, chap. 2: Larynx, sous le titre IV: Actes portant sur le cou.

Bulletin officiel 30.06.77: Préface aux directives ministérielles concernant L'enseignement de l'orthographe dans les écoles et les collèges.

Bulletin syndical (1991). Fédération des orthophonistes de France [F.O.F.], Bonneville, n° 59.

Butor, M. (1982). D'où ça vous vient tout ça? In *Répertoire V.* Paris: Éd. de Minuit, Coll. Critique.

Caron, J. (1983). *Les régulations du discours. Psycholinguistique et pragmatique du langage.* Paris: P.U.F.

Catach, N. (1978). *L'orthographe.* Paris: P.U.F.

Charaudeau, P. (1982). Éléments de sémiolinguistique d'une théorie du langage à une analyse du discours. *Connexions, 38.* 7-30.

Charaudeau, P. (1983). *Langage et discours. Éléments de sémiolinguistique (théorie et pratique).* Paris: Hachette "U".

Charaudeau, P. (1984). L'interlocution comme interaction de stratégies discursives. *Verbum, VII, 2-2.* 165-182.

Charaudeau, P. (1984, juin). Une théorie des sujets du langage. *Langage et société, 28,* fascicule 1, 91-110.

Charaudeau, P., & Houdebine, A. M. (1973). Types et niveaux de communication. *Cahiers de l'O.F.R.A.T.E.M.*

Charolles, M. (1976). Grammaire de texte. Théorie du discours. Narrativité. *Pratiques, 11-12,* 133-155.

Charolles, M. (1978). Introduction aux problèmes de la cohérence des textes. *Langue Française, 38,* 7-42.

Charolles, M. (1986). L'analyse des processus rédactionnels. *Pratiques, 49,* 3-23.

Chassagny, Cl. (1963). *Manuel pour la rééducation de la lecture et de l'orthographe.* Paris: Éd. Neret.

Chassagny, Cl. (1967). Les différents aspects de la rééducation de la lecture. *Rééducation orthophonique, 5, 31-32,* 454-468.

Chassagny, Cl. (1972). *La rééducation du langage écrit.* Paris: Neret.

Chassagny, Cl. (1977). *Pédagogie relationnelle du langage.* Paris: P.U.F. Coll. Pédagogie d'aujourd'hui.

Chervel, A. (1977). *Histoire de la grammaire scolaire. Et il fallut apprendre à écrire à tous les petits Français.* Paris: Payot.

Chevallard, Y., & Joshua, A.-M. (1982). Un exemple de la transposition didactique. *Recherches en didactique des Mathématiques, 3, 3.*

Chevallard, Y. (1984). La notion de situation didactique. In *Actes de la 3ème Ecole d'Eté de Didactique des Mathématiques.* Olivet, 2-3 juillet 1984, Laboratoire I.M.A.G. Orléans.

Chiland, C. (Dir.). (1985). *L'entretien clinique.* Paris: P. U. F., Coll. Le psychologue.

Chiss, J.-L. (1989). Revendication d'autonomie et horizon de scientificité en didactique du français. *Langue Française, 82,* 44-52.

Chiss, J.-L., & Puech, Ch. (1983). La linguistique et la question de l'écriture. Enjeux et débats autour de Saussure et des problématiques structurales. *Langue Française, 59,* 5-24.

Chiss, J.-L., & Puech, Ch. (1987). *Fondations de la linguistique, études d'histoire et d'épistémologie.* Bruxelles: De Bœck-Wesmael, Coll. Prisme, Problématiques 4.

Chiss, J.-L., & Puech, Ch. (1987). Le cours de linguistique générale et la représentation de la langue par l'écriture. In *Fondations de la Linguistique Études d'histoire et d'épistémologie.* Bruxelles: De Bœck-Wesmael, Coll. Prisme, Problématiques 4.

Chopin, N., & Berdoy, M.-J. (1987). La thérapie du langage et de la communication. *Journal de l'Athelec, 14.*

Colletta, J.-M. *et al.* (1990). La sépulture: regards sur un espace complexe de signes. *Lidil 3,* 27-50.

Collot, M. (1985). La textanalyse de J. Bellemin-Noël. *Littérature, 58,* 75-90.

Combettes, B. (1982). Grammaire et enseignement du français. *Pratiques, 33,* 3-10.

Combettes, B., & Lagarde, J.-P. (1982). Un nouvel esprit grammatical. *Pratiques, 33,* 13-50.

Compagnon, A. (1979). *La seconde main ou le travail de la citation.* Paris: Éd. du Seuil.

Condillac, E. (1946). Cours d'Étude pour l'instruction du Prince de Parme. In *Œuvres.* Texte établi par G. Le Roy. Paris: P.U.F.

Cosnier, J., & Kerbrat-Orecchioni, C., (Dir.). (1987). *Décrire la conversation.* Lyon: Presses universitaires de Lyon, Coll. Linguistique et sémiologie.

Cottin, G. (1983). *L'échec scolaire anomique et sa médicalisation.* D.E.A. en sociologie. Bordeaux.

Cottin, G *et al.* (1988). *L'échec scolaire. Processus d'identification et prise en charge spécialisée.* Vanves, C.T.N.E.R, diff. P.U.F. Flash info, hors série.

Coulon, A. (1987). *L'éthnométhodologie.* Paris: P.U.F. Coll. *Que sais-je?* n° 2393.

Dabène, M. (1981a). La didactique du français. In *Recherches en didactique du français* (pp.7-28). Publications de Grenoble III.

Dabène, M. (1981b). Pratiques scripturales et interactions sociales. In *Recherches en didactique du français* (pp. 191-220). Publications de Grenoble III.

Dabène, M. (1983). Grammaire de texte et pratiques d'écriture. In V. Lucci (Dir.). *La langue écrite. Analyse linguistique* (pp. 17-27). Publications de Grenoble III.

Dabène, M. (1984). Le discours évaluatif du lecteur d'écrits manuscrits ordinaires. *Études de Linguistique Appliquée, 53,* 47-79.

Dabène, M. (1985). L'adulte face à l'écrit. *Études de Linguistique Appliquée, 59,* 43-54.

Dabène, M. (1985). *Écriture et lecture chez l'adulte. Approche empirique de la compétence scripturale.* Thèse de Doctorat d'Etat. Université de Franche-Comté, Besançon.

Dabène, M. (1987). *L'adulte et l'écriture. Contribution à une didactique de l'écrit en langue maternelle.* Bruxelles: Éd. De Boeck, Prisme textes et société 5.

Dabène, M. (1989). Relations entre problématiques linguistiques et didactiques. Quelques remarques. *Repères, 78,* 93-94.

Dabène, M. (1990). Les pratiques d'écriture. Représentations sociales et itinéraires de formation. Points de vue sociologique et didactique. *Éducation permanente, 102,* 13-20.

Dabène, M. (1990). Recherche, contenus de formation et besoins des apprenants. *Repères, 1,* 7-18.

Dabène, M. (1990). La notion d'écrit ou le continuum scriptural. *Le français aujourd'hui, 93,* 25-36.

Dabène, M. (1990). Société et écriture. Quels types de diversification? In *Diversifier l'enseignement du français écrit.* Actes du IVème colloque du français langue maternelle (pp. 19-28). Neuchâtel-Paris: Delachaux et Niestlé.

Dabène, M. (1990). Des écrits (extra)ordinaires. Éléments pour une analyse de l'activité scripturale. *Lidil, 3,* 9-26.

Debray-Ritzen, P. (1978). *Lettre ouverte aux parents des petits écoliers.* Paris: Albin Michel.

Delforce, B., & Hédoux, M. (1990). Représentations de la langue et représentation du savoir dans des formations à l'écrit. Pour une pédagogie des ruptures. *Éducation permanente, 102,* 51-62.

Derrida, J. (1967). *De la grammatologie,* Paris: Éd. de Minuit, Coll. Points.

Derrida, J. (1967). *L'écriture et la différence.* Paris: Éd. du Seuil, Coll. Points.

Dervillez-Bastuji, J. (1982). *Structures des relations spatiales dans quelques langues naturelles.* Introduction à une théorie sémantique. Paris-Genève: Droz.

Diatkine, R. (1988). Qui a dit malade? *L'école des parents, Vous avez dit "Dyslexique", 7/8,* 17-18.

Dolto, F. (1971). *Psychanalyse et pédiatrie. Les grandes notions de la psychanalyse, seize observations d'enfants.* Paris: Éd. du Seuil.

Dolto, F. (1989). Inconscient et apprentissage de l'écrit. *Voies Livres* (pp. 1-16). Paris: Coll. Apprendre et comprendre.

Ducrot, O. (1980). Enonciation. In *Encyclopædia Universalis (*pp. 528-532). Paris: Éd. Encyclopædia Universalis.

Ducrot, O. (1984). *Le dire et le dit.* Paris: Éd. de Minuit, Coll. Propositions.

Durkheim, E. (1983). *Les règles de la méthode en sociologie.* Paris: Quadrige. P.U.F. (1ère éd. 1937).

Duval, A., Letourneur, G., & Vayer, P. (1987). *Les communications dans la classe et l'apprentissage de l'enfant.* Paris: A. Colin/Bourrelier.

Eco, U. (1979). *Lector in fabula.* Paris: Éd. Grasset et Fasquell.

Eluerd, R. (1985). *La pragmatique.* Paris: F. Nathan, Coll. Université, information, formation.

Estienne, F. (1971). *Lecture et dyslexie.* Tournai: J.-P. Delarge. Éd. Universitaires.

Estienne, F. (1973). *Langage et dysorthographie.* Tournai: Éd. Universitaires, 2 volumes.

Estienne, F. (1977). *L'enfant et l'écriture.* Tournai: J.-P. Delarge. Éd. Universitaires.

Estienne, F. (1982). Dyslexie. In J.-A. Rondal, & X. Seron (Éds.), *Les troubles du langage. Diagnostic et rééducation.* Liège: Mardaga.

Estienne, F. (1985). *Plaisir et Langage. Jeux du Langage précédés d'une réflexion sur la notion de rééducation du Langage écrit.* Tournai: Éd. Universitaires.

Estienne, F. (1988). L'apport de l'analyse transactionnelle à l'orthophonie. *Rééducation Orthophonique, 26, 155,* 343-345.

Estienne, F. (1988). De la demande au contrat. *Glossa, 12,* 4-14.

Fabre, Cl. (1983). De quelques usages non standard dans des écrits d'écoliers. In F. François (Éd.), *J'cause français, non?* (pp. 37-67). Paris: Maspéro, 1983.

Fabre, Cl. (1988). Aspects de la production du texte dans des brouillons d'écoliers. *Études de Linguistique Appliquée, 71,* 51-69.

Fabre, Cl. (1987). *Les activités métalinguistiques dans les écrits scolaires.* Thèse de Doctorat ès Lettres et Sciences humaines. Université de Paris V.

Fabre, Cl. (1990). *L'entrée dans l'écriture. Itinéraires de brouillons d'écoliers.* Neuchâtel-Paris: Delachaux et Niestlé.

Fabre, Cl. (1990). L'usage didactique des brouillons. Une pratique de diversification à construire. In B. Schneuwly (Éd.), *Diversifier l'enseignement du français écrit.* Actes du IVème colloque international du français langue maternelle (pp. 204-212). Neuchâtel-Paris: Delachaux et Niestlé.

Fayol, M. (1984). L'approche cognitive de la rédaction. Une perspective nouvelle. *Repères, 63,* 65-69.

Ferenczi, V. (1979). Les fonctions sociales de l'écrit. In *L'écrit et les écrits. Problèmes d'analyse et considérations didactiques* (pp. 17-24). Strasbourg: Conseil de l'Europe, C.R.E.D.I.F.

Fernandez, D. (1970). Introduction à la psychobiographie. *Nouvelle revue de Psychanalyse 1,* Paris: Gallimard.

Ferreiro, E., Gomez Palacio, M. *et al.* (1988). *Lire-écrire à l'école. Comment s'y apprennent-ils?* Lyon: Centre régional de documentation pédagogique.

Fijalkow, J. (1982). Langage écrit. L'habileté lexique. In J. A. Rondal, & X. Seron (Éd.), *Les troubles du langage. Diagnostic et rééducation.* Liège: Mardaga.

Fily, D. (1989). Textes de T. Aubertin. In *Le Binet Simon, Bulletin de la Société A. Binet et T. Simon. "Thérèse Aubertin et l'orthophonie", 619-II,* 3-79.

Foucault, M. (1969). *Les mots et les choses. Une archéologie des Sciences Humaines.* Paris: Gallimard N.R.F., Coll. Bibliothèque des Sciences Humaines.

François, F. (1974). *L'enseignement et la diversité des grammaires.* Paris: Hachette.

François, F. (Dir.). (1980). Conduites langagières et socio-linguistiques scolaires. *Langages, 59.*

François, F *et al.* (1983). *J'cause français non?* Paris: Maspéro.

François, D., François, F., & Marcellesi, C. (1983). Prise en compte par l'école des variétés du français. *Repères, 61.*

François, F. (1988). *La classe, lieu de langage.* In F. Marchand (Dir.). Paris: Delagrave.

Freud, S. (1908). Die "kulturelle" Sexualmoral und die moderne Nervosität. *Gesammelte Werke, VII, 18.* Londres: Imago. 1940-1952.

Freud, S. (1923). "Psychoanalyse" und "Libidotheorie". *Gesammelte Werke, XIII, XVIII, 18.* Londres: Imago. 1940-1952.

Freud, S. (1965). *Inhibition, symptôme et angoisse.* Paris: P.U.F.

Freud, S. (1929). Die Disposition zur Zwangsneurose (1913) [La prédisposition à la névrose obsessionnelle]. *Revue Française de Psychanalyse, 3, 3.*

Freud, S. (1953). Ratschläge für den Arzt bei der psychoanalytischen Behandlung (1912) [Conseils aux médecins sur le traitement psychanalytique]. In *De la technique psychanalytique.* Paris: P.U.F.

Frumholz, M. (1979). *L'épineux problème de la lecture.* Mémoire d'orthophonie. Université de Nancy II.

Frumholz, M. (1980). *Critique de deux tests de lecture.* D.E.A. Université de Nancy II.

Frumholz, M. (1983). *Les tests de lecture.* Thèse pour le Doctorat de troisième cycle en Sciences du Langage. Université de Nancy II.

Frumholz, M. (1992). *Écriture et Orthophonie. Contribution à une réflexion sur le statut, le rôle et la formation des thérapeutes du langage.* Thèse pour le Doctorat. Paris III Sorbonne Nouvelle.

Galisson, R. (1989). Problématique de l'autonomie en didactique des langues. *Langue française, 82,* 95-114.

Garcia-Debanc, Cl. (1986). Intérêts des modèles du processus rédactionnel pour une pédagogie de l'écriture. *Pratiques, 49,* 23-50.

Garcia-Debanc, Cl., & Mas, M. (1989). Des critères pour une évaluation formative des écrits des élèves, détermination-élaboration-utilisation. *Didactique du Français et recherche-action, 2,* 128-165. Paris: I.N.R.P, Collection Rapports de recherches.

Garcia-Debanc, Cl. (1990a). *L'élève et la production écrite.* Metz: C.A.S.U.M. Coll. Didactique des textes.

Garcia-Debanc, Cl. (1990b). Construction de contenu de formation et traitement didactique des recherches. Un exemple d'utilisation de modèles d'analyse pour la formation continue de maîtres en CE2 en lecture/écriture. In *Contenu, démarche et formation* (pp. 45-66). Paris: I.N.R.P., Coll. Rapports de Recherches.

Gardin, J.-Cl. (1974). *Les analyses de discours.* Neuchâtel: Delachaux et Niestlé, Coll. Zethos.

Gelb, I.-J. (1973). *Pour une théorie de l'écriture.* Paris: Flammarion, Coll. Idées et Recherches.

Gentilhomme, Y. (1984). Les faces cachées du discours scientifique. Réponse à J. Peytard, *Langue Française, 64,* 28-36.

George, C. (1988). Interactions entre les connaissances déclaratives et procédurales. In J. Perruchet (Dir.), *Les automatismes cognitifs.* Bruxelles: Mardaga.

Ghiglione, R., Beauvois, J.-L., Chabrol, Cl., & Trognon, A. (1980). *Manuel d'analyse de contenu.* Paris: A. Colin, Coll. "U".

Ghiglione, R., & Matalon, B. (1978). *Les enquêtes sociologiques. Théories et pratiques.* Paris: A. Colin.

Giordan, A, & Vecchi de, G. (1987). *Les origines du savoir. Des conceptions des apprenants aux concepts scientifiques.* Neuchâtel-Paris: Delachaux et Niestlé, Coll. Actualités pédagogiques et psychologiques.

Giordan, A. & Vecchi de, G. (1988). *Comment faire pour que "ça marche"?* Nice: "Z" Éditions.

Girolami-Boulinier, A. (1974). *Prévention de la dyslexie et de la dysorthographie dans le cadre normal des activités scolaires.* Neuchâtel-Paris: Delachaux et Niestlé.

Girolami-Boulinier, A. (1984). Contribution à la recherche d'un niveau actuel de langage, lecture, orthographe, chez des enfants, adolescents et adultes de langue française. *Rééducation Orthophonique, 22, 135.*

Gleason, H.-A. (1969). *Introduction à la linguistique.* Paris: Larousse.

Goffmann, E. (1987). *Façons de parler.* Paris: Éd. de Minuit, Coll. Le sens commun.

Goody, J. (1979). *La raison graphique. Domestication de la pensée sauvage.* Paris: Éd. de Minuit, Coll. Le sens commun.

Gould, J.-D. (1980). Experiments on Composing letters: some facts, some myths and some observations. In L. W. Gregg, & R. Steinberg (Éds.), *Cognitive processes in Writing.* Hillsdale, New Jersey: Lawrence Erlbaum Associates Publishers.

Gould, S.-J. (1984). *Quand les poules auront des dents. Réflexions sur l'histoire naturelle.* Paris: Fayard.

Guibert, R. (1989). *Jeux énonciatifs-enjeux évaluatifs.* Le rapport au texte d'étudiants-adultes préparant des diplômes de fin d'études. Thèse de doctorat nouveau régime. École des Hautes Études en Sciences Sociales.

Guillaume, J.-Y. (1980). *Le problème scolaire de l'orthographe ou le parti pris des fautes.* Thèse pour le Doctorat de 3ème cycle. Université de Rennes.

Guyot, J.-C. (1985). *L'échec scolaire, ça se soigne.* Toulouse: Éd. Privat, Mésopé.

Haby, R. (1978). Préface aux directives ministérielles concernant l'enseignement de l'orthographe dans les écoles et les collèges. In *Bulletin Officiel,* 30.06.77. Paris.

Hagège, Cl. (1985). *L'homme de parole. Contribution linguistique aux Sciences de l'Homme.* Paris: Fayard, Coll. Folio-Essais.

Hagège, Cl. (1987). *Le français dans les siècles.* Paris: Éd. O. Jacob, Coll. Points.

Halté, J.-F., & Petitjean, A. (1980). Écrits, écriture, école et société. *Pratiques, 26.*

Halté, J.-F. (1981). Pour changer l'écrire. *Pratiques, 29.*

Halté, J.-F. (1985). *L'enseignement du français dans le travail en projet.* Thèse de Doctorat. Université de Franche Comté. Besançon.

Halté, J.-F. (1988). L'écriture entre didactique et pédagogie. *Études de Linguistique Appliquée, 71,* 7-19.

Halté, J.-F. (1989). Savoir écrire-savoir faire. *Pratiques, 61,* 3-28.

Halté, J.-F. (1990). L'élaboration du texte d'apprenant. *Lidil, 3,* 97-123.

Hayes, J.-R., & Flower, L.-S. (1980). Identifying the organization of writing processes. In L. W. Gregg, & R. Steinberg (Éds.), *Cognitive processes in writing.* Hillsdale, New Jersey: Lawrence Erlbaum Associates Publishers.

Hayes, J.-R., & Flower, L.-S. (1980). The dynamics of composing: making plans and juggling constraints. In L. W. Gregg, & R. Steinberg (Éds.), *Cognitive processes in writing.* Hillsdale, New Jersey: Lawrence Erlbaum Associates Publishers.

Hébrard, J., & Chartier, A.-M. (1988). La préhistoire d'une discipline scolaire. L'écriture. In J. Fijalkow (Éd.), *Décrire l'écrit* (pp. 17-32). Toulouse: Presses Universitaires du Mirail, C.R.D.P.

Hjemslev, L. (1968). *Prolégomènes à une théorie du langage.* Suivi de *La structure fondamentale du discours* (inéd.). Paris: Éd. de Minuit, Coll. Arguments.

Jacobi, D. (1987). *Textes et images de la vulgarisation scientifique.* Berne: Peter Lang, Coll. Exploration.

Jakobson, R. (1957). *Essais de linguistique générale.* Paris: Éd. de Minuit.

Jakobson, R. (1960). Closing statements: linguistics and poetics. In T. Sebeok (Éd.), *Style in language.* Cambridge, Mass: The M.I.T. Press, (trad. française, 1963, In *Essais de linguistique générale.* Paris: Éd. Minuit).

Jakobson, R. (1976). *Six leçons sur le son et le sens.* Paris: Éd. de Minuit, Coll. Arguments.

Jolibert, J. (Dir.). (1988). *Former des enfants producteurs de textes.* Groupe de recherche d'Ecouen. Paris: Hachette, Écoles, Coll. Pédagogie pratique à l'école élémentaire.

Jonnaert, Ph. (1988). *Conflits de savoirs et didactique.* Bruxelles: De Bœck, Éd. universitaire.

Journal Officiel du 27 août 1983.

Karabétian, S. (1988). *Théories et pratiques des grammaires.* Paris: Éd. Retz.

Kerlan, A. (1985). Psychanalyse et didactique. À propos des représentations et de la causalité. *Aster, 1*, 67-94.

Kremer, J.-M., & Lederlé, E. (1991). *L'orthophonie en France.* Paris: P.U.F., Coll. *Que sais-je?* n° 2571.

Kristeva, J. (1967). Pour une sémiologie des paragrammes. *Tel Quel, 29,* Paris: Éd. du Seuil.

Kristeva, J. (1969). *Semeiotiké:* Recherches pour une sémanalyse. Paris: Éd. du Seuil.

Kristeva, J. (1972). Sémanalyse. Conditions d'une sémiotique scientifique. En coll. avec J.-Cl. Cloquet. *Semiotica, 4,* 324-349.

Kristeva, J. (1981). *Le langage, cet inconnu. Une initiation à la linguistique.* Paris: Seuil.

Labov, W. (1978). *Le parler ordinaire.* Tome 1. Paris: Éd. de Minuit.

Lalande, J.-N. (1985). *L'apprentissage de la langue écrite. Du b-a ba à la BD.* Paris: P.U.F.

Laplanche, J., & Pontalis, J.-B. (1978). In D. Lagache (Éd.), *Vocabulaire de la Psychanalyse.* Paris: P.U.F. (1ère éd. 1967).

Lebrave, J.-L. (1983). Lecture et analyse des brouillons. *Langages, 69,* 11-23.

Ledoux, M. (1985). La succession des entretiens. Du diagnostic à la thérapie. In C. Chiland (Éd.), *L'entretien clinique.* Paris: P.U.F., Coll. Le psychologue.

Lefavrais, P. (1963). Du diagnostic de la dyslexie à l'étude clinique de la lecture. Un nouvel instrument, le test "L'alouette". *Revue de Psychologie Appliquée, 13, 3.*

Le Moigne, J.-L. (1987). *La théorie du système général.* Paris: P.U.F.

Léon, P., & Roudier, J. (1988). *L'écriture, préalables à sa pédagogie.* Artigues-prés Bordeaux, Diffusion Retz/A.F.L.

Maingueneau, D. (1981). *Approche de l'énonciation en linguistique française.* Paris: Hachette.

Maistre de, M. (1968). *Dyslexie-Dysorthographie* (tome 1). Analyse des troubles et techniques de rééducation. Paris: Éd. Universitaires.

Maistre de, M. (1977). *Nounourse et ses amis.* Lyon. Éd. Robert, Coll. L'école et la famille.

Marchand, F. (Dir.). (1987). *Didactique du français. Orientations* (tome 1). Paris: Delagrave.

Marchand, F. (Dir.). (1988). *La classe, lieu de langage* (tome 2). Paris: Delagrave.

Marchand, F. (Dir.). (1989). Français langue maternelle et français langue étrangère. Facteurs de différenciation et proximités. *Langue Française, 82,* 67-81.

Martins-Baltar, M. (1979). L'écrit et l'oral dans une pragmatique langagière. In *L'écrit et les écrits. Problèmes d'analyse et considérations didactiques.* Strasbourg: Conseil de l'Europe, C.R.E.D.I.F.

Meirieu, P. (1987). *Apprendre... oui, mais comment?* Paris: E.S.F.

Meirieu, P. (1987). *Guide méthodologique pour l'élaboration d'une situation-problème.* Paris: E.S.F.

Migne, J. (1970) Pédagogie et représentations. *Éducation permanente, 8.*

Millet, A., Lucci, V., & Billiez, J. (1990). *Orthographe, mon amour!* Presses universitaires de Grenoble.

Milner, J.-C. (1978). *L'amour de la langue.* Paris: Seuil, Coll. Connexions du Champ freudien.

Moirand, S. (1978). Les textes aussi sont des images. *Le français dans le monde, 137,* 38-52.

Moirand, S. (1979). *Situations d'écrit. Compréhension, production en langue étrangère.* Paris: C.L.E. international.

Moirand, S. (1987). *Les discours tenus dans la revue "Le Français dans le monde" (1961-1981).* Thèse de Doctorat d'Etat. Besançon.

Moirand, S. (1990). *Enseigner à communiquer en langue étrangère.* Paris: Hachette, Coll. F. Recherches/Applications.

Moscovici, S. (1976). *La psychanalyse, son image et son public.* Paris: P.U.F., Bibliothèque de Psychanalyse (1ère éd. 1961), 2ème éd. entièrement refondue.

Moseley, D. (19891). Utilisation d'un dictionnaire à codage oral pour l'orthographe et la reconnaissance des mots. Une étude en milieu scolaire. *Glossa, 14,* 14-18.

Mucchielli-Bourcier, A. (1979). *Éducateur ou thérapeute. Une conception nouvelle des rééducations.* Paris: E.S.F.

Oriol-Boyer, Cl. (1985). Lire-Écrire avec l'ordinateur. *Texte en main, 3.* Grenoble.

Oriol-Boyer, Cl. (1989). *L'écriture du texte. Théorie, pratique, didactique.* Thèse de doctorat d'Etat. Grenoble.

Orthophoniste (L'–). (1982). Bulletin de la Fédération Nationale des Orthophonistes, *15.* Paris: F.N.O.

Perret-Clermont, A.-N. (1984). Psychologie sociale de l'apprentissage et migration culturelle. In *Revue Belge de Psychologie et de Pédagogie, 46, 188.*

Peytard, J. (1970). Oral et scriptural. Deux ordres de situations et de descriptions linguistiques. *Langue Française, 6,* 35-47.

Peytard, J. (1971). Pour une typologie des messages oraux. In A. Gigault (Dir.), *La grammaire du français parlé* (pp. 161-176). Paris: Hachette, Coll. "F", Recherches-Applications.

Peytard, J. (1979). Forme et Dé-forme du sens (ou le jeu des structures dans "Le Pont Mirabeau"). In *Syntagme 2: L'enseignement du français oral. Les structures variantes. Lautréamont, Apollinaire* (pp. 289-302). Paris: Annales Littéraires de l'Université de Besançon, Les Belles Lettres.

Peytard, J. (1984). Problèmes de l'altération du discours. Reformulation et transcodage. *Langue Française, 64,* 17-28.

Peytard, J. (1985). La mise en mots du tiers parlant comme jeu évaluatif. *Cahiers du français des années 80.* Saint Cloud: C.R.E.D.I.F.

Peytard, J. (1986). Didactique Sémiotique Linguistique. *Syntagmes 3.* Paris: Les Belles Lettres.

Peytard, J., & Porcher, L. (1975). Textes et discours non littéraires. *Langue Française, 28,* 3-5.

Piaget, J. (1976). La représentation du monde chez l'enfant. Paris: P.U.F.

Pialoux, P , Valtat, M, Freyss, G., & Legent, F. (1975). *Le précis d'orthophonie.* Paris: Masson.

Piéron, H. (1979). Le behaviorisme. In *Vocabulaire de la Psychologie.* Paris: P.U.F.

Pontecorvo, C. (1988). L'acquisition de l'écriture dans une perspective socio-génétique. In J. Fijalkow (Éd.), *Décrire l'écrit* (pp. 61-77). Toulouse: Presses Universitaires du Mirail, C.R.D.P.

Porcher, L. (1977). Écrits et pouvoirs. *Études de Linguistique Appliquée, 28,* 78-84.

Pulgram, E.(1951). Phonem and Graphem. A parallel. *Word, 7.*

Pulgram, E. (1965). Graphic and Phonic systems. Figurae and signs. *Word, 21.*

Rambures de, J.-L. (1978). *Comment travaillent les écrivains.* Paris: Flammarion.

Recanati, F. (1979). *La transparence de l'énonciation pour introduire à la pragmatique.* Paris: Éd. du Seuil.

Réforme et l'évolution des études en orthophonie (*La* —). (1987). Fédération Nationale des Orthophonistes [F.N.O.]: Colloque National. Paris: F.N.O. U.N.A.D.R.I.O. (document non paginé).

Réforme des études d'orthophonie (*La* —). (1988). Actes du Colloque de Tours organisé les 3/4 juin 1988 par l'Ecole d'orthophonie de Tours et la F.N.O. Paris F.N.O. (document non paginé).

Reiss, T.-J. (1980). Peirce, Frege, la vérité, le Tiers inclus et le champ pratiqué. *Langages, 58,* 103-127.

Revaz, F. (1990). Lire et écrire la description. Survol historique des pratiques descriptives et analyse critique de quelques manuels. In B. Schneuwly (Éd.), *Diversifier l'enseignement du français.* Actes du IVème colloque international de didactique du français langue maternelle. Neuchâtel-Paris: Delachaux et Niestlé.

Revuz, Ch. (1990). Moi, écrire...? ... Je... Ou comment aider les formateurs à écrire sur leurs pratiques. *Éducation permanente, 102,* 83-101.

Rey, A. (1970). *La lexicologie. Lectures.* Paris: Klincksieck.

Ricardou, J. (1978). *Nouveaux problèmes du roman.* Paris: Seuil, Coll. Tel quel.

Ricardou, J. (1978). Écrire en classe. *Pratiques, 20,* 23-70.

Ricardou, J. (1984). Pluriel de l'écriture. *Texte en Main, 1, Ateliers d'écriture.* Grenoble.

Ricardou, J. (1984). Textuelle 2. *Texte en Main, 2, Écrire avec Butor.* Grenoble.

Risset, C.-A. (1981). Gageure de l'enseignement de la vulgarisation scientifique. In *Actes des troisièmes journées internationales sur l'éducation scientifique* (pp. 213-224).

Robbe-Grillet, A. (1963). *Pour un nouveau roman.* Paris: Éd. de Minuit, Coll. Critique.

Robins, R.-H. (1976). *Brève histoire de la linguistique.* Paris: Seuil, Coll. Travaux linguistiques.

Rocher, G. (1968). *Introduction à la sociologie générale.* 3 tomes: 1. L'action sociale. 2. L'organisation sociale. 3. Le changement social. Paris: Éd. H.M.H., Coll. Points n° 13, 14 et 15.

Romian, H., Ducancel, G., Garcia-Dubanc, C., Mas, M., Treignier, J., Yziquel, M., & Coll. (1989). *Didactique du français et recherche-action.* Paris: I.N.R.P., Coll. Rapports de recherches, n° 2.

Romian, H. (1989). Éléments pour construire une didactique du français langue maternelle. *Didactique du français et recherche-action* (pp. 228-257). Paris: I.N.R.P., Collection Rapports de recherches, n° 2.

Rondal, J.-A., & Seron, X. (1982). *Les troubles du langage. Diagnostic et rééducation.* Liège: Mardaga.

Saussure de, F. (1916-1972). *Cours de Linguistique générale.* Éd. critique préparée par Mauro de, T. Paris: Payot.

Schneuwly, B., & Bronckart, J.-P. (Éds.). (1985). *Vygotsky aujourd'hui.* Neuchâtel-Paris: Delachaux et Niestlé.

Schneuwly, B. (1985). La construction sociale du langage écrit chez l'enfant. In B. Schneuwly & J.-P. Bronckart (Éds.), *Vygotsky aujourd'hui* (pp. 169-201). Neuchâtel-Paris: Delachaux et Niestlé.

Schneuwly, B. (1988). *Le langage écrit chez l'enfant. La production des textes informatifs et argumentatifs*. Neuchâtel-Paris: Delachaux et Niestlé.

Schneuwly, B. (1989). Didactique du français langue maternelle. Psychologie du langage et retour. *Repères, 78,* 104-107.

Simon, J. (1982). L'expression écrite. In J. A. Rondal, & X. Seron X. (Éds.), *Les troubles du langage. Diagnostic et rééducation.* Liège: Mardaga.

Slobin, D. I. (1981). L'apprentissage de la langue maternelle. *La recherche, 122.*

Thimonnier, R. (1974). *Pour une pédagogie rénovée de l'orthographe et de la langue française.* Paris: Hatier.

Todorov, T. (1970). Problèmes d'énonciation. *Langages, 17,* 3-11.

Todorov, T., & Ducrot, O. (1972). *Dictionnaire encyclopédique des sciences du langage.* Paris: Éd. du Seuil, Coll. Points n° 110.

Todorov, T. (1981). *Mikhaïl Bakhtine. Le principe dialogique.* Suivi de *Écrits du Cercle de Bakhtine.* Paris: Éd. du Seuil, Coll. Poétique.

Tomatis, A.-A. (1973). *Éducation et dyslexie.* Paris: E.S.F., Coll. Sciences de l'Éducation.

Uldall, H.-J. (1944). Speech and writing. *Acta linguistica, 4,* 1er fasc.

Unrug (d'), M.-C. (1974). *Analyse de contenu et acte de parole.* Paris: Éd. Universitaires.

Vachek, J. (1939). Zum Problem der geschriebenen Sprache [Contribution au problème de la langue écrite]. *Travaux du cercle de linguistique de Prague, 8.*

Vargas, C. (1989). *Didactique du français et recherche-action.* Paris: I.N.R.P., Coll. Rapports de recherches, n° 2.

Vaugelas (Favre de, C.). (1970). *Remarques sur la langue française.* Paris: 1647, Genève. Slatkine Reprints.

Vendryes, J. (1979). *Le Langage. Introduction linguistique à l'histoire.* Paris: Éd. Albin Michel.

Vigner, G. (1982). *Écrire. Éléments pour une pédagogie de la production écrite.* Paris: C.L.E. International.

Vygotsky, L.-S. (1985). *Pensée et langage.* Paris: Messidor, Éd. Sociales.

Watzlawick, P. (1972). *Une logique de la communication.* Paris: Éd. Seuil, Coll. Points.

Weil-Barais, A. (1984). Les élèves inventent à partir de ce qu'ils savent déjà. In J.-P. Astolfi, A. Giordan, *et al.* (Éds.), *Expérimenter.* Toulouse: Privat.

Winnicott, D.-W. (1970). *Processus de maturation chez l'enfant* (*1ère éd. The Maturational Processes and the Facilitating Environnement.* New-York: International Universities Press). Trad. française Paris: Payot.

Winnicott, D.-W. (1971). *La consultation thérapeutique et l'enfant.* Paris: Gallimard.

Yaguello, M. (1981). *Alice au pays du langage. Pour comprendre la linguistique.* Paris: Seuil.

Yaguello, M. (1988). *Catalogue des idées reçues sur la langue.* Paris: Seuil, Coll. Point-Virgule.

EXPLORATION

OUVRAGES PARUS

RECHERCHES EN SCIENCES DE L'ÉDUCATION

- Claudine Amstutz, Dorothée Baumgartner, Michel Croisier, Michelle Impériali, Claude Piquilloud: *L'investissement intellectuel des adolescents. Recherche clinique.* XVII, 510 p., 1994.
- Daniel Bain: *Orientation scolaire et fonctionnement de l'école.* Préface de J. B. Dupont et F. Gendre. VI, 617 p., 1979.
- Anne-Claude Berthoud, Bernard Py: *Des linguistes et des enseignants.* Maîtrise et acquisition des langues secondes. 124 p., 1993.
- Dominique Bucheton: *Ecritures-réécritures – Récits d'adolescents.* 320 p., 1995.
- Evelyne Cauzinille-Marmèche, Jacques Mathieu, Annick Weil-Barais: Les savants en herbe. Préface de J.-F. Richard. XVI, 210 p., 1983, 1985.
- Christian Daudel: *Les fondements de la recherche en didactique de la géographie.* 246 p., 1990.
- Jean-Marie De Ketele: *Observer pour éduquer.* (Epuisé).
- Pierre Dominicé: *La formation, enjeu de l'évaluation.* Préface de B. Schwartz. 202 p., 1979, 1981, 1985.
- Pierre Dominicé, Michel Rousson: *L'éducation des adultes et ses effets. Problématique et étude de cas.* (Epuisé).
- Jean-Blaise Dupont, Claire Jobin, Roland Capel: *Choix professionnels adolescents. Etude longitudinale à la fin de la scolarité secondaire.* 2 vol., 419 p., 1992.
- Raymond Duval: *Sémiosis et pensée humaine – Registres sémiotiques et apprentissages intellectuels.* 412 p., 1995.

- Eric Espéret: *Langage et origine sociale des élèves.* (Epuisé)
- Jean-Marc Fabre: *Jugement et certitude. Recherche sur l'évaluation des connaissances.* Préface de G. Noizet. (Epuisé).
- André Gauthier (sous la direction de): *Explorations en linguistique anglaise. Aperçus didactiques.* Avec Jean-Claude Souesme, Viviane Arigne, Ruth Huart-Friedlander. 243 p., 1989.
- Michel Gilly, Arlette Brucher, Patricia Broadfoot, Marylin Osborn: *Instituteurs anglais instituteurs francais. Pratiques et conceptions du rôle.* XIV, 202 p., 1993.
- André Giordan: *L'élève et/ou les connaissances scientifiques. Approche didactique de la construction des concepts scientifiques par les élèves.* 3e édition, revue et corrigée. 180 p., 1994.
- Francis Grossmann: *Enfances de la lecture. Manières de faire, manières de lire à l'école maternelle.* Préface de Michel Dabène. 296 p., 1996.
- Michael Huberman, Monica Gather Thurler: *De la recherche à la pratique. Eléments de base et mode d'emploi.* 2 vol., 335 p., 1991.
- Daniel Jacobi: *Textes et images de la vulgarisation scientifique.* Préface de J. B. Grize. 166 p., 1987.
- Samuel Johsua, Jean-Jacques Dupin: *Représentations et modélisations: le «débat scientifique» dans la classe et l'apprentissage de la physique.* 220 p., 1989.
- Constance Kamii: *Les jeunes enfants réinventent l'arithmétique.* Préface de Bärbel Inhelder. 171 p., 1990, 1994.
- Helga Kilcher-Hagedorn, Christine Othenin-Girard, Geneviève de Weck: *Le savoir grammatical des élèves. Recherches et réflexions critiques.* Préface de J.-P. Bronckart. 241 p., 1986.
- Even Loarer, Daniel Chartier, Michel Huteau, Jacques Lautrey: *Peut-on éduquer l'intelligence? L'évaluation d'une méthode d'éducation cognitive.* 232 p., 1995.
- Jean-Louis Martinand: *Connaître et transformer la matière.* Préface de G. Delacôte. 315 p., 1986.
- Marinette Matthey: *Apprentissage d'une langue et interaction verbale.* 226 p., 1996.
- Sara Pain: *Les difficultés d'apprentissage. Diagnostic et traitement.* 125 p., 1981, 1985, 1992.
- Sara Pain: *La fonction de l'ignorance.* 246 p., 1989.
- Christiane Perregaux: *Les enfants à deux voix. Des effets du bilinguisme successif sur l'apprentissage de la lecture.* 399 p., 1994.
- Jean-François Perret: *Comprendre l'écriture des nombres.* 293 p., 1985.
- Anne-Nelly Perret-Clermont: *La construction de l'intelligence dans l'interaction sociale.* Edition revue et augmentée avec la collaboration de Michèle Grossen, Michel Nicolet et Maria Luisa Schubauer-Leoni. 305 p., 1996. – Première édition: 1979.
- Jean Portugais: *Didactique des mathématiques et formation des enseignants.* 340 p., 1995.
- Guy Rumelhard: *La génétique et ses représentations dans l'enseignement.* Préface de A. Jacquard. 169 p., 1986.
- El Hadi Saada: *Les langues et l'école. Bilinguisme inégal dans l'école algérienne.* Préface de J.-P. Bronckart. 257 p., 1983.
- Gérard Vergnaud: *L'enfant, la mathématique et la réalité. Problèmes de l'enseignement des mathématiques à l'école élémentaire.* 218, V p., 1981, 1983, 1985, 1991, 1994.

COURS ET CONTRIBUTIONS POUR LES SCIENCES DE L'ÉDUCATION

- Linda Allal, Jean Cardinet, Phillipe Perrenoud (sous la direction de): *L'évaluation formative dans un enseignement différencié.* Actes du Colloque à l'Université de Genève, mars 1978. 264 p., 1979, 1981, 1983, 1985, 1989, 1991, 1995.
- Guy Avanzini (sous la direction de): *Sciences de l'éducation: regards multiples.* 212 p., 1994.
- Jean Cardinet, Yvan Tourneur (†): *Assurer la mesure. Guide pour les études de généralisabilité.* 381 p., 1985.
- Pierre Furter: *Les systèmes de formation dans leurs contextes.* (Epuisé).
- André Giordan, Yves Girault, Pierre Clément (sous la direction de): *Conceptions et connaissances.* 319 p., 1994.
- André Giordan (sous la direction de): *Psychologie genétique et didactique des sciences.* Avec Androula Henriques et Vinh Bang. 297 p., 1989, 1996.
- Armin Gretler, Ruth Gurny. Anne-Nelly Perret-Clermont, Edo Poglia (sous la direction de): *Etre migrant. Approches des problèmes socio-culturels et linguistiques des enfants migrants en Suisse.* 383 p., 1981, 1989.
- Institut romand de recherches et de documentation pédagogiques (Neuchâtel): Connaissances mathématiques à l'école primaire: J.-F. Perret: *Présentation et synthèse d'une évaluation romande*; F. Jaquet, J. Cardinet: *Bilan des acquisitions en fin de première année*; F. Jaquet, E. George, J.-F. Perret: *Bilan des acquisitions en fin de deuxième année*; J.-F. Perret: *Bilan des acquisitions en fin de troisième année*; R. Hutin, L.-O. Pochon, J.-F. Perret: *Bilan des acquisitions en fin de quatrième année*; L.-O. Pochon: *Bilan des acquisitions en fin de cinquième et sixième année.* 1988-1991.
- Georges Leresche (†): *Calcul des probabilités.* 275 p., 1981.
- Georges Ludi, Bernard Py: *Etre bilingue.* 181 p., 1986.
- Pierre Marc: *Autour de la notion pédagogique d'attente.* 235 p., 1983, 1991, 1995.
- Paul Mengal: *Statistique descriptive appliquée aux sciences humaines.* 152 p., 1979, 1984, 1991, 1994.
- Henri Moniod (sous la direction de): *Enseigner l'histoire. Des manuels à la mémoire.* (Epuisé).
- Cléopâtre Montandon, Philippe Perrenoud: *Entre parents et enseignants: un dialogue impossible?* Nouvelle édition, revue et augmentée. 216 p., 1994.
- Gabriel Mugny (sous la direction de): *Psychologie sociale du développement cognitif.* Préface de M. Gilly. 283 p., 1985, 1991.
- Edo Poglia, Anne-Nelly Perret-Clermont, Armin Gretler, Pierre Dasen (sous la direction de): *Pluralité culturelle et éducation en Suisse.* Etre migrant. 476 p., 1995.
- Yves Reuter (sous la direction de): *Les interactions lecture-écriture.* Actes du colloque organisé par THÉODILE-CREL (Lille III, 1993). XII, 404 p., 1994.
- Jacques Weiss (sous la direction de): *A la recherche d'une pédagogie de la lecture.* (Epuisé).

PÉDAGOGIE: HISTOIRE ET PENSÉE

- Loïc Chalmel: *La petite école dans l'école – Origine piétiste-morave de l'école maternelle française.* Préface de J. Houssaye. 376 p., 1996.
- Nanine Charbonnel: *Pour une critique de la raison éducative.* 189 p., 1988.

- Marie-Madeleine Compère: *L'histoire de l'éducation en Europe. Essai comparatif sur la facon dont elle s'écrit.* (en coédition avec INRP, Paris). 302 p., 1995
- Marcelle Denis: *Comenius. Une pédagogie à l'échelle de l'Europe.* 288 p., 1992.
- Daniel Hameline, Jürgen Helmchen, Jürgen Oelkers: *L'éducation nouvelle et les enjeux de son histoire.* Actes du colloque international des archives Institut Jean-Jacques Rousseau. VI, 250 p., 1995.
- Jean Houssaye: *Théorie et pratiques de l'éducation scolaire* (1): *Le triangle pédagogique.* Préface de Daniel Hameline. 267 p., 1988, 1992.
- Jean Houssaye: *Théorie et pratiques de l'éducation scolaire* (2): *Pratique pédagogique.* 295 p., 1988.
- Francesca Matasci: *L'inimitable et l'exemplaire: Maria Boschetti Alberti. Histoire et figures de l'Ecole sereine.* Préface de Daniel Hameline. 232 p., 1987.
- Pierre Ognier: *L'Ecole républicaine française et ses miroirs.* Préface de Daniel Hameline. 297 p., 1988.
- Jean-François Saffange: *Libres regards sur Summerhill. L'œuvre pédagogique de A.-S. Neill.* Préface de Daniel Hameline. 216 p., 1985.
- Alain Vergnioux: *Pédagogie et théorie de la connaissance. Platon contre Piaget?* 198 p., 1991.

ALTERNATIVES POUR LA RECHERCHE ÉDUCATIONNELLE

- Ana Benavente, António Firmino da Costa, Fernando Luis Machado, Manuela Castro Neves: *De l'autre côté de l'école.* 165 p., 1993.
- Felice Carugati, Francesca Emiliani, Augusto Palmonari: *Tenter le possible. Une expérience de socialisation d'adolescents en milieu communautaire.* Traduit de l'italien par Claude Béguin. Préface de R. Zazzo. 216 p., 1981.
- René Jeanneret (sous la direction de): *Universités du troisième âge en Suisse.* Préface de P. Vella. 215 p., 1985.

Printed by
CPI books GmbH, Leck

FSC
www.fsc.org
MIX
Papier | Fördert
gute Waldnutzung
FSC® C083411

Kolibri 360 GmbH
Ferdinand-Jühlke-Straße 7
99095 Erfurt, Deutschland
produktsicherheit@kolibri360.de